G. Dreher-Edelmann

Gymnastik für die Lendenwirbelsäule

Gabriele Dreher-Edelmann

Gymnastik für die Lendenwirbelsäule

30 Tage mit je 7 Übungen

7. Auflage

Mit einem Geleitwort zur 5. Auflage von: Dr. med. Gerhard Himmerich, Baden-Baden

ELSEVIER

Elsevier GmbH, Bernhard-Wicki-Str. 5, 80636 München, Deutschland
Wir freuen uns über Ihr Feedback und Ihre Anregungen an kundendienst@elsevier.com

ISBN 978-3-437-45143-0 eISBN 978-3-437-06628-3

Aus Gründen der Barrierefreiheit sind die Bilder in elektronischen Ausgaben dieses Buches mit Alt-Text-Beschreibungen (Alternativ-Text) versehen, die von Elsevier bereitgestellt werden. Mehr Informationen erhalten Sie unter https://www.elsevier.com/about/accessibility.

Bücher und Zeitschriften, die von Elsevier veröffentlicht werden, entsprechen den geltenden Produktsicherheitsanforderungen. Für etwaige Bedenken oder Fragen zur Produktsicherheit wenden Sie sich bitte an unseren autorisierten Vertreter, Elsevier B.V., productsafety@elsevier.com.

Elsevier nimmt eine neutrale Position in Bezug auf territoriale Meinungsverschiedenheiten oder Zuständigkeitsansprüche in seinen veröffentlichten Inhalten ein, einschließlich Landkarten und institutionellen Zugehörigkeiten.

Wichtiger Hinweis: Die medizinischen Wissenschaften unterliegen einem sehr schnellen Wissenszuwachs. Der stetige Wandel von Methoden, Wirkstoffen und Erkenntnissen ist allen an diesem Werk Beteiligten bewusst. Sowohl der Verlag als auch die Autorin und alle, die an der Entstehung dieses Werkes beteiligt waren, haben große Sorgfalt darauf verwandt, dass die Angaben zu Methoden, Anweisungen, Produkten, Anwendungen oder Konzepten dem aktuellen Wissensstand zum Zeitpunkt der Fertigstellung des Werkes entsprechen.
Der Verlag kann jedoch keine Gewähr für Angaben zu Dosierung und Applikationsformen übernehmen. Es sollte stets eine unabhängige und sorgfältige Überprüfung von Diagnosen und Arzneimitteldosierungen sowie möglicher Kontraindikationen erfolgen. Jede Dosierung oder Applikation liegt in der Verantwortung der Anwenderin oder des Anwenders. Die Elsevier GmbH, die Autorin und alle, die an der Entstehung des Werkes mitgewirkt haben, können keinerlei Haftung in Bezug auf jegliche Verletzung und/oder Schäden an Personen oder Eigentum, im Rahmen von Produkthaftung, Fahrlässigkeit oder anderweitig übernehmen.

Für die Vollständigkeit und Auswahl der aufgeführten Medikamente übernimmt der Verlag keine Gewähr.
Geschützte Warennamen (Warenzeichen) werden in der Regel besonders kenntlich gemacht (®). Aus dem Fehlen eines solchen Hinweises kann jedoch nicht automatisch geschlossen werden, dass es sich um einen freien Warennamen handelt.

Bibliografische Information der Deutschen Nationalbibliothek
Die Deutsche Nationalbibliothek verzeichnet diese Publikation in der Deutschen Nationalbibliografie; detaillierte bibliografische Daten sind im Internet über https://www.dnb.de abrufbar.

26 27 28 29 30 5 4 3 2 1

In ihren Veröffentlichungen verfolgt die Elsevier GmbH das Ziel, genderneutrale Formulierungen für Personengruppen zu verwenden. Um jedoch den Textfluss nicht zu stören sowie die gestalterische Freiheit nicht einzuschränken, wurden bisweilen Kompromisse eingegangen. Selbstverständlich sind **immer alle Geschlechter** gemeint.

Planung: Elisa Imbery
Projektmanagement: Ines Mergenhagen
Redaktion: Bernd Schlupeck, München; Astrid Wieland, Schlüchtern (Kap. 36)
Rechteklärung: Katja Sieger-Schauer
Satz: abavo GmbH, Buchloe
Druck und Bindung: Drukarnia Dimograf Sp. z o. o., Bielsko-Biała/Polen
Fotos: Christiane Haumann-Frietsch, Baden-Baden
Zeichnung in Kap. 36: Gabriel Dreher, Baden-Baden
Umschlaggestaltung: SpieszDesign, Neu-Ulm
Titelfotografie: Christiane Haumann-Frietsch, Baden-Baden

Aktuelle Informationen finden Sie im Internet unter **www.elsevier.de**

Geleitwort zur 5. Auflage

Mit der fünften Auflage der „Gymnastik für die Lendenwirbelsäule" legt die Autorin nun die aktualisierte Fassung des mir seit 1992 bekannten Buches vor. Entsprechend den fortschreitenden Erkenntnissen in der Medizin erfolgt die Neugestaltung.

Im Vergleich zu anderen Werken, die sich ebenfalls mit der Wirbelsäulengymnastik beschäftigen, fasziniert mich hier immer wieder der didaktische Aufbau, die klare Sprache und die gute Darstellung der Übungen:

Die Aufteilung in Übungstage mit jeweils 7 Übungen erleichtert die Durchführung für den Laien und vermindert somit das Risiko ungünstiger oder falscher Bewegungsübungen. Die Anleitung der hier aufgezeigten Übungen schließt eine Überforderung aus, da sie mit einfachen klar definierten Aufgaben beginnt und entsprechend dem Trainingszustand steigert. Klar sind die Angaben für die Ausführung, sehr hilfreich die Tipps und Hinweise auf Probleme, die bei der Durchführung auftreten könnten.

Dies alles wundert nicht, da die Autorin über jahrzehntelange Erfahrung als Krankengymnastin/Physiotherapeutin verfügt.

Dieses Buch hat seinen festen Platz in der medizinischen Literatur gefunden, es bleibt für den Laien äußerst empfehlenswert als Prävention, zur Anleitung für einen gesunden Rücken und unentbehrlich für den Physiotherapeuten, Sport- oder Gymnastiklehrer.

Baden-Baden, im Frühsommer 2014
Dr. med. Gerhard Himmerich
Facharzt für Orthopädie/Chirotherapie, Physikalische Medizin/Balneologie am Klinikum Mittelbaden

Vorwort

Dem Elsevier-Verlag danke ich sehr, dass 36 Jahre nach Erscheinen der Erstauflage die 7. Auflage meines Buches „Gymnastik für die Lendenwirbelsäule" veröffentlicht wird.

Dieses Buch hat sich als wertvolle Hilfe für Menschen mit Rückenbeschwerden bewährt und wurde 2017 von Öko-Test mit der Note „sehr gut" ausgezeichnet. In der nun vorliegenden 7. Auflage habe ich das Übungsbuch um ein weiteres Kapitel mit dem Titel „Achtsames Bewegen" ergänzt – Sie finden hier Übungen, die Sie zuerst mit offenen, dann mit geschlossenen Augen durchführen können. Es kann erholsam sein, sich für ein paar Minuten aus dem Alltag zurückzuziehen, die Augen zu schließen und den Bewegungen der eigenen Gelenke nachzuspüren: den Hüft-, den Knie- und den Fußgelenken.

Am Gesamtkonzept des Buches habe ich bewusst nichts verändert, denn der bewährte Aufbau soll erhalten bleiben. Wer vorbeugend etwas für seinen Rücken tun möchte oder bereits Beschwerden im unteren Rücken hat, kann mit diesem Übungsprogramm seine Bauch-, Rücken- und Gesäßmuskeln kräftigen und lernen, das Becken besser auszubalancieren. Nur eine kräftige Rumpfmuskulatur kann die Wirbelsäule stützen und zugleich entlasten.

Die von mir zusammengestellten Übungen erfordern kein Vorwissen – wer die Übungen Schritt für Schritt ausführt, wird nach 30 Tagen Erfolge sehen und spüren. Die Übungen entsprechen den Forderungen der Orthopäden nach einem „gemäßigten Training", von den Verbänden der Rückenschulen wird das Buch als Arbeitsgrundlage empfohlen. Physiotherapeutinnen und -therapeuten, Sport- und Gymnastiklehrerinnen und -lehrer, Kursleiterinnen und -leiter an Volkshochschulen und in Sportvereinen finden in diesem Buch einen großen Fundus an sinnvollen und effektiven Übungen.

Allen Übenden wünsche ich viel Freude bei der Durchführung des Programms sowie die nötige Geduld und Ausdauer, um den Erfolg einer schmerzfreien Bewegung unmittelbar spüren zu können.

Wichtig ist zudem, Bewegung in den Alltag zu integrieren. So hilft es, während der Büroarbeit nach langem Sitzen aufzustehen und z. B. auf der Stelle zu gehen, dabei die Knie abwechselnd Richtung Bauch zu ziehen und die Arme in Schulterhöhe seitlich zu strecken, die Handflächen zeigen dabei nach vorne. Anschließend werden die Arme vor der Brust gekreuzt und die Hände auf die Oberarme gelegt. Versuchen Sie dabei, die Atmung Ihrer Bewegung anzupassen.

In Kapitel 33 habe ich gezielt Übungen bei Schmerzen zusammengestellt, die z. B. durch berufsbedingte Fehlhaltungen entstehen können. Die Übungen sind so konzipiert, dass schmerzende Bereiche zunächst behutsam gedehnt, entlastet und entspannt werden, bevor mit weiterführenden Übungen fortgefahren wird.

Als Schlussgedanken empfehle ich jegliche Form von gesunder Bewegung. Dazu zählen z. B. Walken, Tanzen, Fahrradfahren, Schwimmen oder die Teilnahme an Kursen mit gymnastischen Übungen. Auch das Training mit einfachen Geräten wie Übungsbändern, Tennis- und Gymnastikbällen, Stäben, Keulen sowie anderen modernen Sportgeräten ist empfehlenswert. Ebenso kann das Trainieren in einem Fitnessstudio unter fachkundiger Anleitung hilfreich sein. Ganz besonders jedoch lege ich Ihnen immer wieder das 30-Tage-Programm dieses Buches ans Herz, denn gesunde Bewegung ermöglicht ein aktives und schmerzfreies Leben.

Ein besonderer Dank gilt meiner Schwiegertochter Elke Wandler-Dreher, die mit viel Ausdauer, Energie und Freude die Übungen dargestellt hat. Frau Christiane Haumann-Frietsch danke ich herzlich für die einfühlsame Mitarbeit und die schönen Fotos. Den Mitarbeiterinnen im Verlag Elsevier, insbesondere Frau Ines Mergenhagen und Frau Elisa Imbery, sowie Frau Astrid Wieland danke ich sehr für die gute, freundliche und geduldige Zusammenarbeit auch an dieser Auflage.

Baden-Baden, im Januar 2026
Gabriele Dreher-Edelmann

Benutzerhinweise

Dieses Buch wurde speziell als Übungsbuch konzipiert und soll in der konkreten Übungssituation sinnvoll und praktikabel eingesetzt werden. Daher hat es einige „Extras“ erhalten:

- Die **Ringbindung** erlaubt es, das Buch offen vor sich hinzulegen, ohne dass es gleich wieder zuklappt.
- Um die Übungsanweisungen nach einem ersten, genauen Durchlesen später beim Üben „auf einen Blick“ zu erfassen, wurden in den Fotos **Symbole** (Pfeile, Kreise, Balken) eingesetzt. Sie stellen bestimmte Bewegungs- bzw. Spannungsformen wie Dehnen, Drücken, Stemmen, Strecken, Spannen und die Bewegungsrichtung dar.
- Die Erklärung (Legende) dieser Symbole ist in der **hinteren Umschlagklappe** zu finden: Wenn Sie die Umschlagklappe aufdecken, liegen die Erläuterungen direkt neben den Buchseiten mit den Übungen.

Die Autorin und der Verlag wünschen Ihnen viel Freude und die nötige Ausdauer beim täglichen Üben sowie eine spürbare Entlastung Ihrer Wirbelsäule durch eine gekräftigte Muskulatur!

Fehler gefunden?

An unsere Inhalte haben wir sehr hohe Ansprüche. Trotz aller Sorgfalt kann es jedoch passieren, dass sich ein Fehler einschleicht oder fachlich-inhaltliche Aktualisierungen notwendig sind. Sobald ein relevanter Fehler entdeckt wird, stellen wir eine Korrektur zur Verfügung. Mit diesem QR-Code gelingt der schnelle Zugriff.

https://www.elsevier.com/de-de/resources/errata

Wir sind dankbar für jeden Hinweis, der uns hilft, dieses Werk zu verbessern. Bitte richten Sie Ihre Anregungen, Lob und Kritik unter Angabe der ISBN und des Titels an folgende E-Mail-Adresse: kundendienst@elsevier.com

Das Übungskonzept

Rückenschmerzen kennt (fast) jeder. Um Rückenbeschwerden zu vermeiden oder bestehende Schmerzen zu lindern, ist ein ausgewogenes Übungskonzept wichtig. Ziel ist dabei, wieder eine entspannte, aufrechte Haltung einzunehmen. Dies wird durch ein optimales Training der Muskulatur erreicht. Zwei unterschiedliche Typen von Muskeln wirken mit:

- Tonische Muskulatur wird leicht aktiviert, ermüdet langsam und neigt zur Verkürzung. Eine typische Muskelgruppe ist die ischiokrurale Muskulatur an der Rückseite des Oberschenkels.
- Phasische Muskulatur wird langsam aktiviert, ermüdet leicht und neigt zur Atrophie. Typische Muskelgruppen sind die Bauch- und Gesäßmuskulatur.

Für eine dynamische, ausgewogene Rumpfmuskulatur muss die tonische Muskulatur gedehnt werden, die phasische Muskulatur muss gekräftigt werden.

Die Lendenwirbelsäule wird in besonderem Maße durch einseitige Muskelbelastungen beansprucht. Bei schwacher Bauchmuskulatur wölbt sich im Stand der Bauch vor, die Lendenwirbelsäule wird ins Hohlkreuz gezogen, die Brustwirbelsäule wird zum Rundrücken verformt. Diese Fehlhaltung kann auf Dauer zur Verspannung und Verkürzung der stützenden Lendenmuskulatur führen. Diese Veränderung wirkt sich nicht nur auf zahlreiche andere Muskeln im Becken- und Gesäßbereich aus. Sie beeinflusst auch die Druckbelastungen in den Bandscheiben. Bei anhaltendem Druck besteht die Gefahr eines vorzeitigen Verschleißes der Bandscheiben. Das Bandscheibengewebe verliert durch Überbeanspruchung und/oder Alterung an Elastizität. Es reißt ein und der in der Mitte befindliche Gallertkern wird herausgepresst. Drückt dieser Gallertkern dann auf Nerven, so sprechen wir von einem Bandscheibenvorfall. Es kommt zu heftigen Schmerzen im Rücken-Becken-Bereich, die bis ins Bein ausstrahlen können.

Das Ziel des Übungsprogramms ist es, die gesamte Wirbelsäule mit einer kräftigen Muskulatur zu stützen. Nur eine harmonisch aufeinander abgestimmte (eingespielte) Muskelspannung kann die physiologischen Wirbelsäulenkrümmungen erhalten und der Wirbelsäule Schutz geben. Kraft und auch die Dehnungsfähigkeit bestimmter Muskelgruppen müssen in einem ausgewogenen Verhältnis zueinander trainiert werden, um eine fließende Beweglichkeit zu erreichen. Denn durch lang andauernde Haltungen und Belastungen oder bei schon vorhandenen Beschwerden (wie Schmerzen, Abnutzungserscheinungen, Fehlhaltungen etc.) kommt es im Alltag immer auch zu Verspannungen. Diese Verspannungen lassen sich durch sanftes Dehnen ohne Schmerzen auflösen.

Die Ziele des Übens sind,

- die eigenen Körperfunktionen wahrzunehmen,
- Veränderungen der Beweglichkeit zu fühlen,
- Muskeln, die einem zuvor nie bewusst geworden sind, in ihrer Spannung zu spüren,
- zu erfahren, wie sich je nach Befinden die eigene Körperhaltung verändert,
- zu spüren, wie mit einer gezielten Änderung der Haltung die Stimmungslage zu beeinflussen ist.

Um diese Wahrnehmung zu unterstützen, wurden die Wirkungen der einzelnen Übungen für jeden Übungstag in einer Tabelle zusammengefasst. Dort sind die im Übungsfluss angesprochenen Muskelgruppen genannt, besonders wichtige Zielmuskeln ggf. fett hervorgehoben.

Eine wichtige Rolle spielt die **Grundspannung,** die als Übung in den ersten vier Tagen aufgebaut und im weiteren Verlauf jeden Tag zu Beginn des Übungsprogramms zum „Aufwärmen" geübt wird.

Grundspannung	*Wirkungen der Grundspannung*
• Bauchmuskeln anspannen • Unteren Rücken in den Boden drücken	• Bauchmuskeln werden gekräftigt • Streck- und Stützmuskeln der Wirbelsäule werden gedehnt • Bandscheiben werden von Druck entlastet
• Hinterkopf, Arme, Hände und Fersen in den Boden drücken	• Hals-, Schulter-, Arm- und Beinmuskeln werden gekräftigt

Die Grundspannung ist im Alltag für eine gute Stabilisation wichtig und schützt die Wirbelsäule bei lange einzunehmenden Haltungen wie auch bei den verschiedensten Tätigkeiten. Die Bauch- und Rückenmuskulatur wirkt als „Muskelkorsett" – je kräftiger also diese Muskeln sind, desto stabiler wird dieses Korsett. Eine „stabile Basis" und eine kräftige Körpermitte ist auch für die Hals- und Brustwirbelsäule entlastend.

Das **gesamte Übungsprogramm in Teil A** besteht aus aufeinander aufbauenden Einheiten. Das Programm sollte vom 1. bis zum 30. Tag konsequent durchgeführt werden. Übungen, die Beschwerden bereiten, sollten jedoch ausgelassen werden. Die tägliche Übungsdauer beträgt ca. 10 Minuten.

Selbstverständlich kann das 30-Tage-Übungsprogramm beliebig oft wiederholt werden.

Teil B ist als Erweiterung des Übungsprogramms gedacht:

- Das Kapitel 31 – Übungen mit Tennisbällen – gibt Anregungen zur intensiven Kräftigung der Muskulatur und rundet das Muskeltrainingsprogramm für den Körper ab.
- In Kapitel 32 werden Übungen im Stand gezeigt, das Drehen von der Rückenlage zur Bauchlage, richtiges Stehen, Bücken und Sitzen.
- In Kapitel 33 sind Übungen für spezielle Beschwerden zusammengestellt, die z. B. durch berufsbedingte Fehlhaltungen entstanden sind.
- Das Kapitel 34 gibt Tipps für den Alltag, um sich gesund und schonend zu bewegen.
- Ungünstige Übungen sind in Kapitel 35 aufgezeigt.

Und am Ende … gönnen Sie sich ein paar Minuten zur Entspannung

- Sie liegen auf dem Rücken, die Augen sind geschlossen, die Beine locker gestreckt, die Arme liegen neben dem Körper.
- Atmen Sie tief ein und langsam wieder aus, Sie spüren dabei die Atembewegung im Bauch und Brustkorb.
- Nun beide Beine spüren: Sie ziehen die Fußspitzen an und drücken die Fersen in den Boden. Sie spüren, wie sich Ihre Beinmuskeln spannen.
- Spannen Sie nun Ihre Bauch- und Gesäßmuskeln an. Sie halten diese Spannung einen Augenblick und atmen ruhig weiter. Sie lösen die ganze Spannung, die Beine rollen nach außen und bleiben entspannt liegen.
- Nun beide Hände spüren: Sie schließen die Hände zur Faust und drücken beide Fäuste in den Boden. Sie spüren, wie sich Ihre Armmuskeln spannen. Sie halten die Spannung einen Augenblick und atmen ruhig weiter. Sie lösen die Spannung bis in die Fingerspitzen.
- Nun den Kopf und das Gesicht fühlen: Sie legen die Stirn in Falten und ziehen die Nase kraus, Sie pressen die Lippen aufeinander. Sie halten die Spannung einen Augenblick und atmen ruhig weiter. Die Spannung lösen.
- Nun gehen Sie mit Ihren Gedanken spazieren – weit hinaus in die Natur. Sie sehen bunte Wiesen, Bäume, den blauen Himmel und die Wolken. Sie liegen ganz entspannt und gelöst, Ihnen wird warm, Sie fühlen sich wohl und genießen einen Augenblick diesen inneren Frieden.
- Sie kehren langsam von Ihrem Traumspaziergang zurück. Sie spüren wieder Ihre Arme und Beine. Sie schließen und öffnen Ihre Hände ein paarmal zur Faust. Sie ziehen Ihre Fußspitzen an und drücken sie wieder weg.
- Atmen Sie tief ein, heben Sie die Arme über den Kopf und beginnen Sie sich zu dehnen und zu rekeln.
- Sie öffnen die Augen und richten sich langsam auf.

Inhaltsverzeichnis

A Übungen für 30 Tage

KAPITEL

1 Übungstag 1

Übung 1

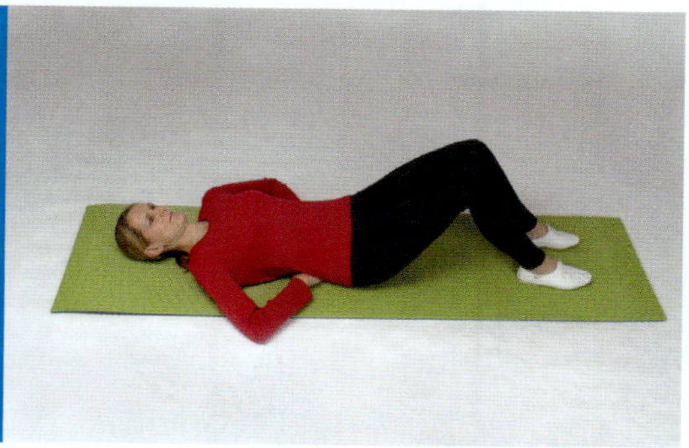

Übung 2

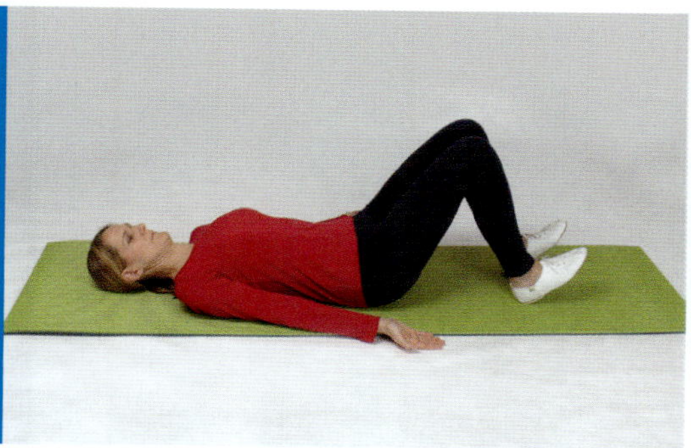

Übung 3

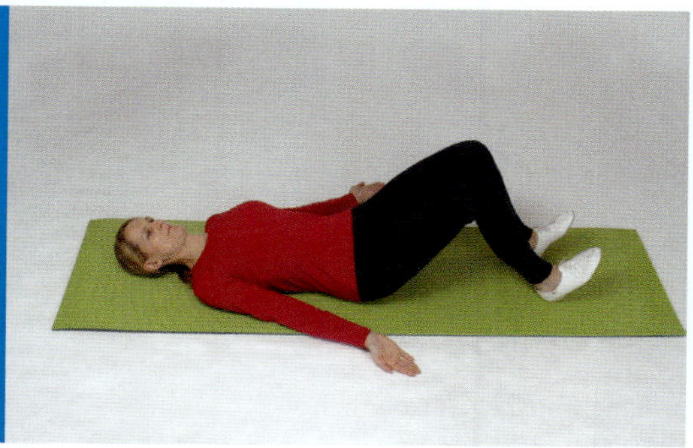

Übung 4

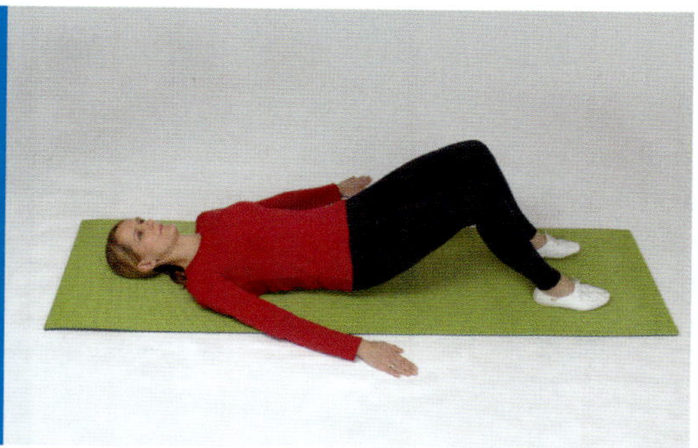

Übung 5

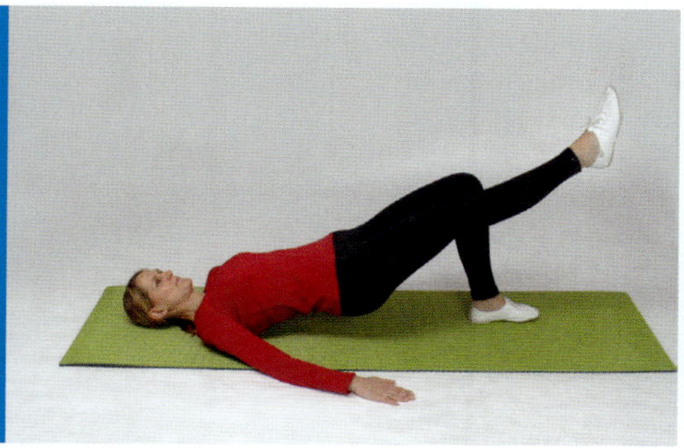

Übung 6

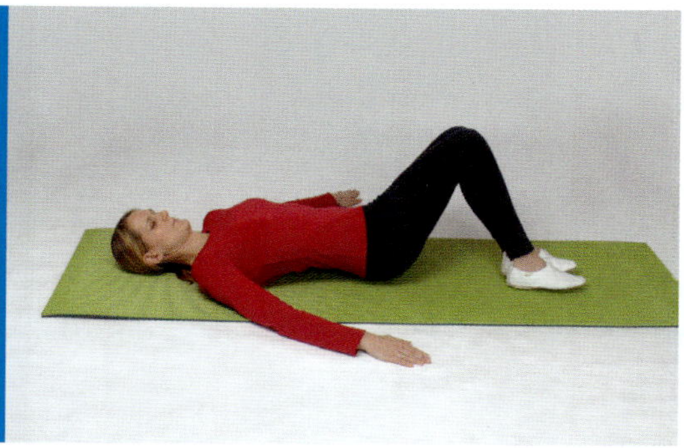

Übung 7

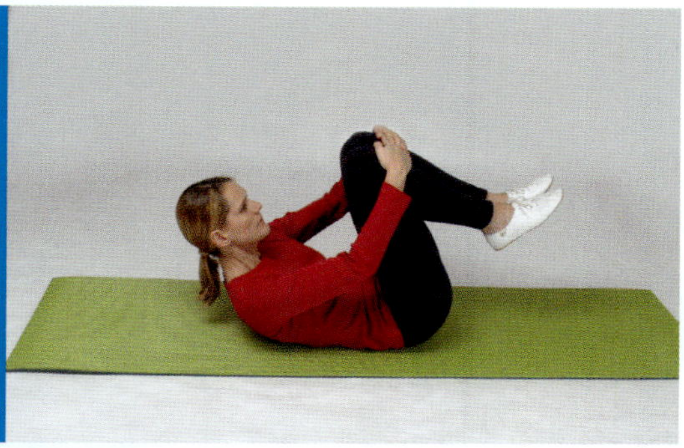

Wirkungen

Übung	Wirkungen
1	**Grundspannung:** • Bauchmuskeln werden gekräftigt • Streck- und Stützmuskeln der Wirbelsäule werden gedehnt • Bandscheiben werden von Druck entlastet
2	**Grundspannung:** • Bauchmuskeln werden gekräftigt • Streck- und Stützmuskeln der Wirbelsäule werden gedehnt • Bandscheiben werden von Druck entlastet
3	• wie bei Grundspannung und zusätzlich werden Bein-, Arm- und Schultermuskeln gekräftigt
4	• wie bei Grundspannung und zusätzlich werden die Gesäßmuskeln gekräftigt
5	• wie bei Grundspannung und zusätzlich werden Bein- und **Gesäßmuskeln** gekräftigt
6	• Rückenmuskeln werden gedehnt, besonders im unteren Rücken
7	• Dehnung und Mobilisation für die Wirbelsäule und die Rückenmuskeln

Hinweis für Übung 5

Im Standbein kann es bei einem geschwächten Muskel an der Rückseite des Oberschenkels zu einem Muskelkrampf kommen.

Als Abhilfe empfiehlt sich eine leichte Dehnung: Setzen Sie sich zum Langsitz auf (mit gestreckten Beinen) und beugen Sie den gestreckten Oberkörper ganz vorsichtig vor.

1. Übung

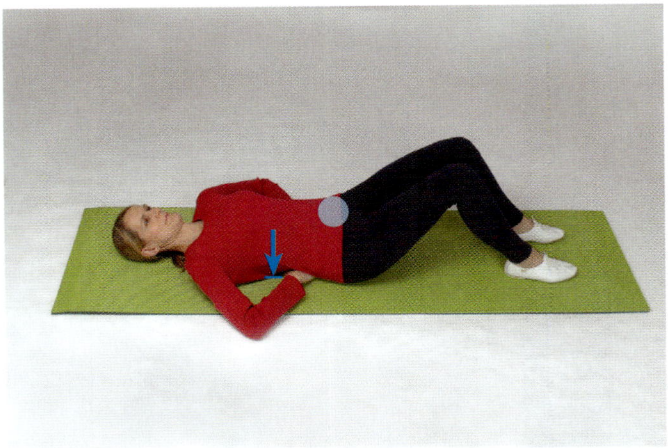

Ausgangsstellung

- Sie liegen auf dem Rücken
- Beine sind gebeugt
- Füße am Boden
- Hände liegen unter dem unteren Rücken

Wiederholungen

- 3 ×

Ausführung

- Bauchmuskeln anspannen
- Unteren Rücken in die Hände drücken
- Lendenwirbelsäule an den Händen spüren
- Spannung halten, bis 10 zählen
- Spannung lösen, bis 5 zählen
- Übung wiederholen

! Bitte beachten

- Weiteratmen

2. Übung

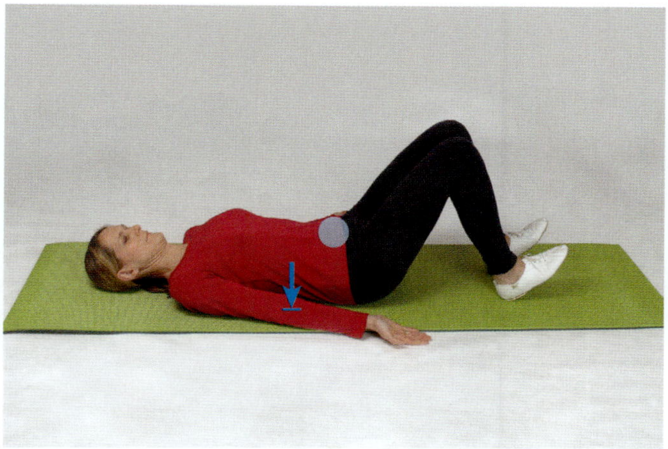

Ausgangsstellung

- Sie liegen auf dem Rücken
- Beine sind gebeugt
- Fersen am Boden
- Arme sind gestreckt, leicht abgespreizt neben dem Körper
- Handflächen zeigen nach oben

Wiederholungen

- 3 ×

Ausführung

- Bauchmuskeln anspannen
- Unteren Rücken in den Boden drücken
- Spannung halten, bis 10 zählen
- Spannung lösen, bis 5 zählen
- Übung wiederholen

! Bitte beachten

- Weiteratmen

3. Übung

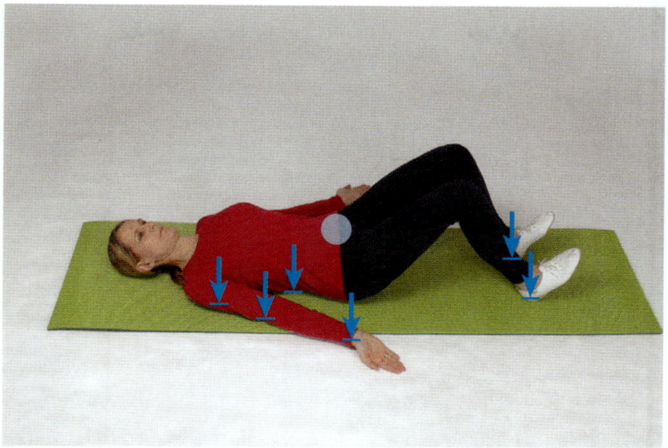

Ausgangsstellung

- Sie liegen auf dem Rücken
- Beine sind gebeugt
- Fersen am Boden
- Arme sind gestreckt, leicht abgespreizt neben dem Körper
- Handflächen zeigen nach oben

Wiederholungen

- 3 ×

Ausführung

- Bauchmuskeln anspannen
- Unteren Rücken in den Boden drücken
- Fersen in den Boden drücken
- Arme und Hände in den Boden drücken
- Spannung halten, bis 10 zählen
- Spannung lösen, bis 5 zählen
- Übung wiederholen

! Bitte beachten

- Weiteratmen

4. Übung

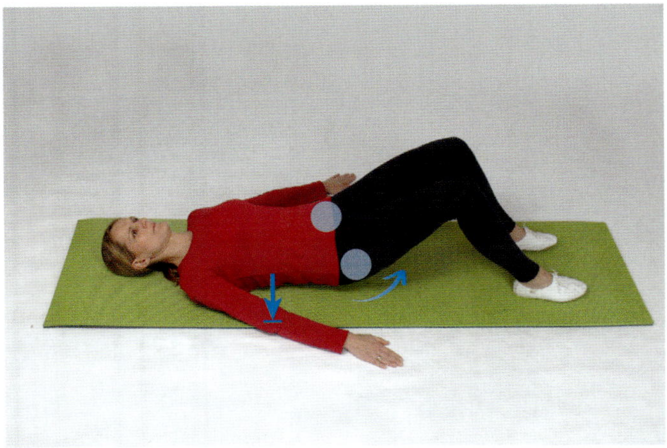

Ausgangsstellung

- Sie liegen auf dem Rücken
- Beine sind gebeugt
- Füße am Boden
- Arme sind gestreckt, leicht abgespreizt neben dem Körper
- Handflächen zeigen nach unten

Wiederholungen

- 3 ×

Ausführung

- Bauchmuskeln anspannen
- Unteren Rücken in den Boden drücken
- Gesäßmuskeln fest anspannen
- Das Becken leicht anheben
- Spannung einen Augenblick halten
- Langsam wieder zurücklegen
- Spannung lösen

! Bitte beachten

- Den Rücken nicht ins Hohlkreuz drücken
- Weiteratmen

5. Übung

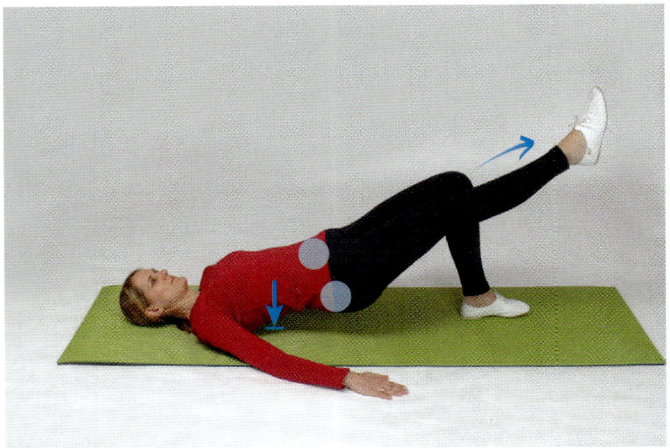

Ausgangsstellung

- Sie liegen auf dem Rücken
- Beine sind gebeugt
- Füße am Boden
- Arme sind gestreckt, leicht abgespreizt neben dem Körper
- Handflächen zeigen nach unten

Wiederholungen

- 2 × mit jedem Bein üben

Ausführung

- Bauchmuskeln anspannen
- Unteren Rücken in den Boden drücken
- Gesäßmuskeln fest anspannen
- Das Becken leicht anheben
- Ein Bein nach vorne strecken
- Spannung einen Augenblick halten
- Das Bein zurückstellen
- Langsam wieder zurücklegen
- Spannung lösen

! Bitte beachten

- Das Bein nicht nach oben strecken
- Weiteratmen

6. Übung

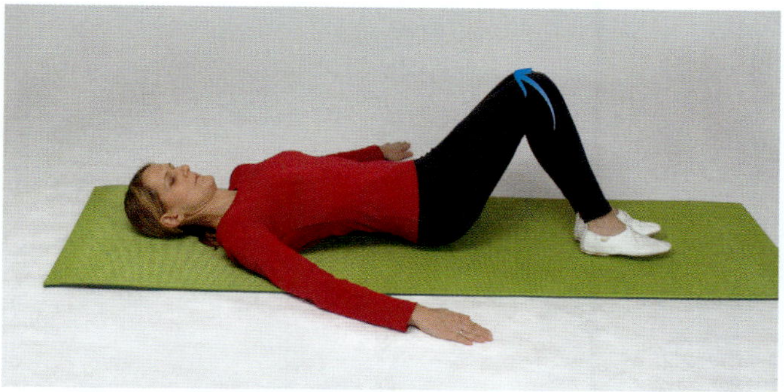

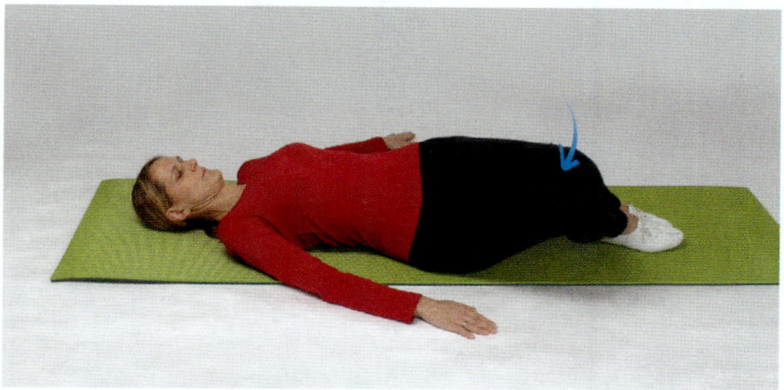

Ausgangsstellung

- Sie liegen auf dem Rücken
- Beine sind gebeugt
- Füße am Boden
- Arme sind gestreckt, leicht abgespreizt neben dem Körper
- Handflächen zeigen nach unten

Wiederholungen

- Einige Male

Ausführung

- Die gebeugten Beine vorsichtig zusammen nach rechts und links zur Seite senken
- Beide Beine, wenn möglich, bis auf den Boden oder bis zur Schmerzgrenze senken

! Bitte beachten

- Beide Schultern bleiben am Boden

7. Übung

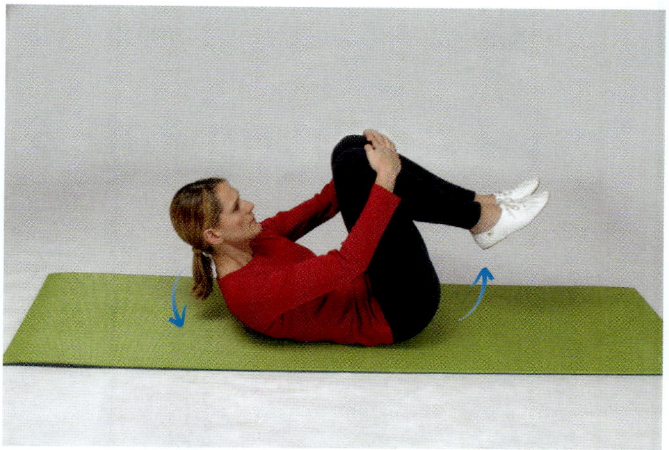

Ausgangsstellung

- Sie liegen auf dem Rücken
- Beine sind gebeugt
- Füße am Boden
- Arme liegen neben dem Körper

Wiederholungen

- Einige Male vor- und zurückschaukeln

Ausführung

- Beide Knie an den Bauch ziehen
- Mit beiden Händen die Knie fassen
- Bei Kniebeschwerden die Beine unter den Knien halten
- Auf dem Rücken leicht schaukeln

! Bitte beachten

- Nur üben, wenn Sie bei dieser Übung keine Schmerzen haben
- Sonst lassen Sie den Kopf liegen und halten beide Knie ruhig am Bauch (erholsame Dehnung für den Rücken)

KAPITEL

2 Übungstag 2

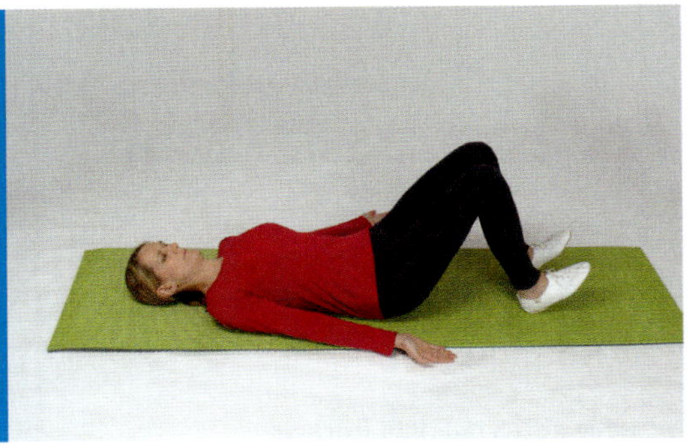

Übung 1

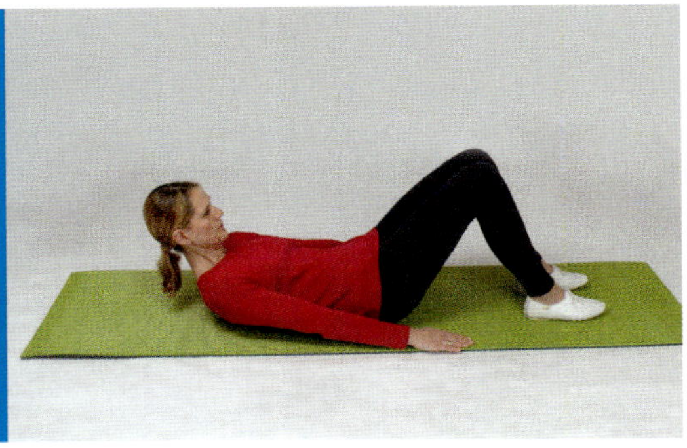

Übung 2

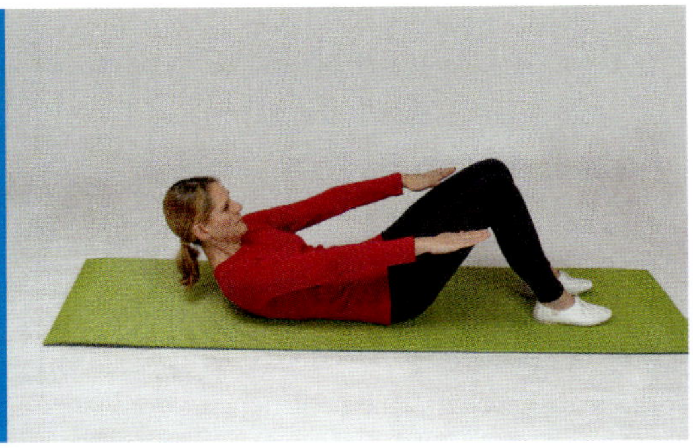

Übung 3

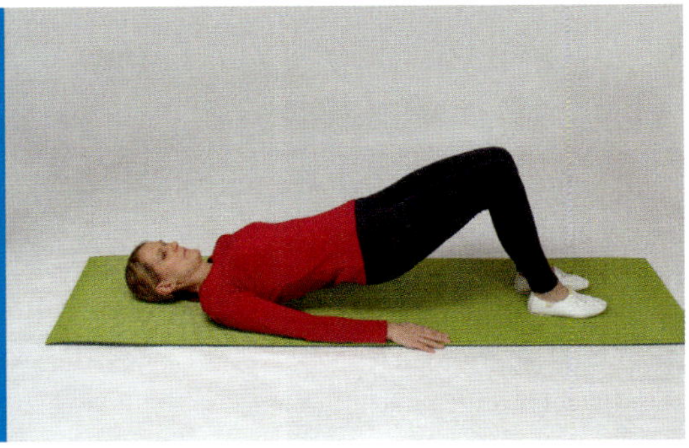

Übung 4

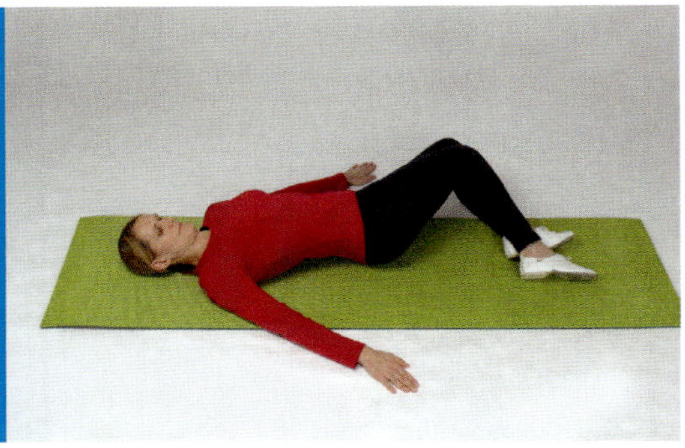

Übung 5

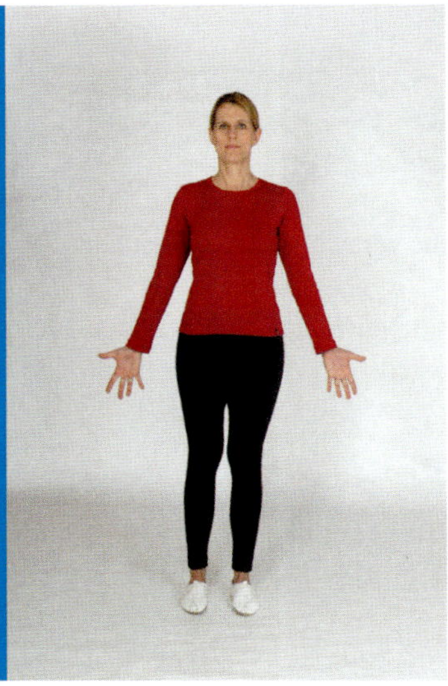

Übung 7

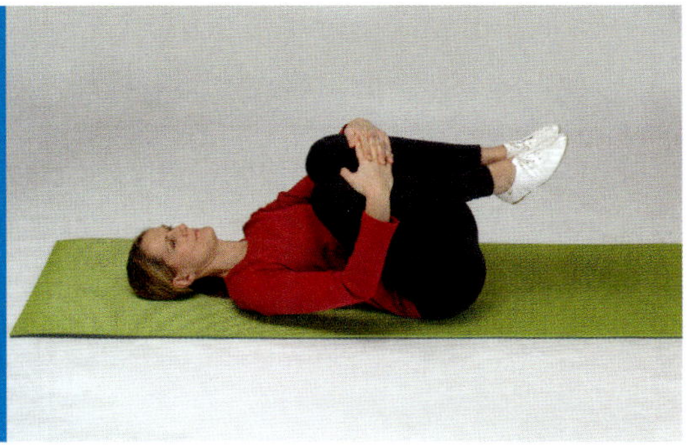

Übung 6

Wirkungen

Übung	Wirkungen
1	**Grundspannung:** • Bauchmuskeln werden gekräftigt • Streck- und Stützmuskeln der Wirbelsäule werden gedehnt • Bandscheiben werden von Druck entlastet • Bein-, Arm- und Schultermuskeln werden gekräftigt
2	• Hals-, Schulter-, Arm- und **Bauchmuskeln** werden gekräftigt
3	• Hals-, Arm- und **Bauchmuskeln** werden gekräftigt
4	• Bauch-, Bein-, Gesäß- und **Beckenbodenmuskeln** werden gekräftigt
5	• Rückenmuskeln, besonders im unteren Rücken, werden gedehnt
6	• Rückenmuskeln und Wirbelsäule werden entspannt mobilisiert
7	• Spannung für den ganzen Körper wird aufgebaut • Bewusst die aufrechte Haltung erleben

Hinweis: Entspannung für die Bauchmuskeln

Um Ihre Bauchmuskeln spürbar zu entspannen, drehen Sie sich vom Rücken auf eine Seite. Ziehen Sie dann beide Knie zum Bauch, bleiben Sie einen kurzen Moment so liegen, um das Entspannen Ihrer Bauchmuskeln zu spüren.

Hinweis: Entspannung für die Rücken- und Gesäßmuskeln

Um Ihre Rücken- und Gesäßmuskeln zu entspannen, legen Sie sich auf den Rücken und ziehen Sie beide Knie mit den Händen zum Bauch. Diese Position halten Sie dann einen Moment.

Oder: Sie gehen in den Vierfüßlerstand und machen beim tiefen Einatmen einen Katzenbuckel, beim Ausatmen senken Sie den Rücken.

Hinweis: Entspannung für die Gesäßmuskeln

Sie stehen und stützen sich dabei mit einer Hand gut ab oder Sie halten sich irgendwo fest. Dann ziehen Sie mit der anderen Hand das gleichseitige Knie in Richtung Brust hoch. Bitte bleiben Sie dabei gerade stehen, beugen Sie Ihren Oberkörper nicht zum Knie und halten Sie Ihr Standbein locker gestreckt.

1. Übung

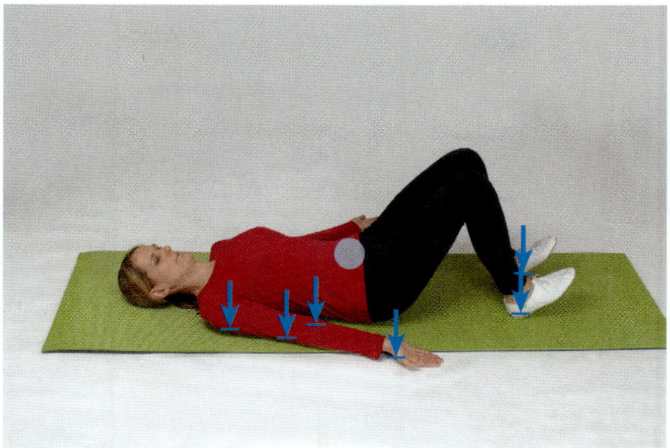

Ausgangsstellung

- Sie liegen auf dem Rücken
- Beine sind gebeugt
- Fersen am Boden
- Arme sind gestreckt, leicht abgespreizt neben dem Körper
- Handflächen zeigen nach oben

Wiederholungen

- 3 ×

Ausführung

- Bauchmuskeln anspannen
- Unteren Rücken in den Boden drücken
- Fersen in den Boden drücken
- Arme und Hände in den Boden drücken
- Spannung halten, bis 10 zählen
- Spannung lösen, bis 5 zählen
- Übung wiederholen

! Bitte beachten

- Weiteratmen

2

2. Übung

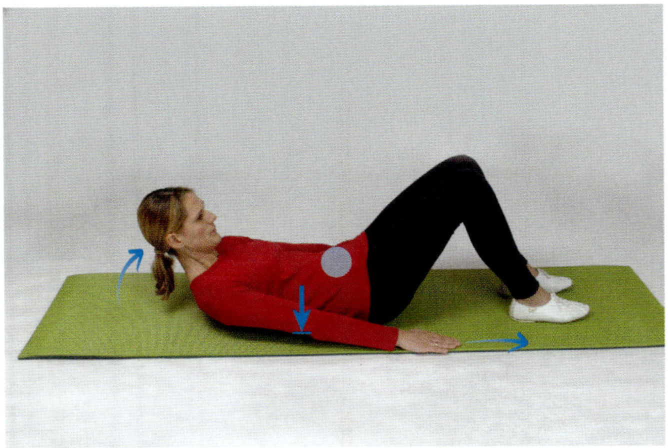

Ausgangsstellung

- Sie liegen auf dem Rücken
- Beine sind gebeugt
- Füße am Boden
- Arme sind gestreckt neben dem Körper
- Handflächen zeigen nach unten

Wiederholungen

- 3 ×

Ausführung

- Bauchmuskeln anspannen
- Unteren Rücken in den Boden drücken
- Kopf anheben
- Auf die Knie schauen
- Hände am Boden zu den Fersen schieben
- Spannung einen Augenblick halten
- Langsam wieder zurücklegen
- Spannung lösen

! Bitte beachten

- Nicht zum Sitz hochkommen
- Die Bauchmuskelspannung spüren

3. Übung

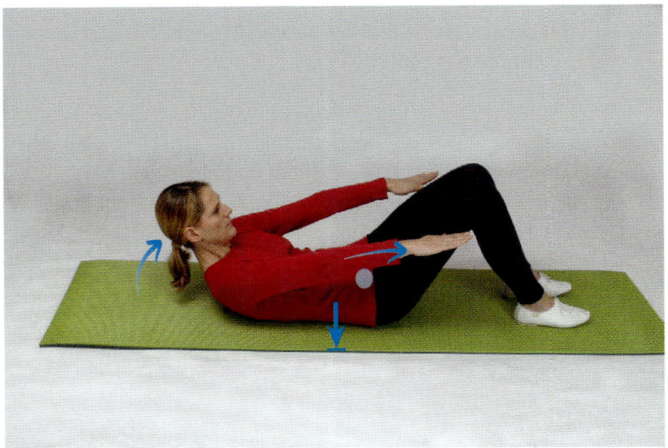

Ausgangsstellung

- Sie liegen auf dem Rücken
- Beine sind gebeugt
- Füße am Boden
- Arme sind gestreckt neben dem Körper
- Handflächen zeigen nach unten

Wiederholungen

- 3 ×

Ausführung

- Bauchmuskeln anspannen
- Unteren Rücken in den Boden drücken
- Kopf und Oberkörper anheben
- Arme in Körperhöhe anheben
- Arme neben den Knien vorstrecken
- Spannung einen Augenblick halten
- Langsam wieder zurücklegen
- Spannung lösen

! Bitte beachten

- Nicht zum Sitz hochkommen
- Die Bauchmuskelspannung spüren

4. Übung

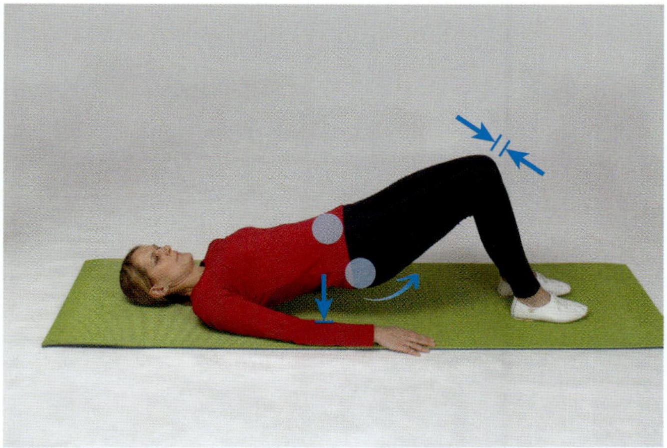

Ausgangsstellung

- Sie liegen auf dem Rücken
- Beine sind gebeugt
- Füße am Boden
- Arme sind gestreckt neben dem Körper
- Handflächen zeigen nach unten

Wiederholungen

- 3 ×

Ausführung

- Bauchmuskeln anspannen
- Unteren Rücken in den Boden drücken
- Gesäßmuskeln fest anspannen
- Das Becken leicht anheben
- Beide Knie schließen und zusammendrücken
- Spannung einen Augenblick halten
- Langsam wieder zurücklegen
- Spannung lösen

! Bitte beachten

- Den Rücken nicht ins Hohlkreuz drücken
- Weiteratmen

5. Übung

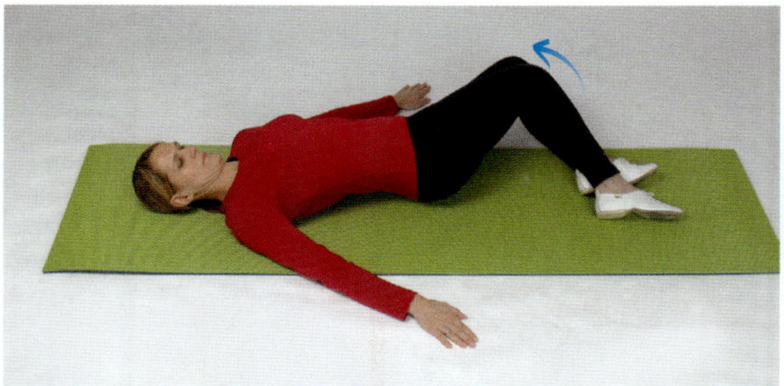

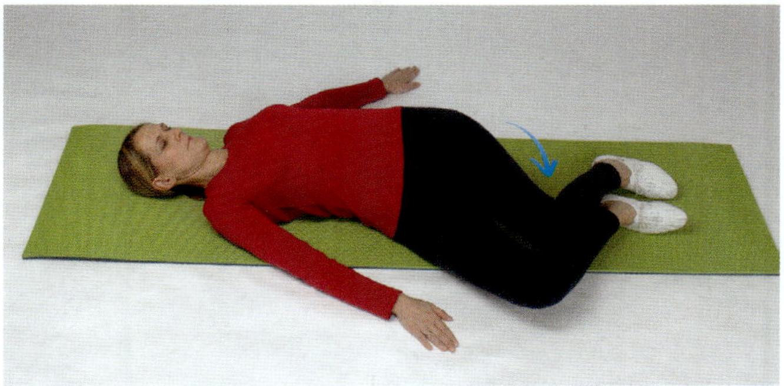

Ausgangsstellung

- Sie liegen auf dem Rücken
- Beine sind gebeugt
- Füße am Boden
- Arme sind gestreckt, leicht abgespreizt neben dem Körper
- Handflächen zeigen nach unten

Wiederholungen

- Einige Male

Ausführung

- Die gebeugten Beine vorsichtig zusammen nach rechts und links zur Seite senken
- Beide Beine, wenn möglich, bis auf den Boden oder bis zur Schmerzgrenze senken

! Bitte beachten

- Beide Schultern bleiben am Boden

6. Übung

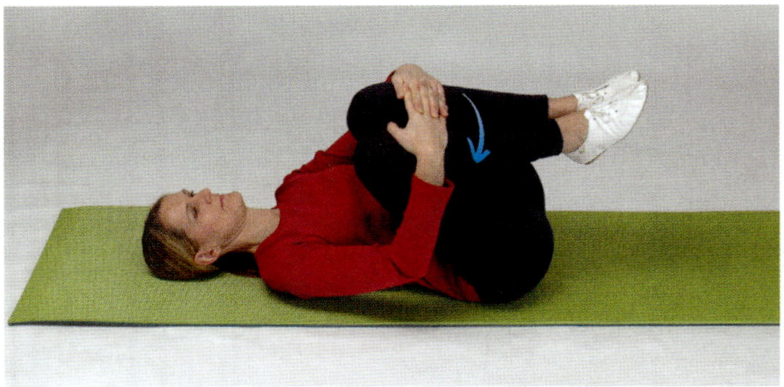

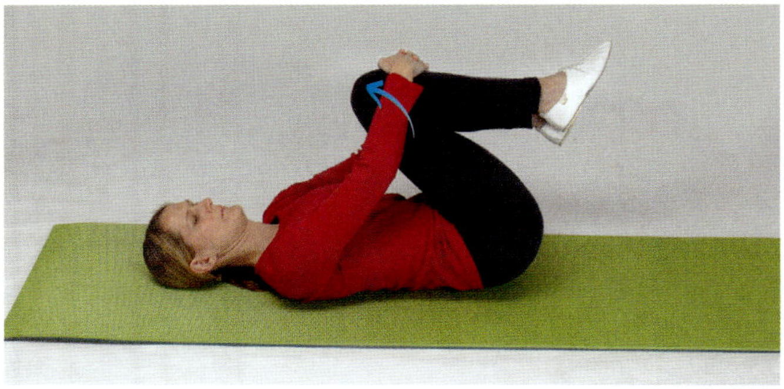

Ausgangsstellung

- Sie liegen auf dem Rücken
- Beine sind gebeugt
- Füße am Boden
- Arme liegen neben dem Körper

Wiederholungen

- Einige Male hin- und herwiegen

Ausführung

- Beide Knie an den Bauch ziehen
- Mit beiden Händen die Knie fassen
- Bei Kniebeschwerden die Beine unter den Knien halten
- Auf dem Rücken leicht zur Seite nach rechts und links wiegen

! Bitte beachten

- Nicht zur Seite umfallen
- Der Kopf bleibt liegen

7. Übung

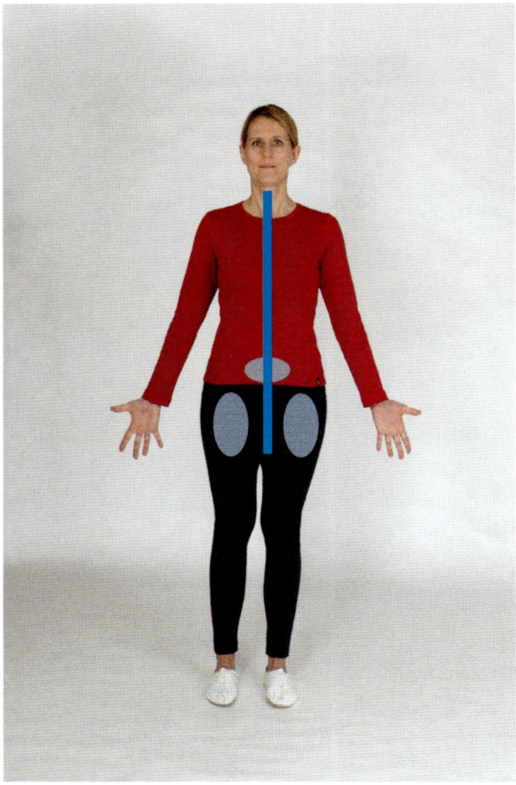

Ausgangsstellung

- Sie stehen und kontrollieren dabei Ihre Haltung
- Füße sind hüftbreit auseinander
- Zehen zeigen nach vorne

Wiederholungen

- 3 ×

Ausführung

- Bauch- und Gesäßmuskeln anspannen
- Beinmuskeln anspannen
- Schultern etwas zurücknehmen
- Rücken strecken
- Arme nach außen drehen
- Leicht vom Körper abspreizen
- Finger spreizen
- Kopf und Nacken lang herausstrecken
- Spannung halten, bis 10 zählen
- Spannung lösen

! Bitte beachten

- Kopf nicht nach hinten beugen
- Kinn leicht zum Brustkorb ziehen
- Weiteratmen

KAPITEL

3 Übungstag 3

Übung 1

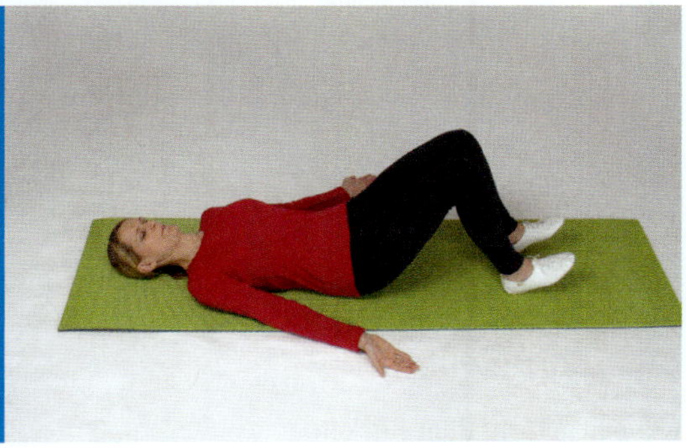

Übung 2

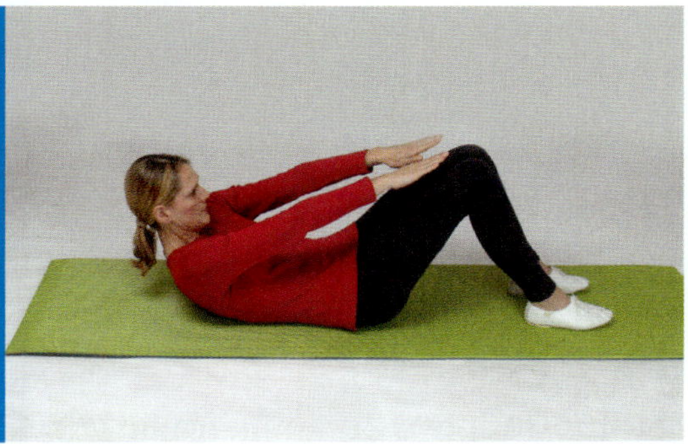

Übung 3

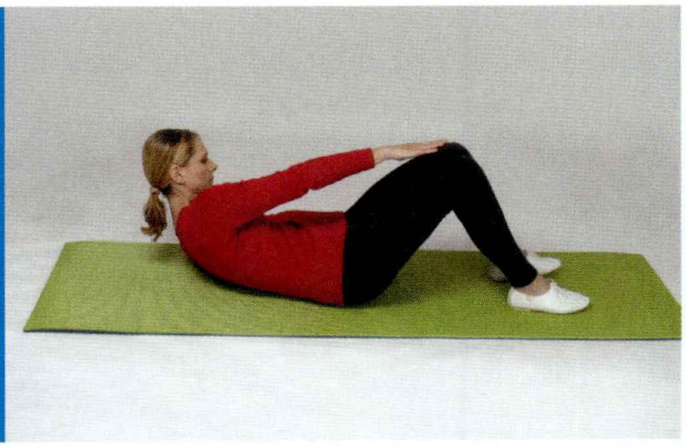

Übung 4

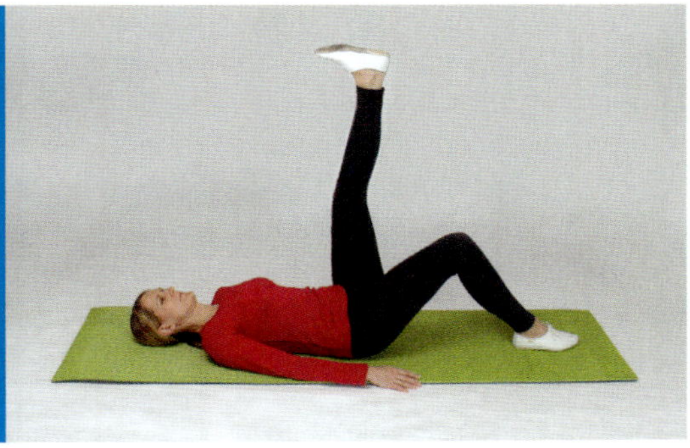

Übung 5

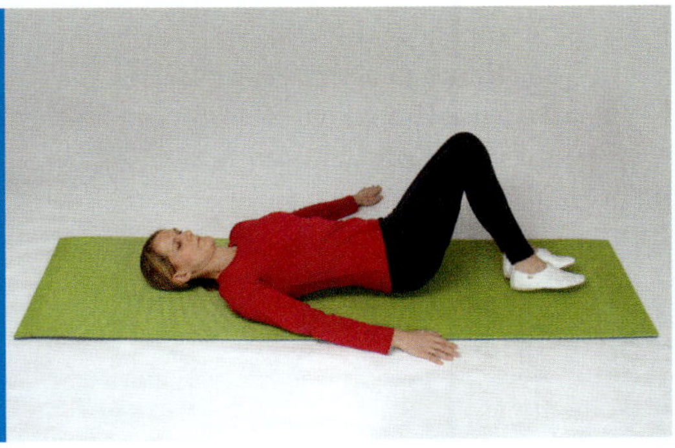

Übung 7

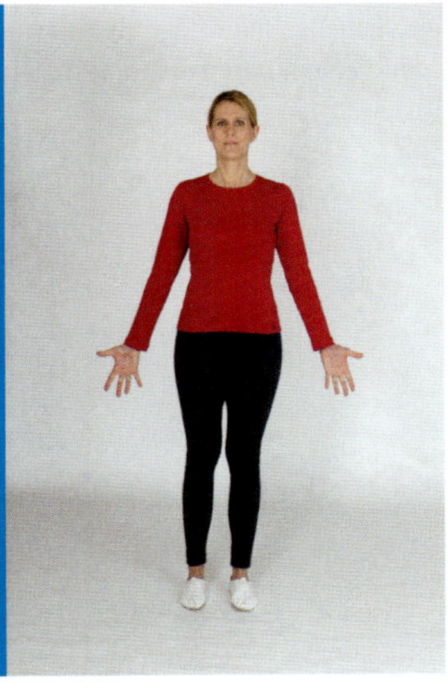

Übung 6

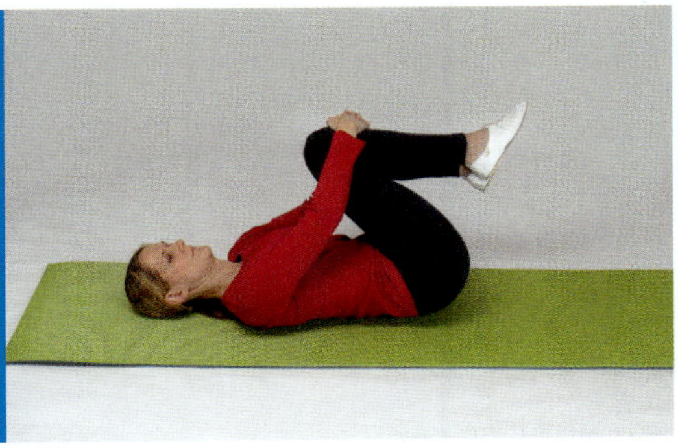

Wirkungen

Übung	Wirkungen
1	**Grundspannung:** • Bauchmuskeln werden gekräftigt • Streck- und Stützmuskeln der Wirbelsäule werden gedehnt • Bandscheiben werden von Druck entlastet • Bein-, Arm-, Schulter- und Nackenmuskeln werden gekräftigt
2	• Hals-, Schulter-, Arm- und **Bauchmuskeln** werden gekräftigt
3	• Hals-, Schulter-, Arm- und **schräge Bauchmuskeln** werden gekräftigt
4	• **Bauch-** und **Beinmuskeln** werden gekräftigt
5	• Rückenmuskeln, besonders im unteren Rücken, werden gedehnt
6	• Rückenmuskeln und Wirbelsäule werden entspannt mobilisiert
7	• Spannung für den ganzen Körper wird aufgebaut • Bewusst die aufrechte Haltung erleben

Hinweis für Übung 7: Zusammenspiel von Gesäß-, Bauch- und Rückenmuskeln

Alle 3 Muskelgruppen sind im Wesentlichen für unsere aufrechte Haltung verantwortlich. Da die Gesäß- und Bauchmuskeln einer Muskelgruppe angehören, die sehr schnell ermüdet, werden sie täglich trainiert. Die Spannung der Gesäßmuskeln rollt das gekippte Becken nach hinten, das Becken wird aufgerichtet. Gleichzeitig schwenkt das Kreuzbein leicht nach unten, wobei die Krümmung der Lendenwirbelsäule abgeschwächt wird. Auch die Spannung der Rückenmuskeln im unteren Rückenbereich verhindert eine Hohlkreuzstellung.

Die Aufgabe der Bauchmuskeln ist es, gemeinsam mit den Gesäßmuskeln das Becken in Mittelstellung zu halten. Über diese stabile Körpermitte können sich die Beine, der Brustkorb und der Kopf in einen aufrechten und entspannten Stand ausbalancieren.

1. Übung

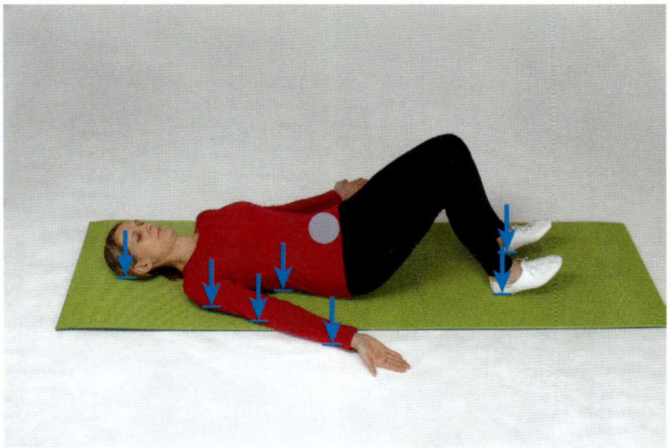

Ausgangsstellung

- Sie liegen auf dem Rücken
- Beine sind gebeugt
- Fersen am Boden
- Arme sind gestreckt, leicht abgespreizt neben dem Körper
- Handflächen zeigen nach oben

Wiederholungen

- 3 ×

Ausführung

- Bauchmuskeln anspannen
- Unteren Rücken in den Boden drücken
- Fersen in den Boden drücken
- Arme und Hände in den Boden drücken
- Heute dazu den Hinterkopf in den Boden drücken
- Spannung halten, bis 10 zählen
- Spannung lösen, bis 5 zählen
- Übung wiederholen

! Bitte beachten

- Weiteratmen

2. Übung

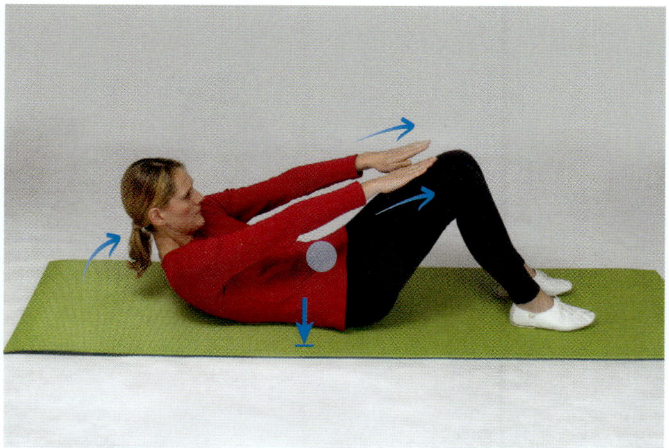

Ausgangsstellung

- Sie liegen auf dem Rücken
- Beine sind gebeugt
- Füße am Boden
- Arme sind gestreckt neben dem Körper
- Handflächen zeigen nach unten

Wiederholungen

- 3 ×

Ausführung

- Bauchmuskeln anspannen
- Unteren Rücken in den Boden drücken
- Beide Hände auf die Oberschenkel legen
- Kopf und Oberkörper anheben
- Die Hände zu den Knien schieben
- Spannung einen Augenblick halten
- Langsam wieder zurücklegen
- Spannung lösen

! Bitte beachten

- Nicht zum Sitz hochkommen
- Weiteratmen

3. Übung

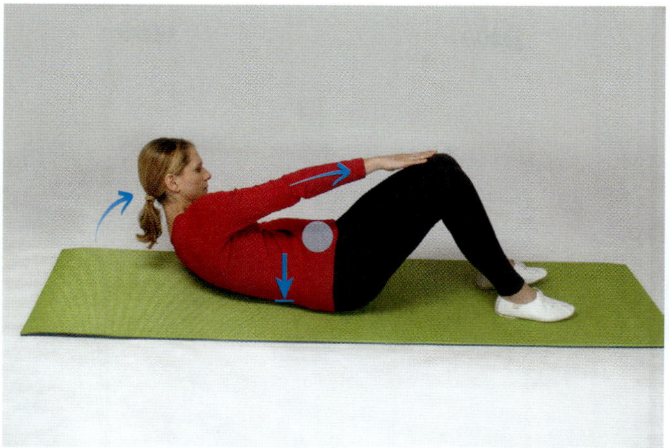

Ausgangsstellung

- Sie liegen auf dem Rücken
- Beine sind gebeugt
- Füße am Boden
- Arme sind gestreckt neben dem Körper
- Handflächen zeigen nach unten

Wiederholungen

- 2 × zu jedem Knie aufrichten

Ausführung

- Bauchmuskeln anspannen
- Unteren Rücken in den Boden drücken
- Kopf und Oberkörper anheben
- Rechte Hand zum linken Knie führen
- Spannung einen Augenblick halten
- Langsam wieder zurücklegen
- Spannung lösen
- Linke Hand zum rechten Knie ebenso üben

! Bitte beachten

- Wenn es schwer fällt, den Kopf anzuheben, eine Hand unter den Kopf legen und den Kopf mit Unterstützung anheben

4. Übung

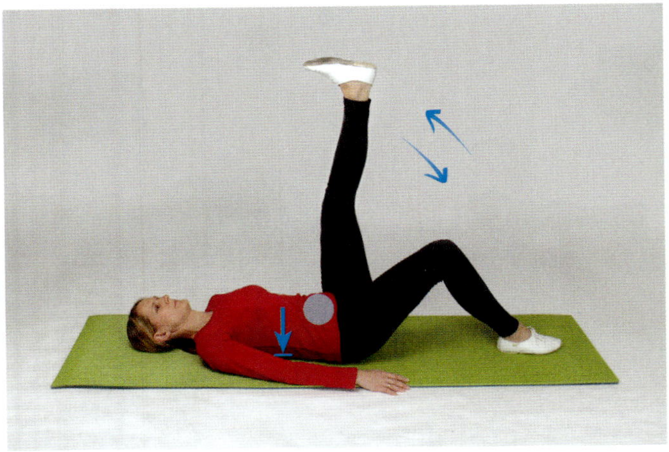

Ausgangsstellung

- Sie liegen auf dem Rücken
- Ein Bein ist gebeugt
- Das andere Bein nach oben strecken
- Arme sind gestreckt neben dem Körper

Wiederholungen

- 2 × jedes Bein zum Boden senken

Ausführung

- Bauchmuskeln anspannen
- Unteren Rücken in den Boden drücken
- Das gestreckte Bein langsam mit Spannung zum Boden senken
- Spannung lösen
- Das gestreckte Bein mit leichtem Schwung wieder nach oben anheben und langsam mit Spannung zum Boden senken
- Spannung lösen
- Die Beine wechseln

! Bitte beachten

- Den unteren Rücken während der Übung fest am Boden halten
- Weiteratmen

5. Übung

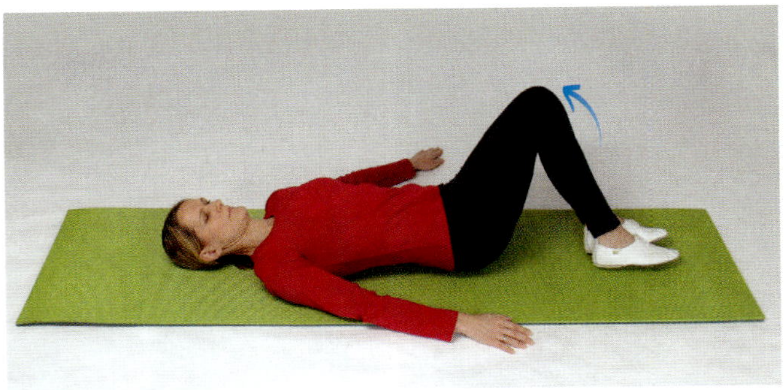

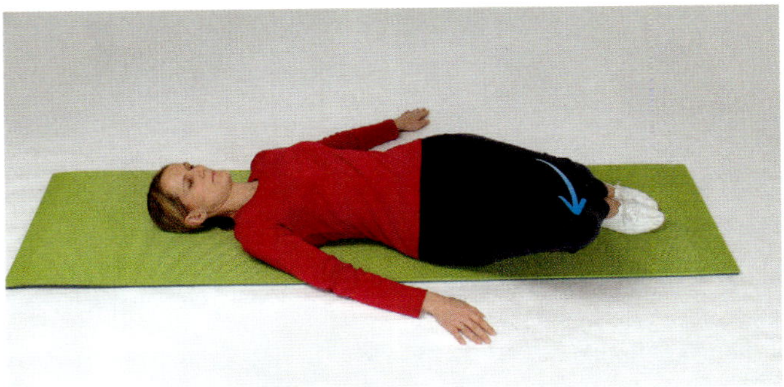

Ausgangsstellung

- Sie liegen auf dem Rücken
- Beine sind gebeugt
- Füße am Boden
- Arme sind gestreckt neben dem Körper

Wiederholungen

- Einige Male

Ausführung

- Beim Ausatmen die gebeugten Beine vorsichtig zusammen nach links zur Seite senken
- Beim Einatmen die Beine zur Mittelstellung führen
- Beim Ausatmen die gebeugten Beine vorsichtig zusammen nach rechts zur Seite senken
- Beim Einatmen die Beine zur Mittelstellung führen

! Bitte beachten

- Die Bewegung der Atmung anpassen

6. Übung

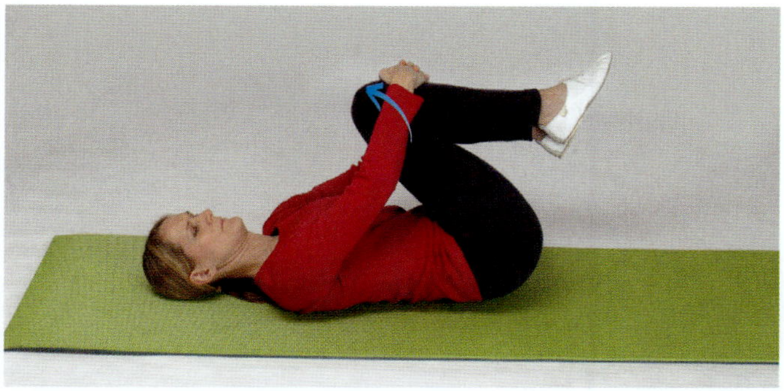

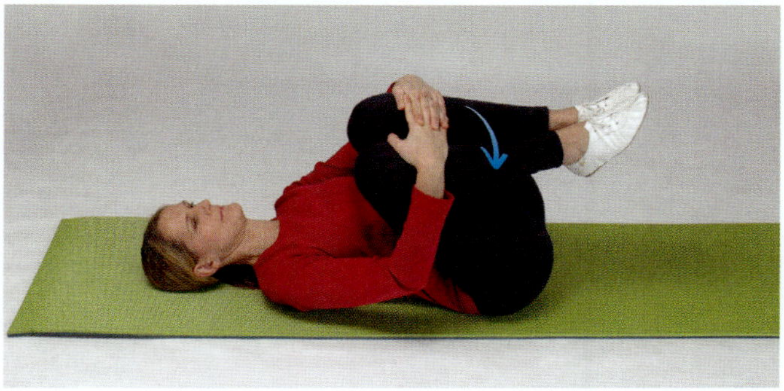

Ausgangsstellung

- Sie liegen auf dem Rücken
- Beine sind gebeugt
- Füße am Boden
- Arme liegen neben dem Körper

Wiederholungen

- Einige Male hin- und herwiegen

Ausführung

- Beide Knie an den Bauch ziehen
- Mit beiden Händen die Knie fassen
- Bei Kniebeschwerden die Beine unter den Knien halten
- Auf dem Rücken leicht zur Seite nach rechts und links wiegen

! Bitte beachten

- Nicht zur Seite umfallen
- Der Kopf bleibt liegen

7. Übung

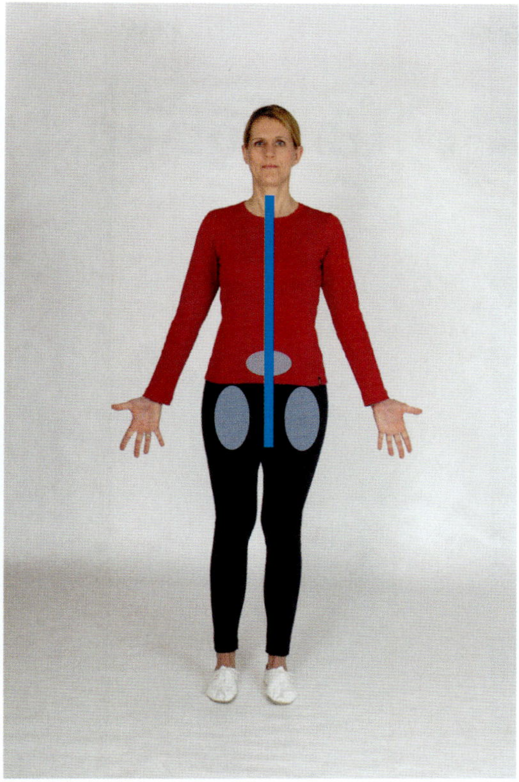

Ausgangsstellung

- Sie stehen und kontrollieren dabei Ihre Haltung
- Füße sind hüftbreit auseinander
- Zehen zeigen nach vorne

Wiederholungen

- 3 ×

Ausführung

- Bauch- und Gesäßmuskeln anspannen
- Beinmuskeln anspannen
- Schultern etwas zurücknehmen
- Rücken strecken
- Arme nach außen drehen
- Leicht vom Körper abspreizen
- Finger spreizen
- Kopf und Nacken leicht herausstrecken
- Spannung halten, bis 10 zählen
- Spannung lösen

! Bitte beachten

- Kopf nicht nach hinten beugen
- Kinn leicht zum Brustkorb ziehen
- Weiteratmen

KAPITEL

4 Übungstag 4

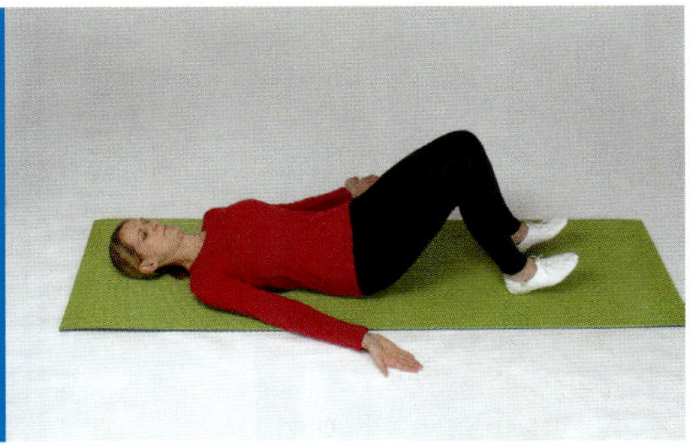

Übung 1

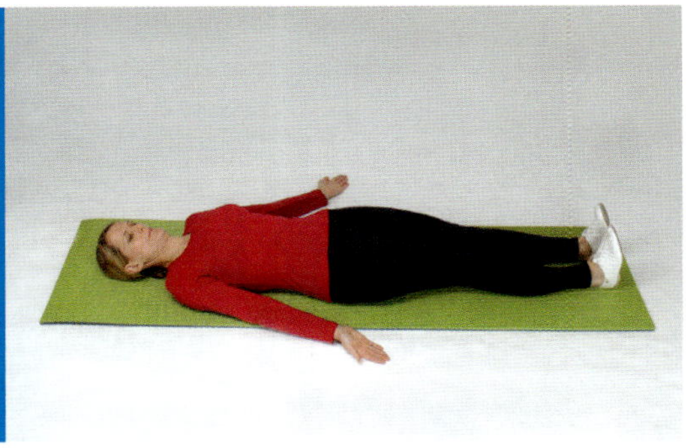

Übung 2

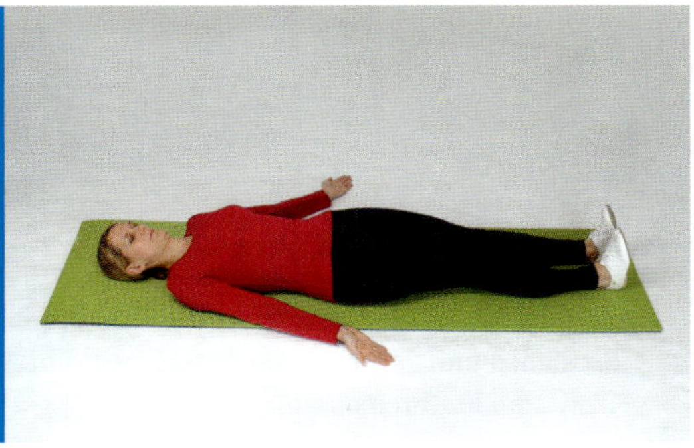

Übung 3

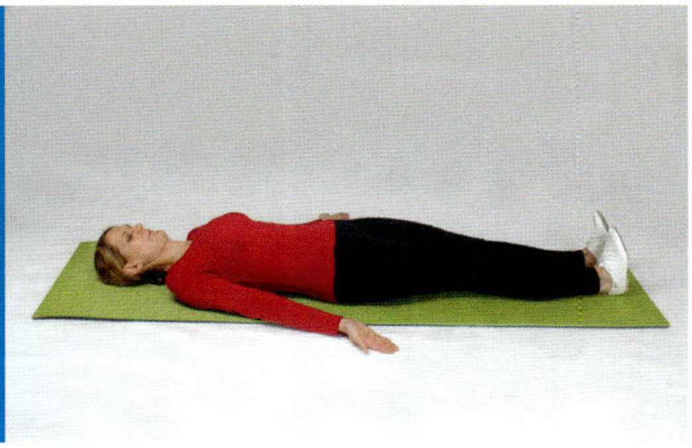

Übung 4

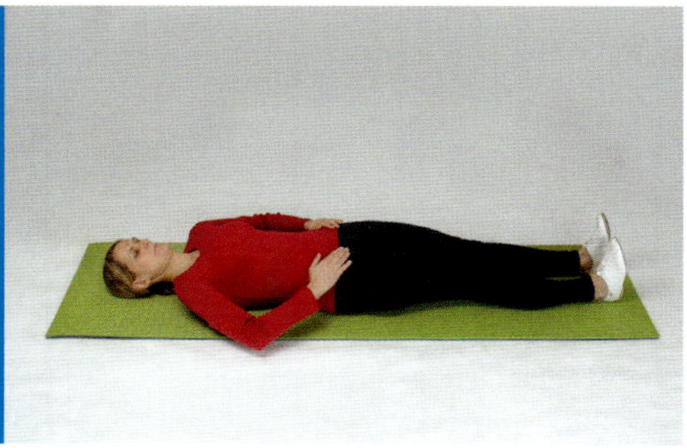

Übung 5

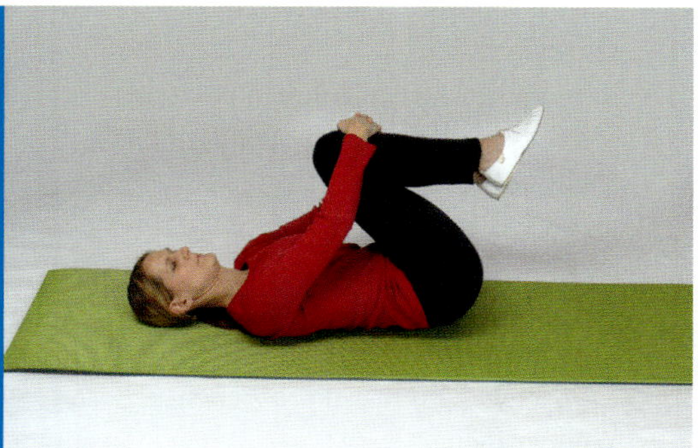

Übung 6

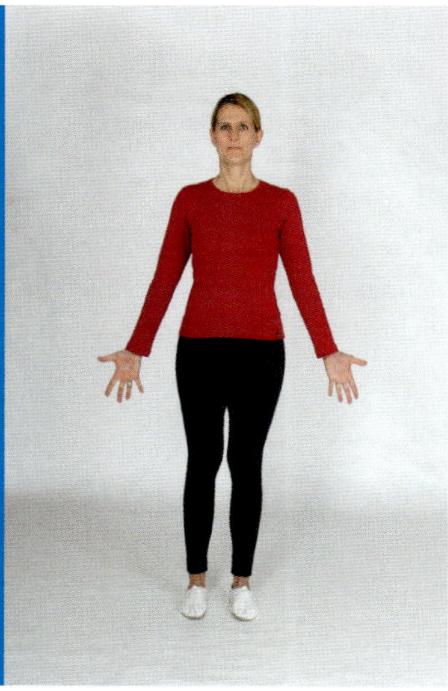

Übung 7

Wirkungen

Übung	Wirkungen
1	**Grundspannung:** • Bauchmuskeln werden gekräftigt • Streck- und Stützmuskeln der Wirbelsäule werden gedehnt • Bandscheiben werden von Druck entlastet • Bein-, Arm-, Schulter- und Nackenmuskeln werden gekräftigt
2	• Bein-, Bauch- und Gesäßmuskeln werden gekräftigt
3	• Bein-, Arm-, Nacken-, **Bauch-** und **Gesäßmuskeln** werden gekräftigt
4	• Bein-, Arm-, **Bauch-** und **Gesäßmuskeln** werden gekräftigt
5	• Bein-, Arm-, **Bauch-** und **Gesäßmuskeln** werden gekräftigt
6	• Rückenmuskeln und Wirbelsäule werden entspannt mobilisiert
7	• Spannung für den ganzen Körper wird aufgebaut • Bewusst die aufrechte Haltung erleben

Wissenswertes zum Gesäßmuskel

Der Gesäßmuskel besteht aus drei Muskeln: dem großen Gesäßmuskel *(M. gluteus maximus)*, dem mittleren *(M. gluteus medius)* und dem kleinen Gesäßmuskel *(M. gluteus minimus)*.

Der große Gesäßmuskel hat seinen Ursprung am hinteren Teil des Darmbeines, am Kreuzbein und am Steißbein. Er setzt mit einem Teil an der Außenseite des Oberschenkels an, was die Streckung in der Hüfte ermöglicht. Mit dem anderen Teil geht er in einen kräftigen Sehnenstrang (Tractus iliotibialis) an der Außenseite des Oberschenkels über. Der Sehnenstrang zieht außen am Knie vorbei, setzt am Schienbein an und ist oberhalb des Kniegelenkes an der Außenseite des Beines gut zu fühlen. Dieser Ansatz ermöglicht die Kniestreckung.

Der große Gesäßmuskel streckt die Hüfte, rotiert den Oberschenkel und ist beteiligt an der Streckung des Kniegelenks.

Der mittlere und der kleine Gesäßmuskel haben ihren Ursprung an der Außenseite des Darmbeines und setzen am großen Rollhügel (Trochanter major) des Oberschenkelknochens an. Sie nehmen an allen Bewegungen im Hüftgelenk teil, unterstützen das Gehen und stabilisieren das Becken.

Ein gutes Muskelgleichgewicht entlastet die Rückenmuskulatur, sodass nicht nur die Bauchmuskulatur, sondern auch eine kräftige Gesäßmuskulatur wichtig ist.

1. Übung

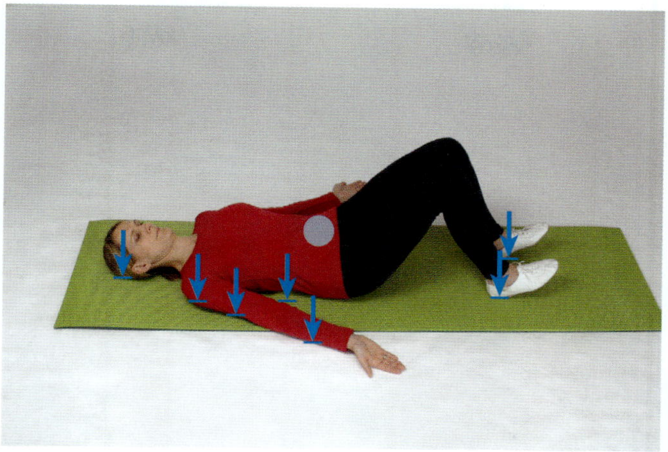

Ausgangsstellung

- Sie liegen auf dem Rücken
- Beine sind gebeugt
- Fersen am Boden
- Arme sind gestreckt, leicht abgespreizt neben dem Körper
- Handflächen zeigen nach oben

Wiederholungen

- 3 ×

Ausführung

- Bauchmuskeln anspannen
- Unteren Rücken in den Boden drücken
- Fersen in den Boden drücken
- Arme und Hände in den Boden drücken
- Hinterkopf in den Boden drücken
- Spannung halten, bis 10 zählen
- Spannung lösen, bis 5 zählen
- Übung wiederholen

! Bitte beachten

- Weiteratmen

2. Übung

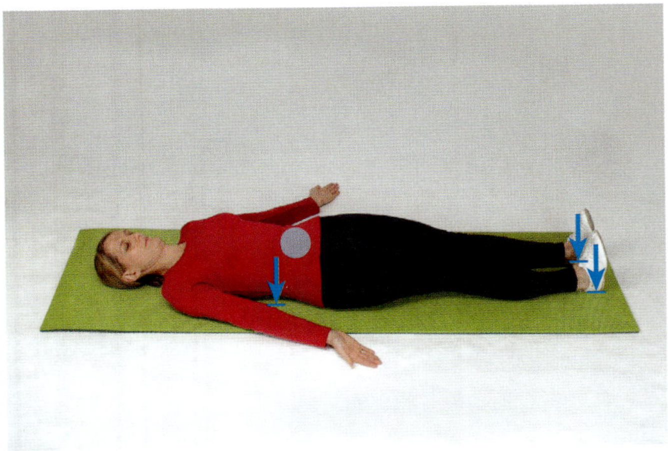

Ausgangsstellung

- Sie liegen auf dem Rücken
- Beine sind gestreckt
- Arme sind gestreckt neben dem Körper
- Handflächen zeigen nach oben

Wiederholungen

- 3 ×

Ausführung

- Bauchmuskeln anspannen
- Vorfüße anbeugen
- Unteren Rücken in den Boden drücken
- Fersen in den Boden drücken
- Spannung halten, bis 10 zählen
- Spannung lösen, bis 5 zählen
- Übung wiederholen

! Bitte beachten

- Mit gestreckten Beinen lässt sich der untere Rücken nicht ganz in den Boden drücken
- Weiteratmen

3. Übung

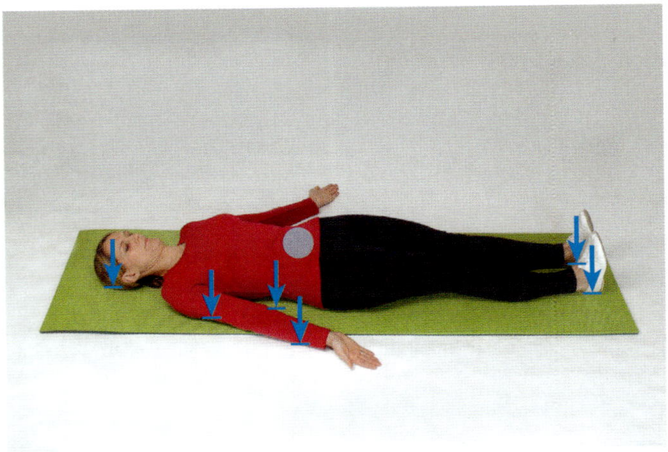

Ausgangsstellung

- Sie liegen auf dem Rücken
- Beine sind gestreckt
- Arme sind gestreckt neben dem Körper
- Handflächen zeigen nach oben

Wiederholungen

- 3 ×

Ausführung

- Bauchmuskeln anspannen
- Vorfüße anbeugen
- Unteren Rücken in den Boden drücken
- Fersen in den Boden drücken
- Arme in den Boden drücken
- Hinterkopf in den Boden drücken
- Spannung halten, bis 10 zählen
- Spannung lösen, bis 5 zählen
- Übung wiederholen

! Bitte beachten

- Mit gestreckten Beinen lässt sich der untere Rücken nicht ganz in den Boden drücken
- Weiteratmen

4. Übung

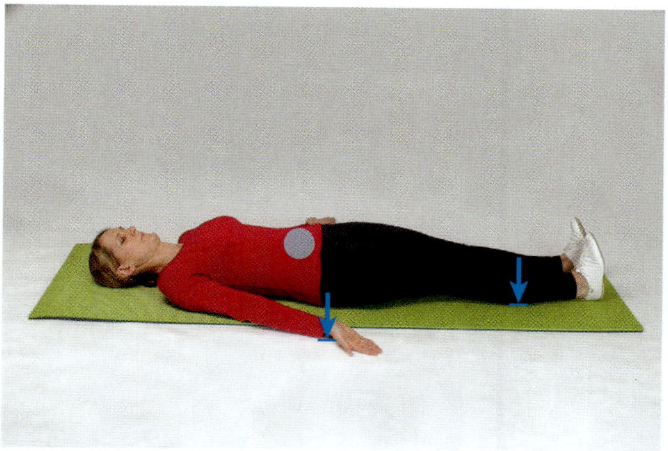

Ausgangsstellung

- Sie liegen auf dem Rücken
- Beine sind gestreckt
- Arme sind gestreckt neben dem Körper
- Handflächen zeigen nach oben

Wiederholungen

- Je 2 × die Spannung über die Diagonale

Ausführung

- Bauchmuskeln anspannen
- Linken Vorfuß anbeugen
- Linkes Bein in den Boden drücken
- Rechten Arm in den Boden drücken
- Spannung halten, bis 10 zählen
- Spannung lösen, bis 5 zählen
- Mit rechtem Bein und linkem Arm ebenso üben

! Bitte beachten

- Weiteratmen

5. Übung

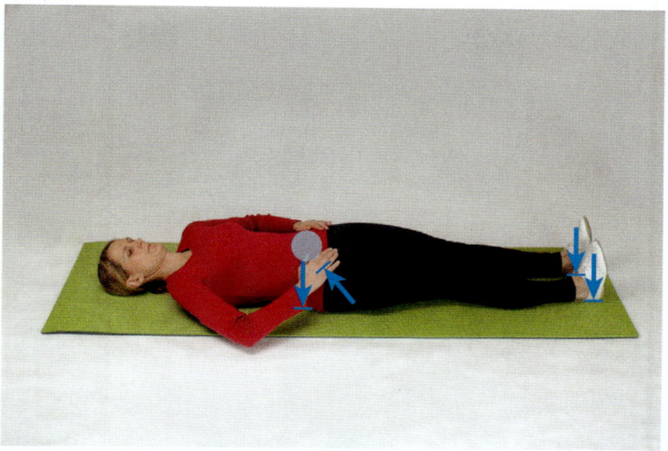

Ausgangsstellung

- Sie liegen auf dem Rücken
- Beine sind gestreckt
- Beide Hände gegen das Becken legen
- Die Finger zeigen zu den Beinen

Wiederholungen

- 3×

Ausführung

- Bauchmuskeln anspannen
- Ellbogen in Körperhöhe anheben
- Unteren Rücken in den Boden drücken
- Fersen in den Boden drücken
- Beide Hände gegen das Becken drücken
- Spannung halten, bis 10 zählen
- Spannung lösen, bis 5 zählen
- Übung wiederholen

! Bitte beachten

- Weiteratmen

6. Übung

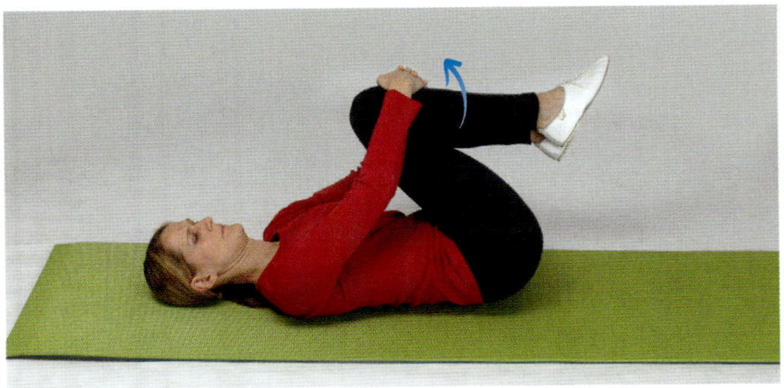

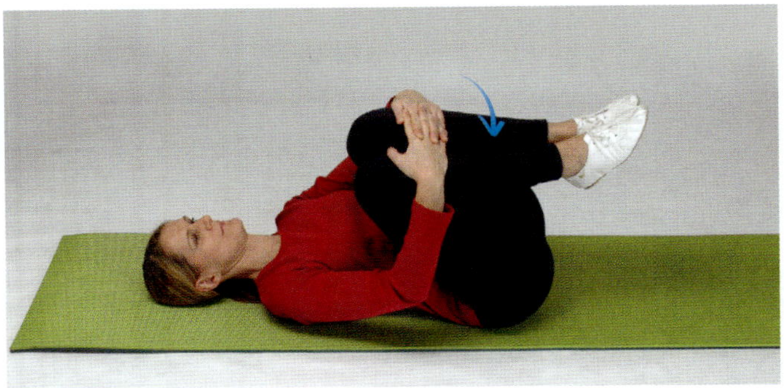

Ausgangsstellung

- Sie liegen auf dem Rücken
- Beine sind gebeugt
- Füße am Boden
- Arme liegen neben dem Körper

Wiederholungen

- Einige Male hin- und herwiegen

Ausführung

- Beide Knie an den Bauch ziehen
- Mit beiden Händen die Knie fassen
- Bei Kniebeschwerden die Beine unter den Knien halten
- Auf dem Rücken leicht zur Seite nach rechts und links wiegen

! Bitte beachten

- Nicht zur Seite umfallen
- Der Kopf bleibt liegen

7. Übung

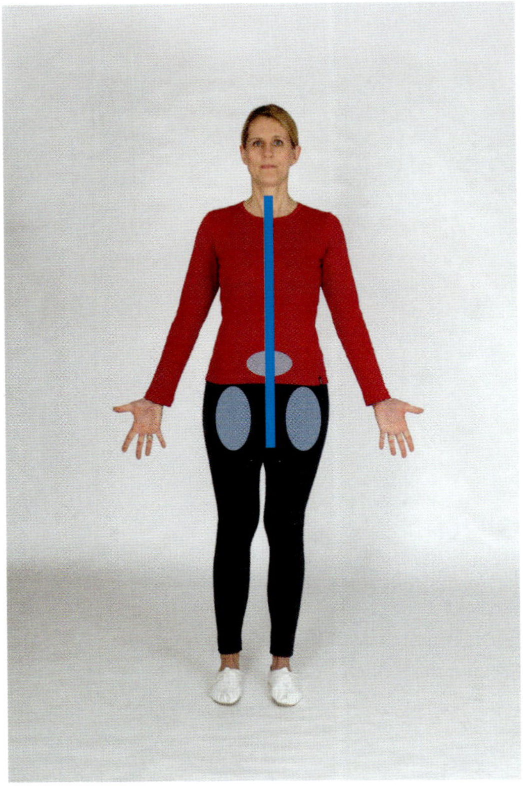

Ausgangsstellung

- Sie stehen und kontrollieren dabei Ihre Haltung
- Füße sind hüftbreit auseinander
- Zehen zeigen nach vorne

Wiederholungen

- 3 ×

Ausführung

- Bauch- und Gesäßmuskeln anspannen
- Beinmuskeln anspannen
- Schultern etwas zurücknehmen
- Rücken strecken
- Arme nach außen drehen
- Leicht vom Körper abspreizen
- Finger spreizen
- Kopf und Nacken lang herausstrecken
- Spannung halten, bis 10 zählen
- Spannung lösen

! Bitte beachten

- Kopf nicht nach hinten beugen
- Kinn leicht zum Brustkorb ziehen
- Weiteratmen

KAPITEL

5 Übungstag 5

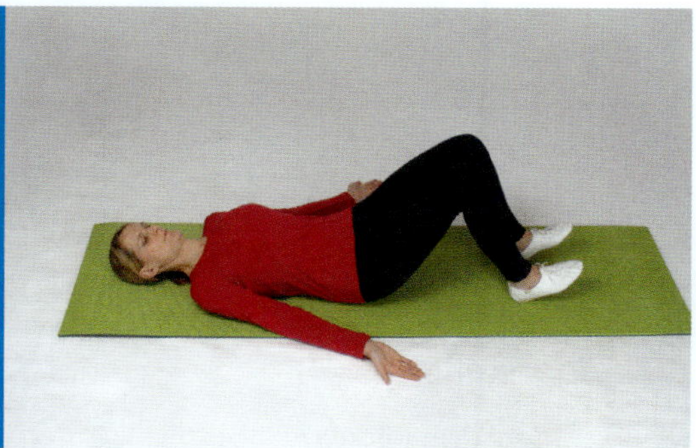
Übung 1

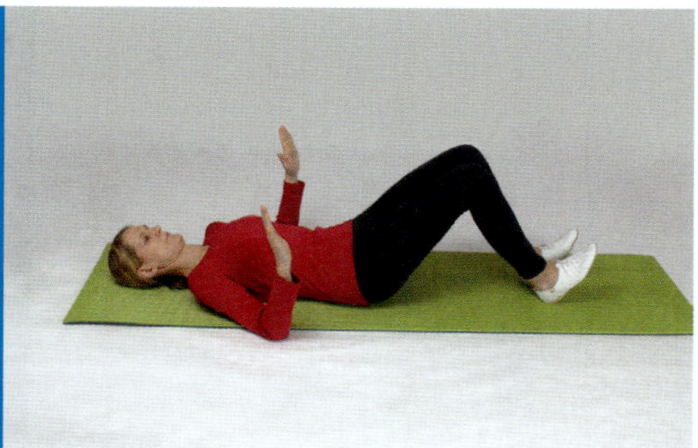
Übung 2

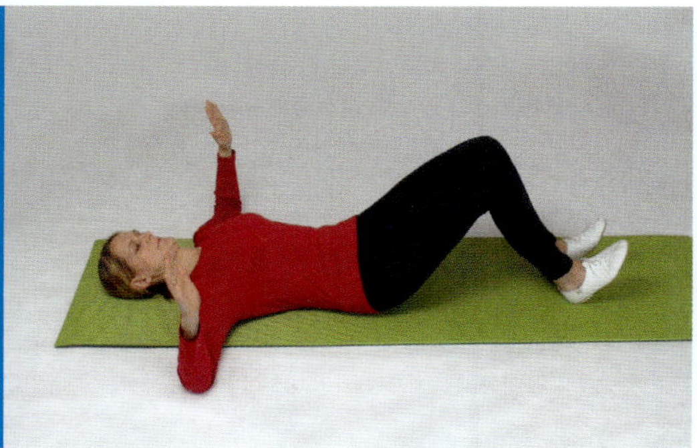
Übung 3

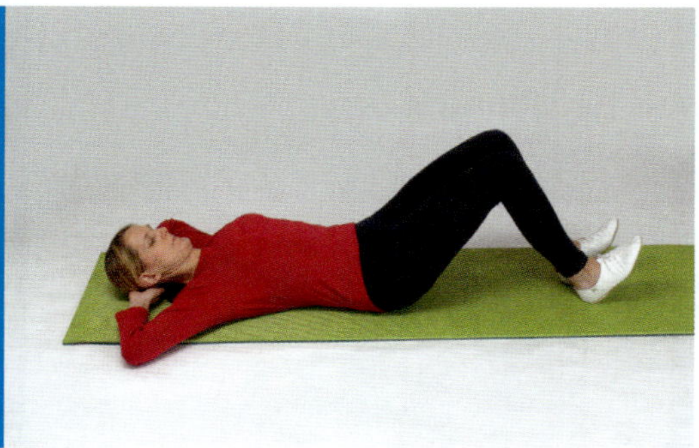
Übung 4

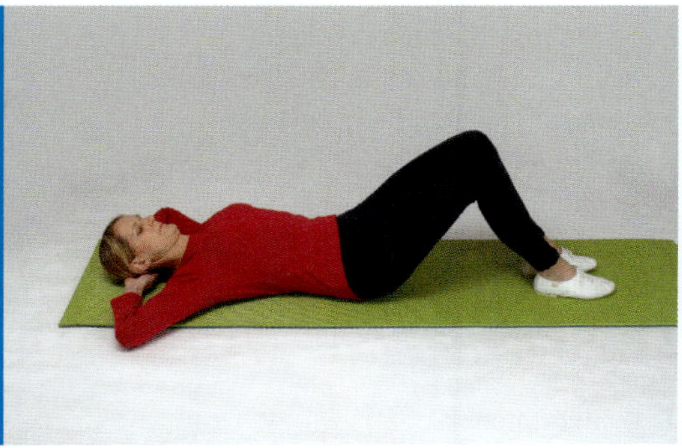
Übung 5

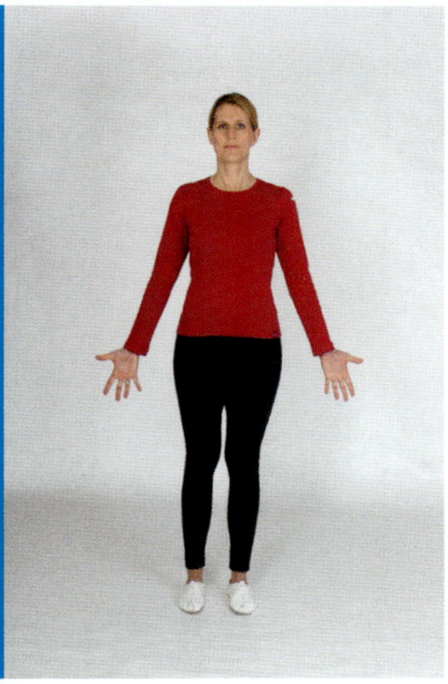
Übung 7

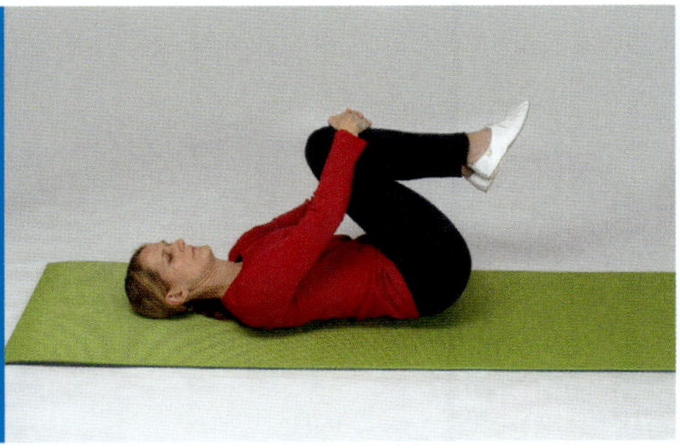
Übung 6

Wirkungen

Übung	Wirkungen
1	**Grundspannung:** • Bauchmuskeln werden gekräftigt • Streck- und Stützmuskeln der Wirbelsäule werden gedehnt • Bandscheiben werden von Druck entlastet • Bein-, Arm-, Schulter- und Nackenmuskeln werden gekräftigt
2	• Schulter-, Arm-, Bein- und **Bauchmuskeln** werden gekräftigt
3	• Arm-, Bein-, **Schulterblatt-** und **Bauchmuskeln** werden gekräftigt
4	• Arm-, Bein-, **Schulterblatt-**, Gesäß- und **Bauchmuskeln** werden gekräftigt
5	• Arm-, **Schulterblatt-** und **Bauchmuskeln** werden gekräftigt • Nackenmuskeln werden gedehnt
6	• Rückenmuskeln und Wirbelsäule werden entspannt mobilisiert
7	• Spannung für den ganzen Körper wird aufgebaut • Bewusst die aufrechte Haltung erleben

Hinweis für Übung 3

Zu den Schulterblattmuskeln gehören u. a. die Rauten- und Kappenmuskeln. Sie ziehen die Schulterblätter an die Wirbelsäule. Bei Muskelschwäche steht der innere Schulterblattrand zum sog. *Engelflügel* ab.

1. Übung

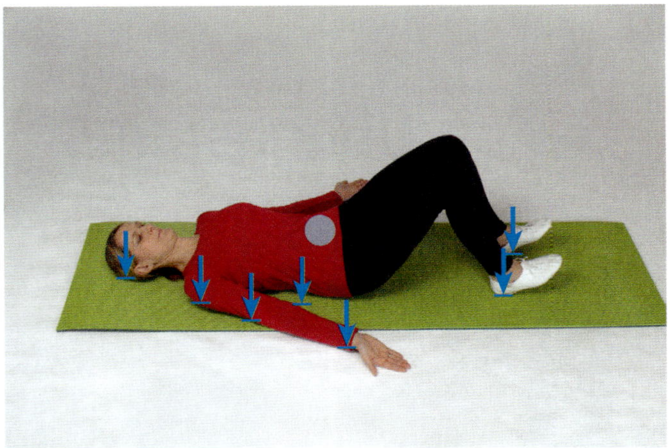

Ausgangsstellung

- Sie liegen auf dem Rücken
- Beine sind gebeugt
- Fersen am Boden
- Arme sind gestreckt, leicht abgespreizt neben dem Körper
- Handflächen zeigen nach oben

Wiederholungen

- 3 ×

Ausführung

- Bauchmuskeln anspannen
- Unteren Rücken in den Boden drücken
- Fersen in den Boden drücken
- Arme und Hände in den Boden drücken
- Hinterkopf in den Boden drücken
- Spannung halten, bis 10 zählen
- Spannung lösen, bis 5 zählen
- Übung wiederholen

! Bitte beachten

- Weiteratmen

5

2. Übung

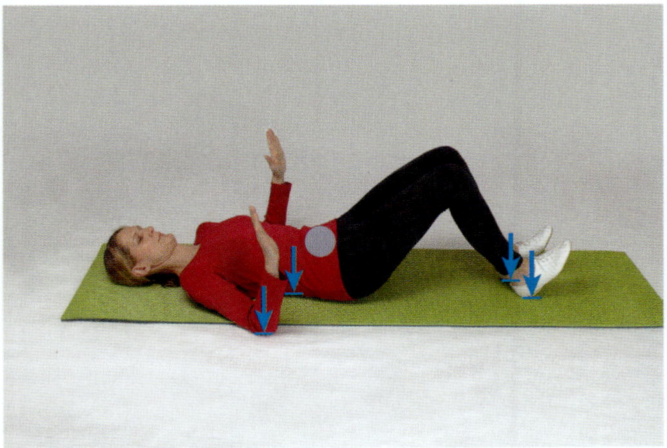

Ausgangsstellung

- Sie liegen auf dem Rücken
- Beine sind gebeugt
- Fersen am Boden
- Arme sind gestreckt, leicht abgespreizt neben dem Körper

Wiederholungen

- 3 ×

Ausführung

- Bauchmuskeln anspannen
- Ellbogen beugen, Unterarme senkrecht stellen
- Unteren Rücken in den Boden drücken
- Fersen in den Boden drücken
- Ellbogen in den Boden drücken
- Spannung halten, bis 10 zählen
- Spannung lösen, bis 5 zählen
- Übung wiederholen

! Bitte beachten

- Hände bleiben locker, keine Faust machen
- Weiteratmen
- Spannung halten

3. Übung

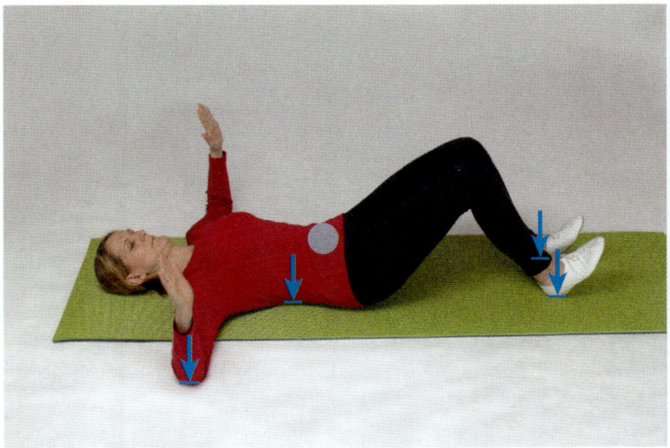

Ausgangsstellung

- Sie liegen auf dem Rücken
- Beine sind gebeugt
- Fersen am Boden
- Arme gestreckt in Schulterhöhe legen

Wiederholungen

- 3 ×

Ausführung

- Bauchmuskeln anspannen
- Ellbogen beugen, Unterarme senkrecht stellen
- Unteren Rücken in den Boden drücken
- Fersen in den Boden drücken
- Ellbogen in den Boden drücken
- Spannung halten, bis 10 zählen
- Spannung lösen, bis 5 zählen
- Übung wiederholen

! Bitte beachten

- Hände bleiben locker, keine Faust machen
- Weiteratmen
- Spannung halten

4. Übung

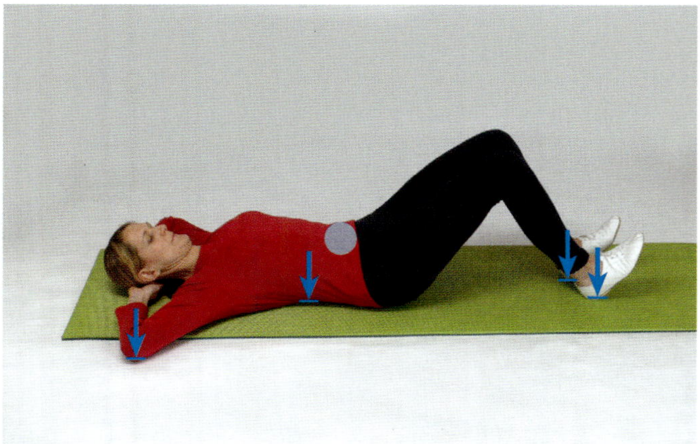

Ausgangsstellung

- Sie liegen auf dem Rücken
- Beine sind gebeugt
- Fersen am Boden
- Hände liegen unter dem Kopf

Wiederholungen

- 3 ×

Ausführung

- Bauchmuskeln anspannen
- Unteren Rücken in den Boden drücken
- Fersen in den Boden drücken
- Ellbogen in den Boden drücken
- Spannung halten, bis 10 zählen
- Spannung lösen, bis 5 zählen
- Übung wiederholen

! Bitte beachten

- Wenn die Ellbogen den Boden nicht berühren, die Arme langsam nur bis zur Schmerzgrenze dehnen
- Weiteratmen
- Spannung halten

5. Übung

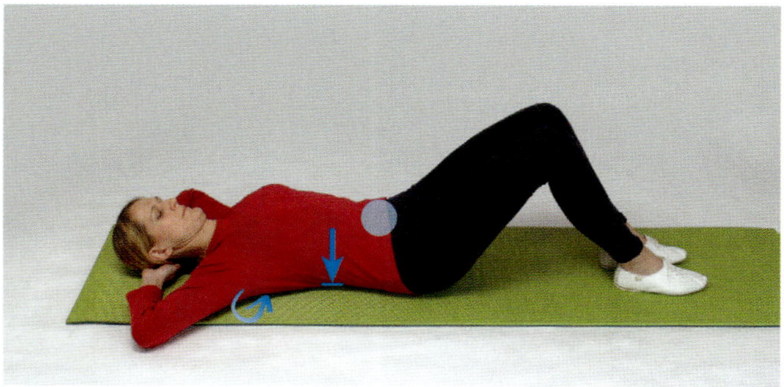

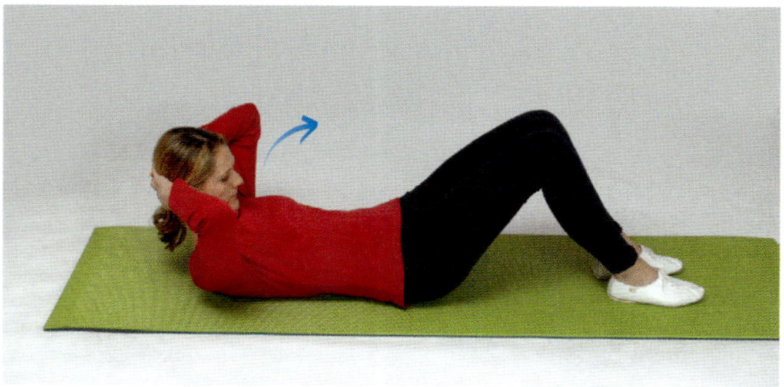

Ausgangsstellung

- Sie liegen auf dem Rücken
- Beine sind gebeugt
- Füße am Boden
- Hände liegen unter dem Kopf

Wiederholungen

- 3 ×

Ausführung

- Schulterblätter an die Wirbelsäule ziehen, spüren, wie der Rücken „hohl“ wird
- Nun Bauchmuskeln anspannen
- Unteren Rücken in den Boden drücken
- Spannung ein paar Sekunden halten
- Die Spannung lösen
- Kopf mit den Händen nach vorne in Richtung Brust ziehen
- Dabei die Nackenmuskulatur leicht dehnen
- Kopf langsam zurücklegen
- Spannung lösen

! Bitte beachten

- Den Kopf mit seinem ganzen Gewicht in die Hände geben
- Vorsichtig dehnen
- Weiteratmen

6. Übung

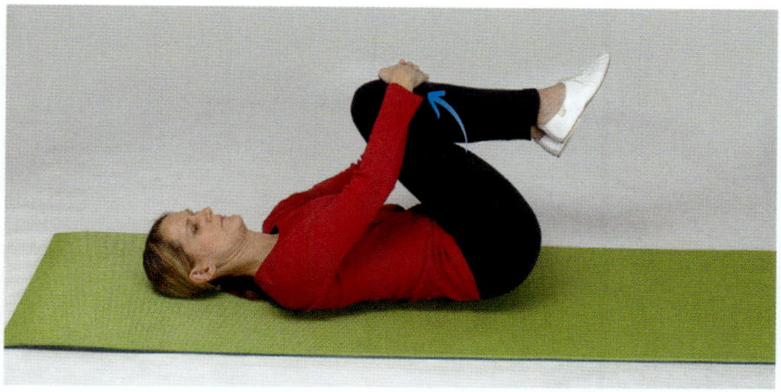

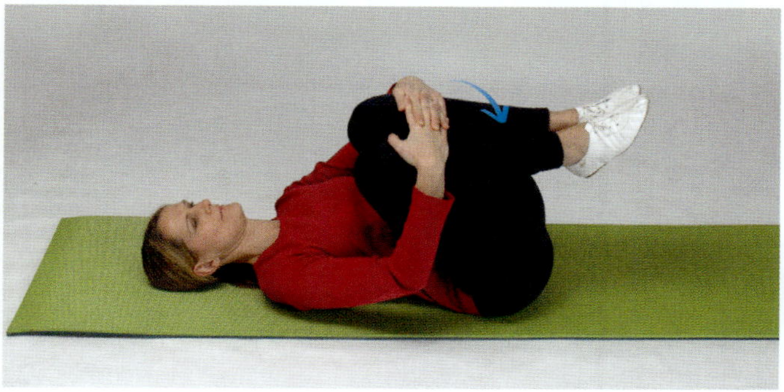

Ausgangsstellung

- Sie liegen auf dem Rücken
- Beine sind gebeugt
- Füße am Boden
- Arme liegen neben dem Körper

Wiederholungen

- Einige Male hin- und herwiegen

Ausführung

- Beide Knie an den Bauch ziehen
- Mit beiden Händen die Knie fassen
- Bei Kniebeschwerden die Beine unter den Knien halten
- Auf dem Rücken leicht zur Seite nach rechts und links wiegen

! Bitte beachten

- Nicht zur Seite umfallen
- Der Kopf bleibt liegen

7. Übung

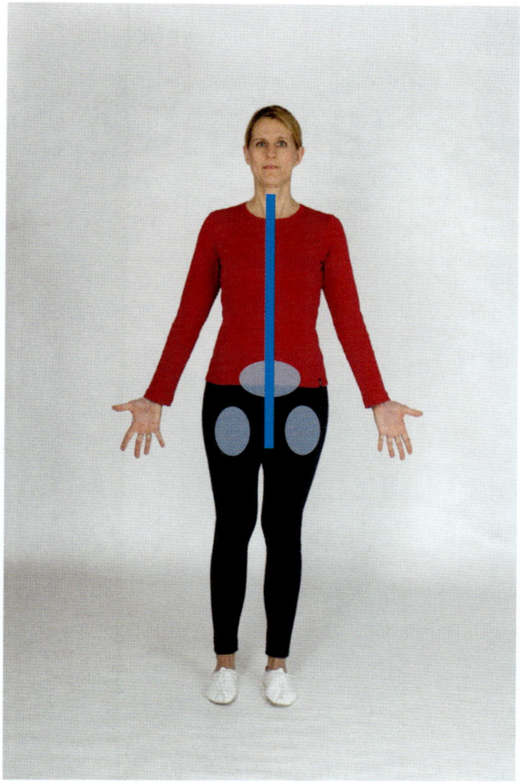

Ausgangsstellung

- Sie stehen und kontrollieren dabei Ihre Haltung
- Füße sind hüftbreit auseinander
- Zehen zeigen nach vorne

Wiederholungen

- 3 ×

Ausführung

- Bauch- und Gesäßmuskeln anspannen
- Beinmuskeln anspannen
- Schultern etwas zurücknehmen
- Rücken strecken
- Arme nach außen drehen
- Leicht vom Körper abspreizen
- Finger spreizen
- Kopf und Nacken lang herausstrecken
- Spannung halten, bis 10 zählen
- Spannung lösen

! Bitte beachten

- Kopf nicht nach hinten beugen
- Kinn leicht zum Brustkorb ziehen
- Weiteratmen

KAPITEL

6 Übungstag 6

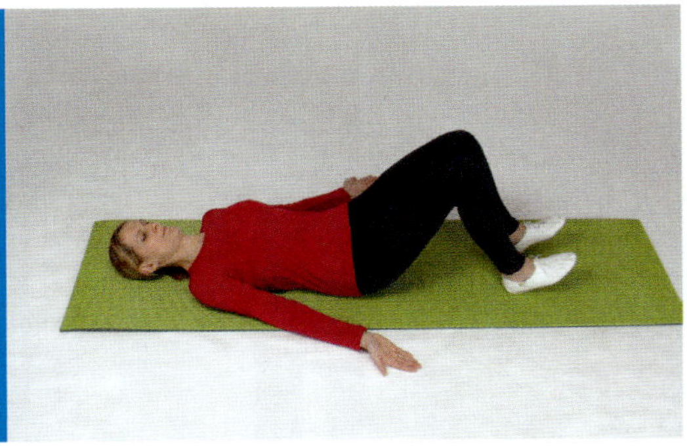

Übung 1

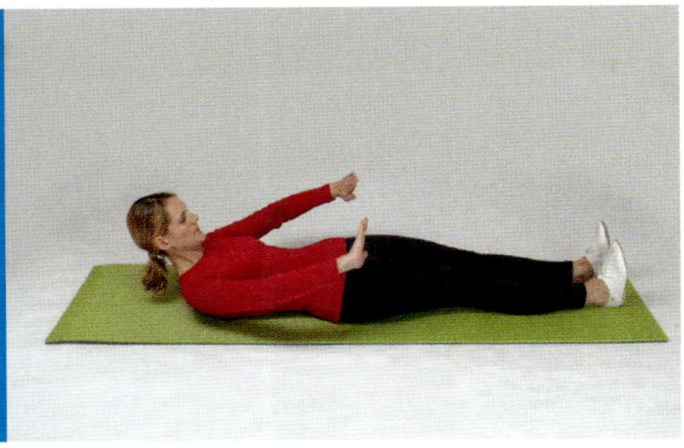

Übung 2

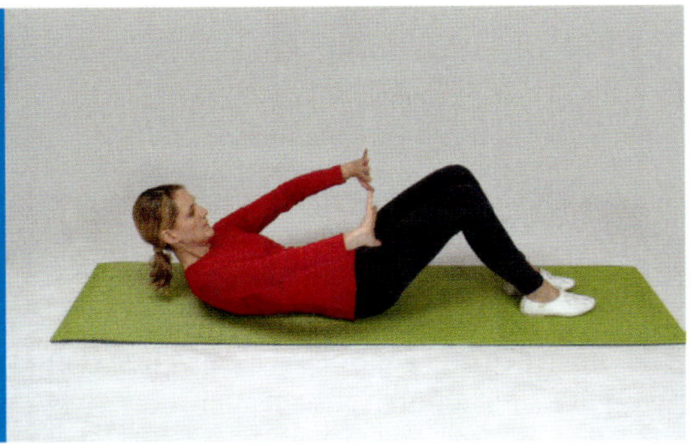

Übung 3

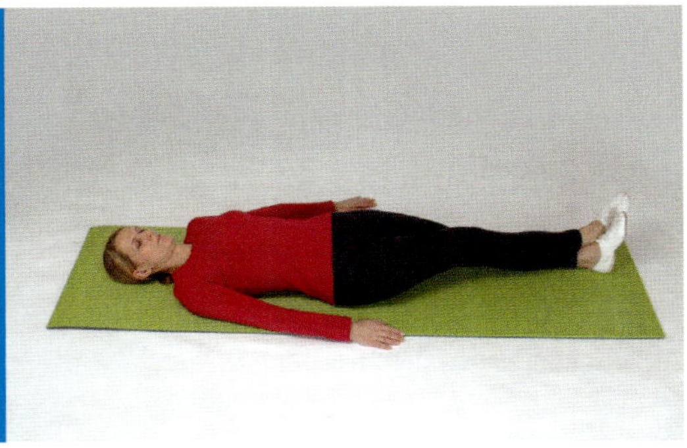

Übung 4

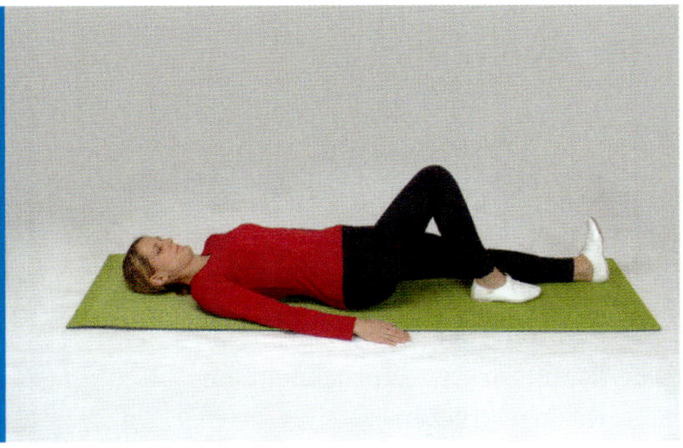

Übung 5

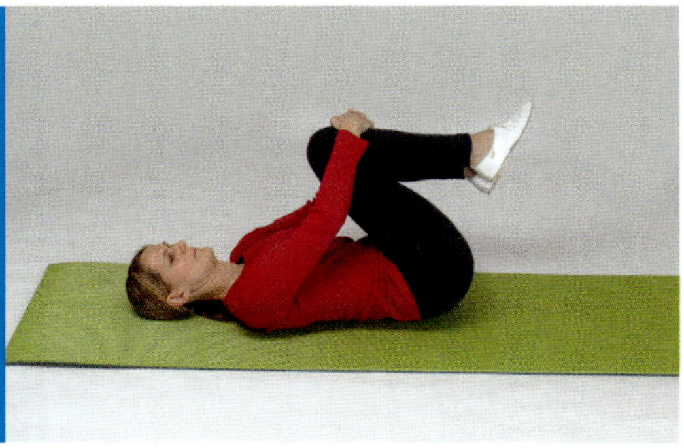

Übung 6

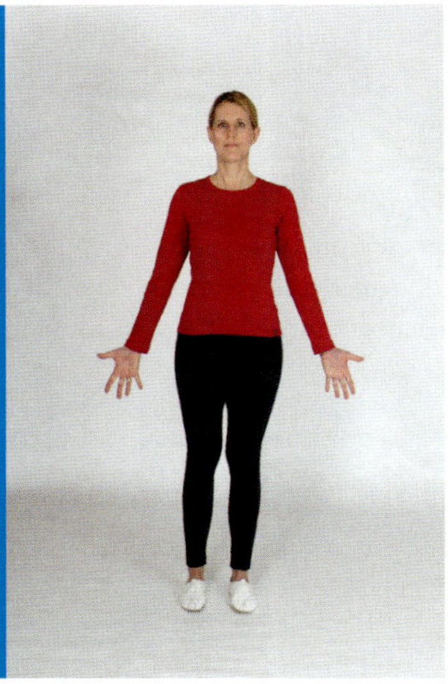

Übung 7

Wirkungen

Übung	Wirkungen
1	**Grundspannung:** • Bauchmuskeln werden gekräftigt • Streck- und Stützmuskeln der Wirbelsäule werden gedehnt • Bandscheiben werden von Druck entlastet • Bein-, Arm-, Schulter- und Nackenmuskeln werden gekräftigt
2	• Hals-, Schulter-, Arm-, Bein- und **Bauchmuskeln** werden gekräftigt
3	• Hals-, Schulter-, **Arm-** und **Bauchmuskeln** werden gekräftigt
4	• Bein-, Gesäß- und **Beckenbodenmuskeln** werden gekräftigt
5	• Rückenmuskeln, besonders im unteren Rücken, und Beinmuskeln werden gedehnt
6	• Rückenmuskeln und Wirbelsäule werden entspannt mobilisiert
7	• Spannung für den ganzen Körper wird aufgebaut • Bewusst die aufrechte Haltung erleben

1. Übung

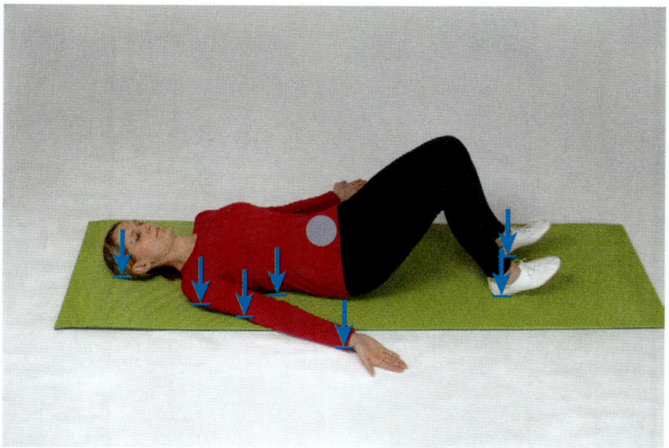

Ausgangsstellung

- Sie liegen auf dem Rücken
- Beine sind gebeugt
- Fersen am Boden
- Arme sind gestreckt, leicht abgespreizt neben dem Körper
- Handflächen zeigen nach oben

Wiederholungen

- 3 ×

Ausführung

- Bauchmuskeln anspannen
- Unteren Rücken in den Boden drücken
- Fersen in den Boden drücken
- Arme und Hände in den Boden drücken
- Hinterkopf in den Boden drücken
- Spannung halten, bis 10 zählen
- Spannung lösen, bis 5 zählen
- Übung wiederholen

! Bitte beachten

- Weiteratmen

2. Übung

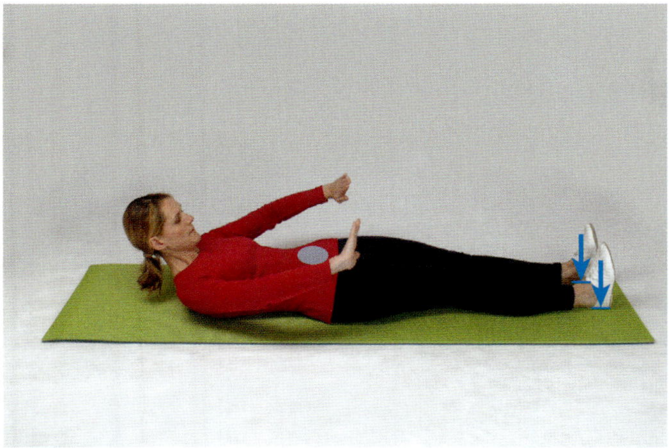

Ausgangsstellung

- Sie liegen auf dem Rücken
- Beine sind gestreckt
- Arme sind gestreckt neben dem Körper

Wiederholungen

- 3 ×

Ausführung

- Bauchmuskeln anspannen
- Hände in Richtung Unterarme ziehen
- Vorfüße anbeugen
- Fersen in den Boden drücken
- Kopf anheben, auf die Füße schauen
- Arme in Körperhöhe anheben und vorstrecken
- Spannung halten, bis 10 zählen
- Spannung lösen, bis 5 zählen
- Übung wiederholen

! Bitte beachten

- Nicht zum Sitz hochkommen
- Die Bauchmuskelspannung spüren

3. Übung

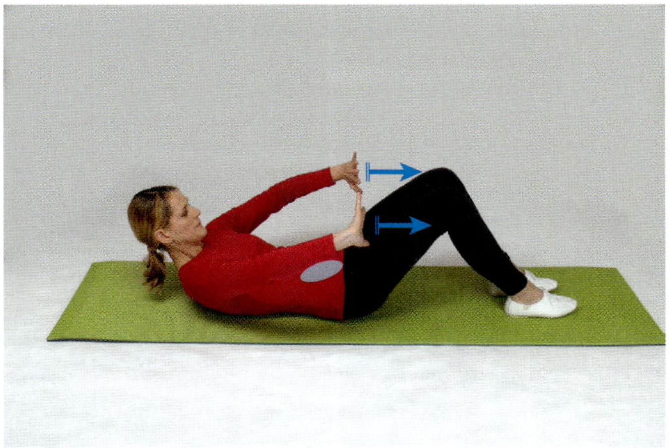

Ausgangsstellung

- Sie liegen auf dem Rücken
- Beine sind leicht gebeugt
- Füße am Boden
- Arme sind gestreckt neben dem Körper

Wiederholungen

- 3 ×

Ausführung

- Bauchmuskeln anspannen
- Hände in Richtung Unterarme ziehen und zum Körper drehen
- Finger spreizen
- Ellbogen zeigen nach außen und bleiben gebeugt
- Kopf anheben
- Auf die Knie schauen
- Arme in Körperhöhe anheben
- Handballen neben den Beinen nach vorne stemmen
- Spannung einen Augenblick halten
- Spannung lösen
- Kopf und Arme langsam zurücklegen

! Bitte beachten

- Die Arme nicht bewegen
- Die Spannung setzen, indem Sie sich vorstellen, wie Sie mit beiden Händen gegen eine Wand drücken
- Weiteratmen

4. Übung

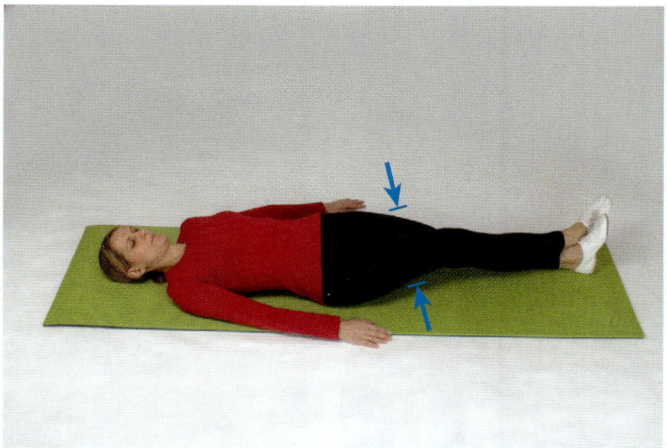

Ausgangsstellung

- Sie liegen auf dem Rücken
- Beine sind gestreckt
- Arme sind gestreckt neben dem Körper

Wiederholungen

- 2 × mit jedem Bein üben

Ausführung

- Ein Bein auf das andere legen
- Das obere Bein drückt auf das untere Bein
- Das untere Bein drückt gegen das obere Bein
- Spannung einen Augenblick halten
- Spannung lösen

! Bitte beachten

- Weiteratmen

5. Übung

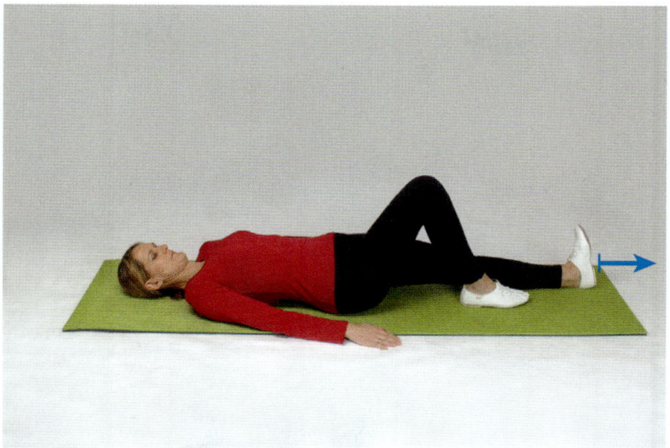

Ausgangsstellung

- Sie liegen auf dem Rücken
- Rechtes Bein ist gebeugt, Fuß am Boden
- Linkes Bein ist gestreckt
- Arme sind gestreckt neben dem Körper

Wiederholungen

- 2 × mit jedem Bein üben

Ausführung

Dehnübung

- Vorfuß vom gestreckten Bein anbeugen
- Beim Einatmen die Ferse des gestreckten Beines am Boden nach unten herausdehnen
- Beim Ausatmen das Bein zurückgleiten lassen
- Beine wechseln

! Bitte beachten

- Das Bein am Boden herausdehnen
- Die Bewegung der Atmung anpassen

6. Übung

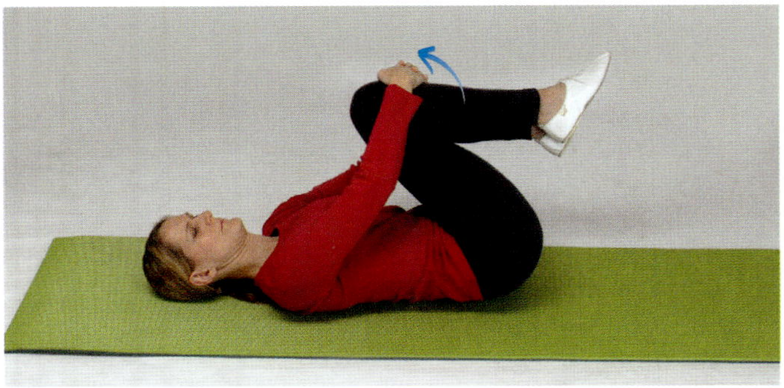

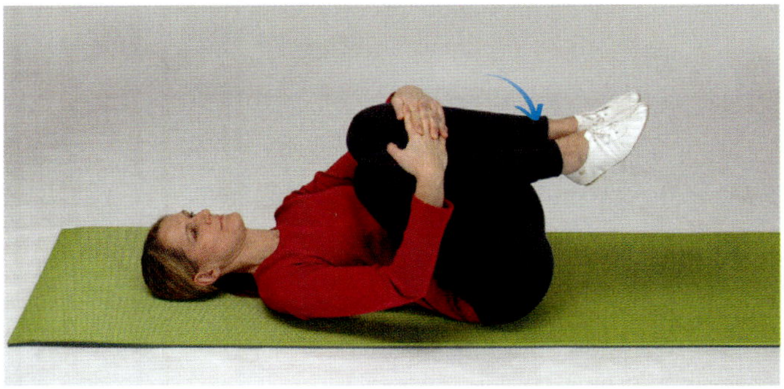

Ausgangsstellung

- Sie liegen auf dem Rücken
- Beine sind gebeugt
- Füße am Boden
- Arme liegen neben dem Körper

Wiederholungen

- Einige Male hin- und herwiegen

Ausführung

- Beide Knie an den Bauch ziehen
- Mit beiden Händen die Knie fassen
- Bei Kniebeschwerden die Beine unter den Knien halten
- Auf dem Rücken leicht zur Seite nach rechts und links wiegen

! Bitte beachten

- Nicht zur Seite umfallen
- Der Kopf bleibt liegen

7. Übung

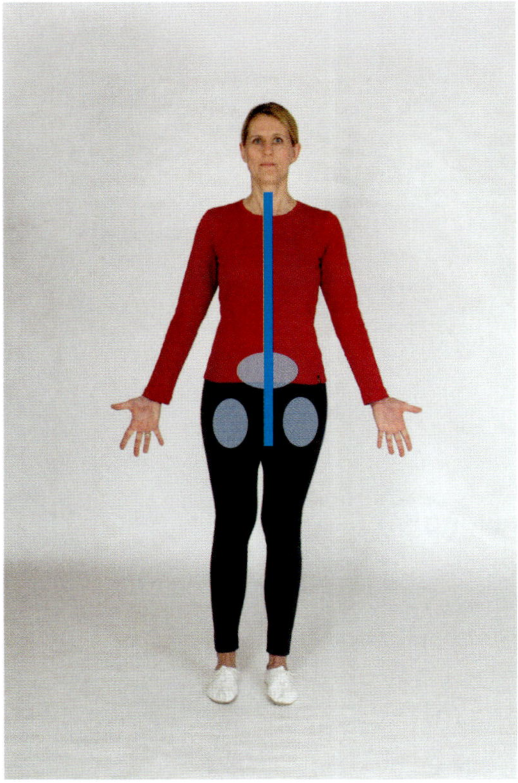

Ausgangsstellung

- Sie stehen und kontrollieren dabei Ihre Haltung
- Füße sind hüftbreit auseinander
- Zehen zeigen nach vorne

Wiederholungen

- 3 ×

Ausführung

- Bauch- und Gesäßmuskeln anspannen
- Beinmuskeln anspannen
- Schultern etwas zurücknehmen
- Rücken strecken
- Arme nach außen drehen
- Leicht vom Körper abspreizen
- Finger spreizen
- Kopf und Nacken lang herausstrecken
- Spannung halten, bis 10 zählen
- Spannung lösen

! Bitte beachten

- Kopf nicht nach hinten beugen
- Kinn leicht zum Brustkorb ziehen
- Weiteratmen

KAPITEL

7 Übungstag 7

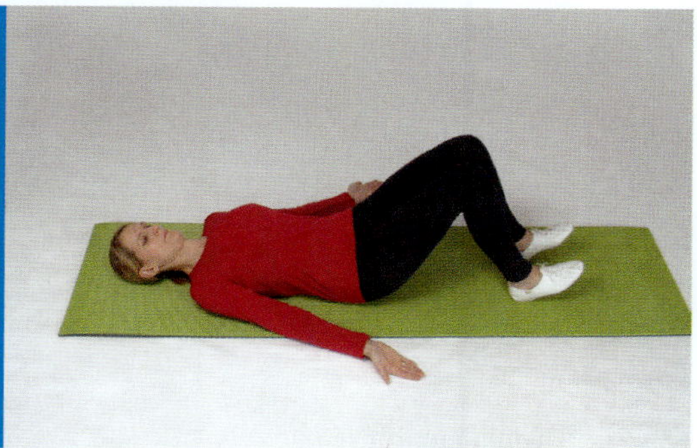

Übung 1

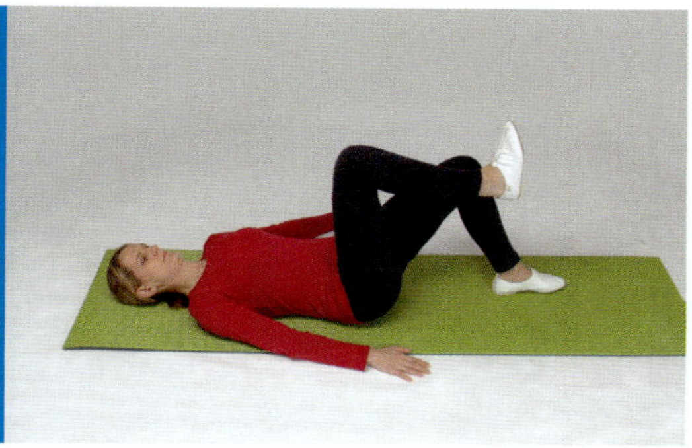

Übung 2

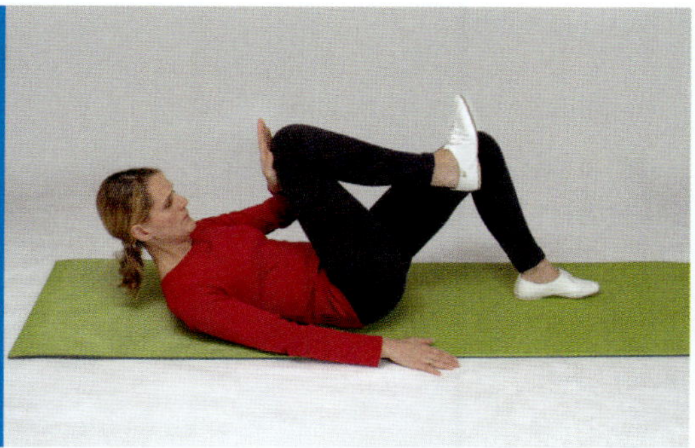

Übung 3

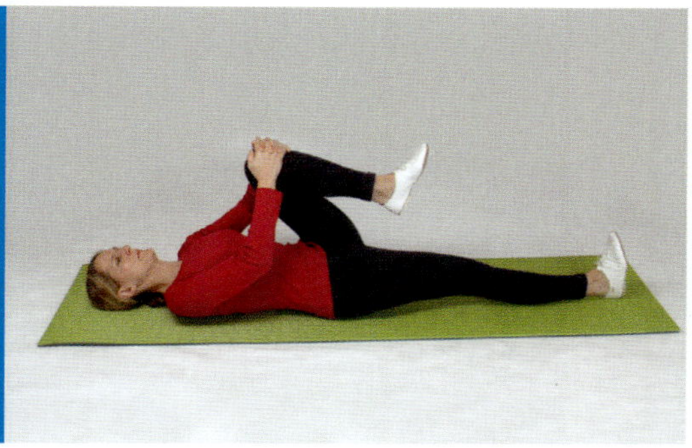

Übung 4

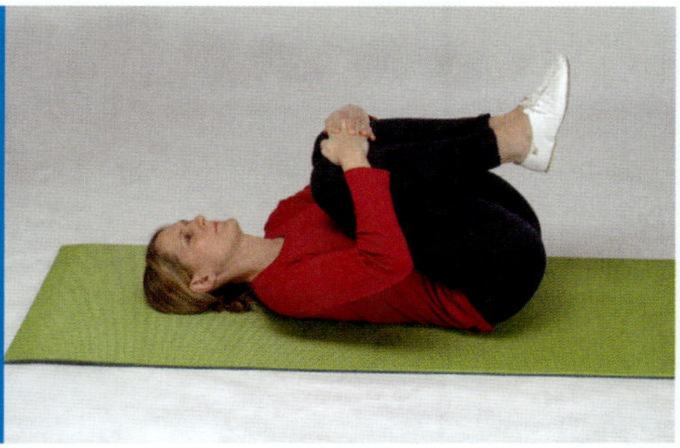

Übung 5

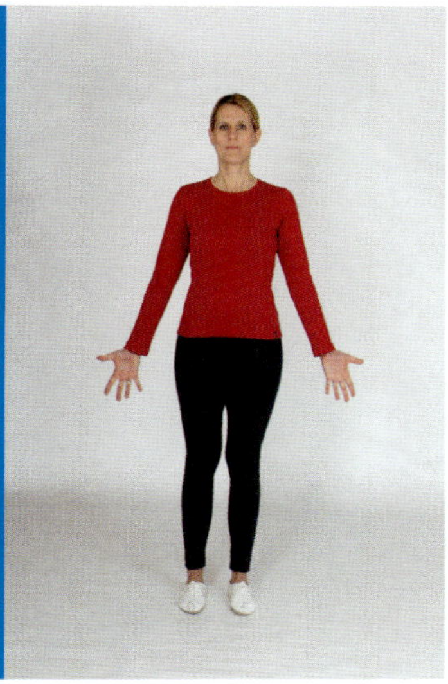

Übung 7

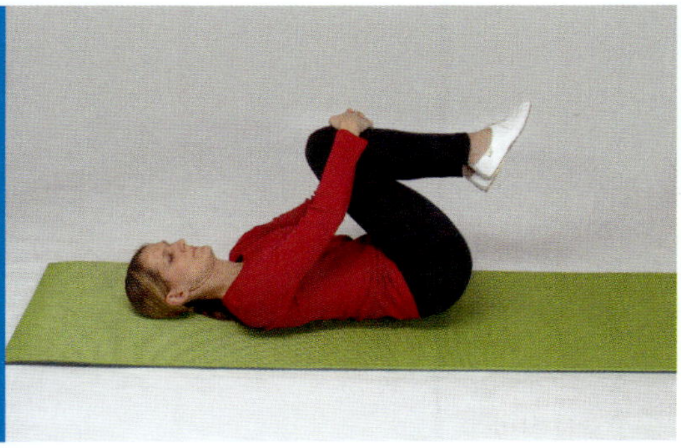

Übung 6

Wirkungen

Übung	Wirkungen
1	**Grundspannung:** • Bauchmuskeln werden gekräftigt • Streck- und Stützmuskeln der Wirbelsäule werden gedehnt • Bandscheiben werden von Druck entlastet • Bein-, Arm-, Schulter- und Nackenmuskeln werden gekräftigt
2	• Bein-, **Gesäß-** und **Bauchmuskeln** werden gekräftigt • Streck- und Stützmuskeln der Wirbelsäule werden gedehnt
3	• Hals-, Arm-, Bein- und **Bauchmuskeln** werden gekräftigt • Streck- und Stützmuskeln der Wirbelsäule werden gedehnt
4	• Arm-, Bein-, **Bauch-** und **Gesäßmuskeln** werden gekräftigt • Streck- und Stützmuskeln der Wirbelsäule werden gedehnt
5	• Rückenmuskeln, besonders im unteren Rücken, und Gesäßmuskeln werden gedehnt
6	• Rückenmuskeln und Wirbelsäule werden entspannt mobilisiert
7	• Spannung für den ganzen Körper wird aufgebaut • Bewusst die aufrechte Haltung erleben

1. Übung

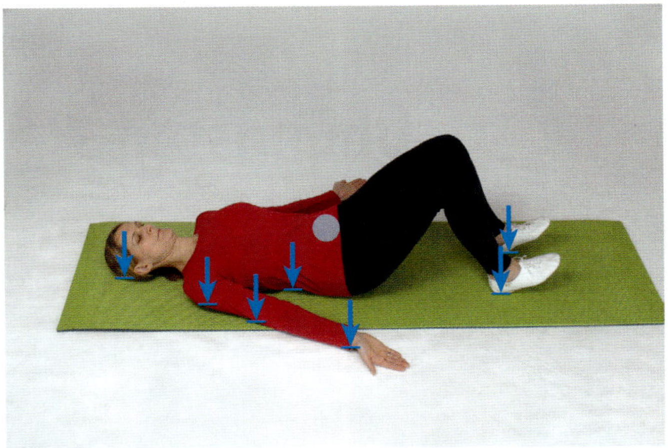

Ausgangsstellung

- Sie liegen auf dem Rücken
- Beine sind gebeugt
- Fersen am Boden
- Arme sind gestreckt, leicht abgespreizt neben dem Körper
- Handflächen zeigen nach oben

Wiederholungen

- 3 ×

Ausführung

- Bauchmuskeln anspannen
- Unteren Rücken in den Boden drücken
- Fersen in den Boden drücken
- Arme und Hände in den Boden drücken
- Hinterkopf in den Boden drücken
- Spannung halten, bis 10 zählen
- Spannung lösen, bis 5 zählen
- Übung wiederholen

! Bitte beachten

- Weiteratmen

2. Übung

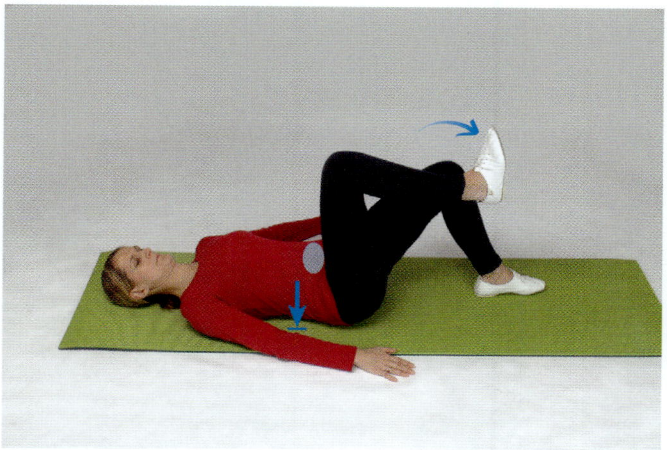

Ausgangsstellung

- Sie liegen auf dem Rücken
- Beine sind leicht gebeugt
- Füße am Boden
- Arme sind gestreckt neben dem Körper

Wiederholungen

- 2 × mit jedem Bein üben

Ausführung

- Rechtes Bein an den Bauch heranbeugen
- Bauchmuskeln anspannen
- Unteren Rücken in den Boden drücken
- Das rechte Bein gebeugt langsam in die Ausgangsstellung zurückstellen

! Bitte beachten

- Das Kreuz am Boden halten
- Weiteratmen

3. Übung

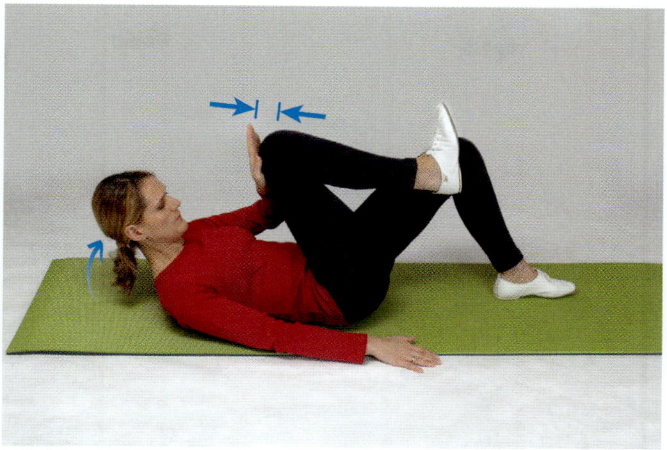

Ausgangsstellung

- Sie liegen auf dem Rücken
- Beine sind leicht gebeugt
- Füße am Boden
- Arme sind gestreckt neben dem Körper

Wiederholungen

- 2 × mit jedem Bein üben

Ausführung

- Rechtes Bein an den Bauch heranbeugen
- Kopf anheben
- Linke Hand auf den rechten Oberschenkel legen
- Das Bein gegen Widerstand wegdrücken wollen
- Spannung einen Augenblick halten
- Spannung lösen
- Kopf langsam zurücklegen
- Rechtes Bein langsam in die Ausgangsstellung zurückstellen

! Bitte beachten

- Unbedingt weiteratmen
- Fällt es schwer, den Kopf zu halten, mit der rechten Hand den Kopf anheben

4. Übung

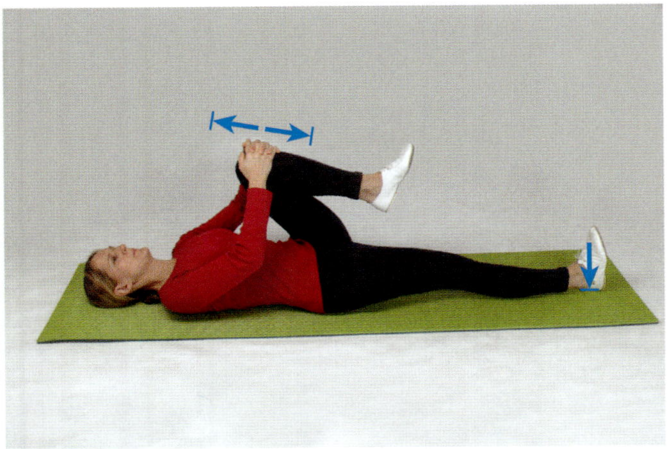

Ausgangsstellung

- Sie liegen auf dem Rücken
- Beine sind gestreckt
- Arme sind gestreckt neben dem Körper

Wiederholungen

- 2 × mit jedem Bein üben

Ausführung

- Rechten Vorfuß anbeugen
- Die Ferse fest in den Boden drücken
- Linkes Bein an den Bauch heranbeugen
- Mit den Händen festhalten
- Nun das linke Bein gegen den Widerstand der Hände strecken wollen
- Spannung einen Augenblick halten
- Spannung lösen
- Linkes Bein zum Boden strecken

! Bitte beachten

- Unbedingt Weiteratmen
- Der Kopf bleibt am Boden

5. Übung

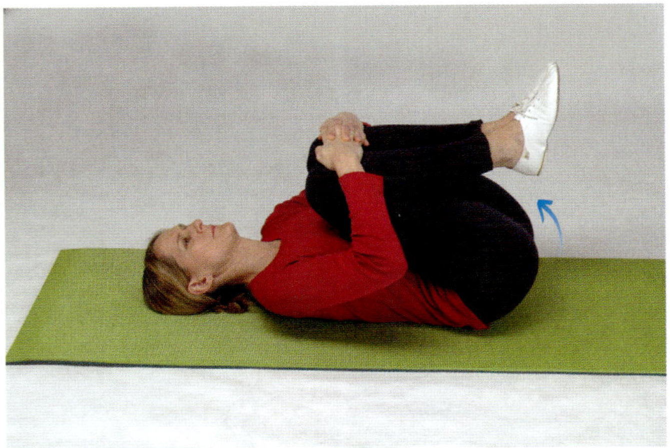

Ausgangsstellung

- Sie liegen auf dem Rücken
- Beine sind gebeugt
- Füße am Boden
- Arme sind gestreckt neben dem Körper

Wiederholungen

- 3 ×

Ausführung

Dehnübung

- Beide Knie an den Bauch heranbeugen
- Mit den Händen umfassen
- Beim Ausatmen beide Knie an die Brust heranziehen
- Einen Augenblick diese Position halten
- Weiteratmen
- Die Spannung lösen, die Hände lösen, die Beine nacheinander mit Bauchmuskelspannung zurückstellen

! Bitte beachten

- Bei Kniebeschwerden die Beine unter den Knien halten

6. Übung

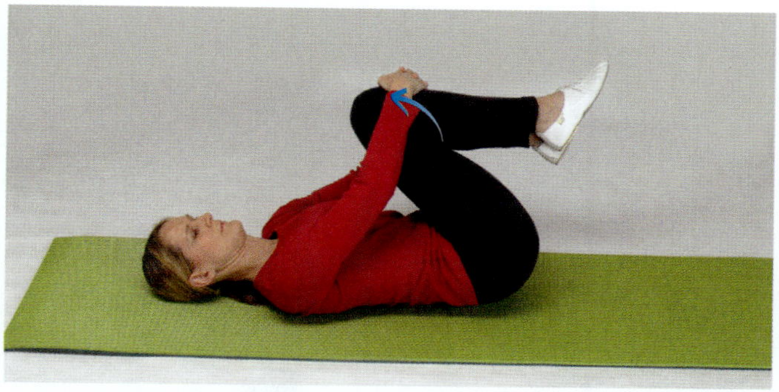

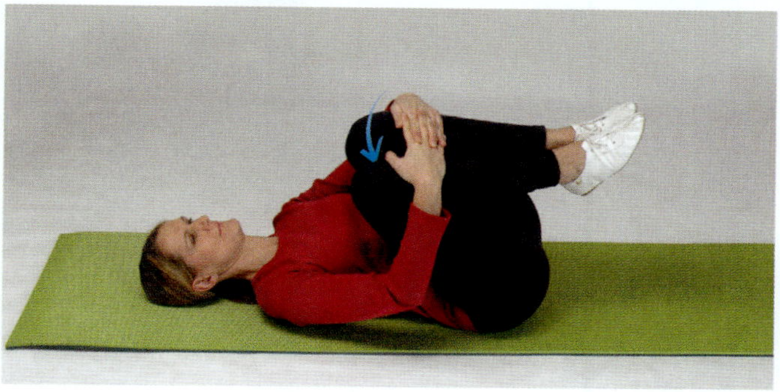

Ausgangsstellung

- Sie liegen auf dem Rücken
- Beine sind gebeugt
- Füße am Boden
- Arme liegen neben dem Körper

Wiederholungen

- Einige Male hin- und herwiegen

Ausführung

- Beide Knie an den Bauch ziehen
- Mit beiden Händen die Knie fassen
- Bei Kniebeschwerden die Beine unter den Knien halten
- Auf dem Rücken leicht zur Seite nach rechts und links wiegen

! Bitte beachten

- Nicht zur Seite umfallen
- Der Kopf bleibt liegen

7. Übung

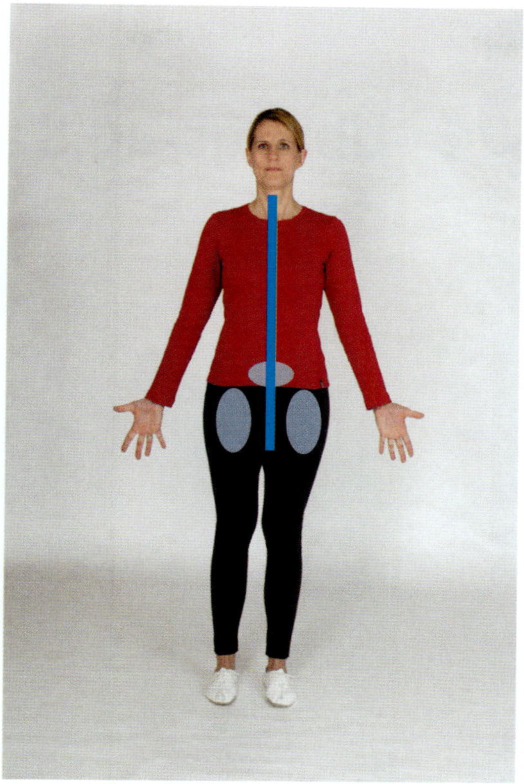

Ausgangsstellung

- Sie stehen und kontrollieren dabei Ihre Haltung
- Füße sind hüftbreit auseinander
- Zehen zeigen nach vorne

Wiederholungen

- 3 ×

Ausführung

- Bauch- und Gesäßmuskeln anspannen
- Beinmuskeln anspannen
- Schultern etwas zurücknehmen
- Rücken strecken
- Arme nach außen drehen
- Leicht vom Körper abspreizen
- Finger spreizen
- Kopf und Nacken lang herausstrecken
- Spannung halten, bis 10 zählen
- Spannung lösen

! Bitte beachten

- Kopf nicht nach hinten beugen
- Kinn leicht zum Brustkorb ziehen
- Weiteratmen

KAPITEL

8 Übungstag 8

Übung 1

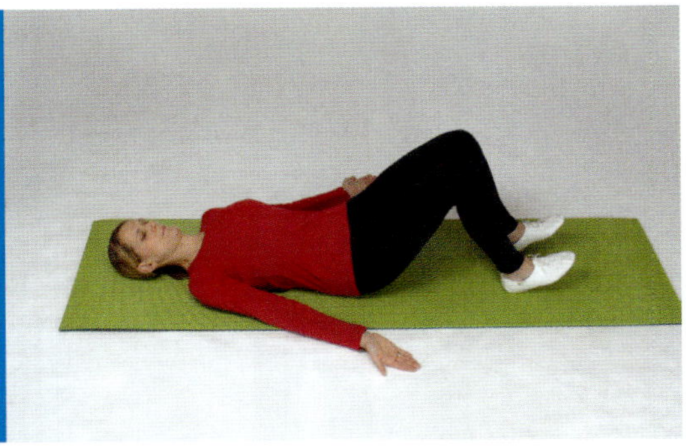

Übung 2

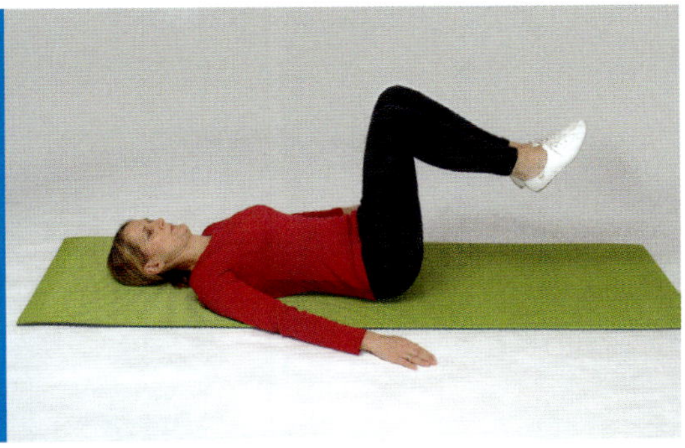

Übung 3

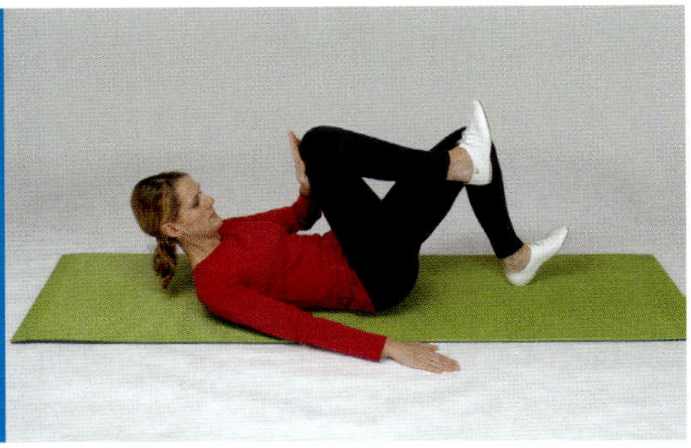

Übung 4

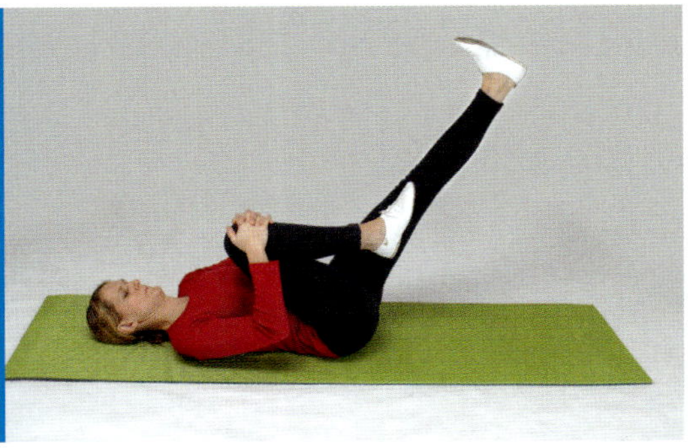

Übung 5

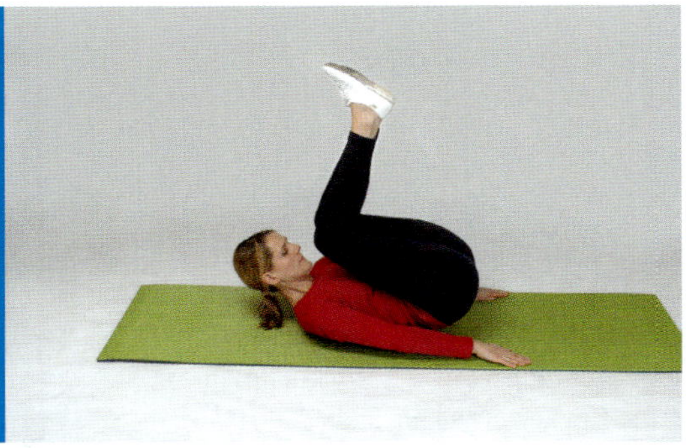

Übung 6

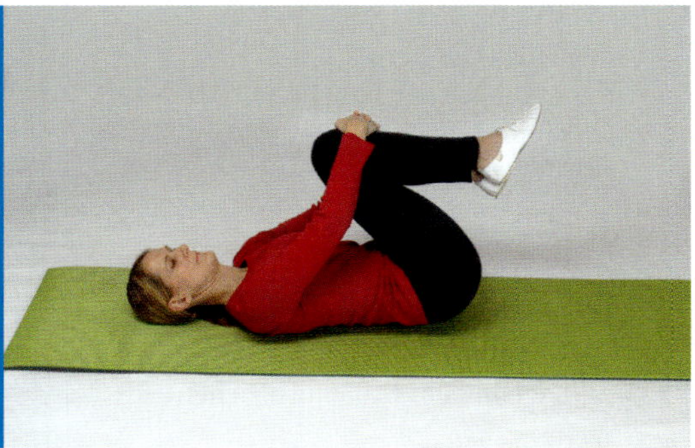

Übung 7

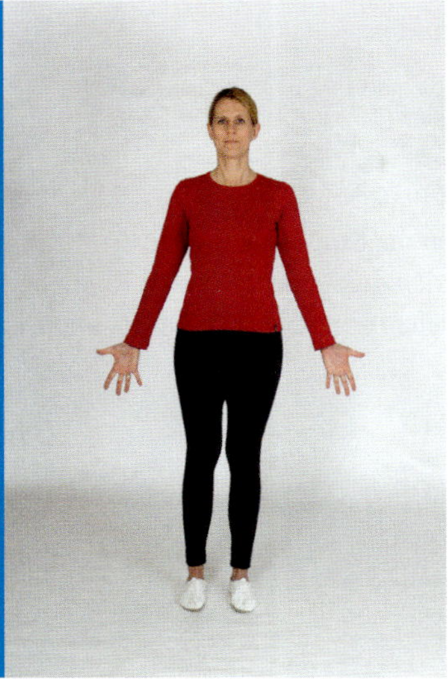

Wirkungen

Übung	Wirkungen
1	**Grundspannung:** • Streck- und Stützmuskeln der Wirbelsäule werden gedehnt • Dehnung der Streck- und Stützmuskeln der Wirbelsäule • Bandscheiben werden von Druck entlastet • Bein-, Arm-, Schulter- und Nackenmuskeln werden gekräftigt
2	• Bein- und **Bauchmuskeln** werden gekräftigt • Streck- und Stützmuskeln der Wirbelsäule werden gedehnt
3	• Hals-, **Arm-**, **Bein-** und **Bauchmuskeln** werden gekräftigt • Streck- und Stützmuskeln der Wirbelsäule werden gedehnt
4	• Bein-, Bauch und Gesäßmuskeln werden gekräftigt • Streck- und Stützmuskeln der Wirbelsäule werden gedehnt
5	• Hals-, Arm- und **Bauchmuskeln** werden gekräftigt • Rückenmuskeln, besonders im unteren Rücken, werden gedehnt
6	• Rückenmuskeln und Wirbelsäule werden entspannt mobilisiert
7	• Spannung für den ganzen Körper wird aufgebaut • Bewusst die aufrechte Haltung erleben

1. Übung

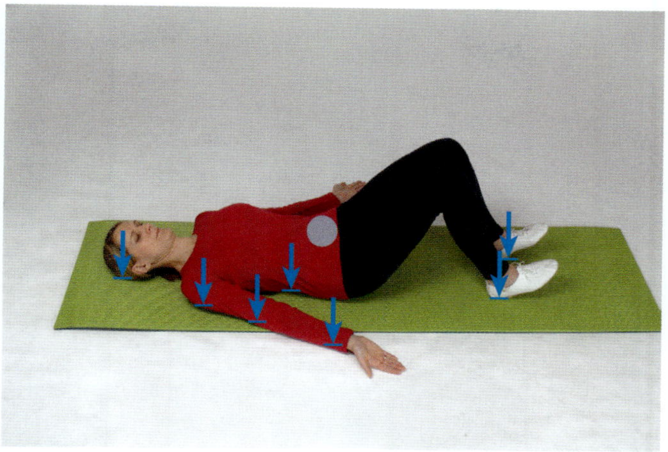

Ausgangsstellung

- Sie liegen auf dem Rücken
- Beine sind gebeugt
- Fersen am Boden
- Arme sind gestreckt, leicht abgespreizt neben dem Körper
- Handflächen zeigen nach oben

Wiederholungen

- 3 ×

Ausführung

- Bauchmuskeln anspannen
- Unteren Rücken in den Boden drücken
- Fersen in den Boden drücken
- Arme und Hände in den Boden drücken
- Hinterkopf in den Boden drücken
- Spannung halten, bis 10 zählen
- Spannung lösen, bis 5 zählen
- Übung wiederholen

! Bitte beachten

- Weiteratmen

2. Übung

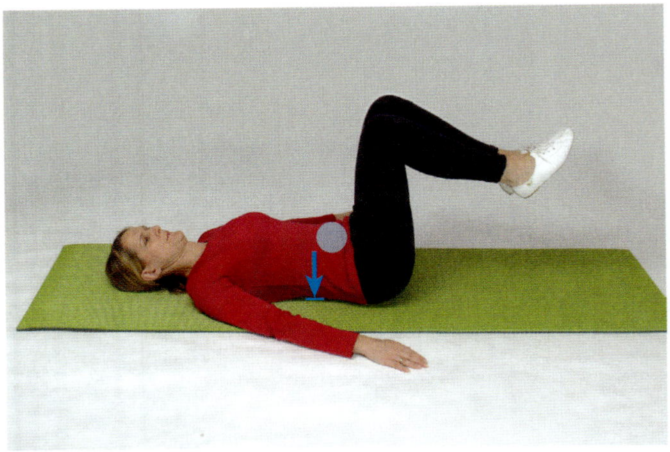

Ausgangsstellung

- Sie liegen auf dem Rücken
- Beine sind leicht gebeugt
- Füße am Boden
- Arme sind gestreckt neben dem Körper

Wiederholungen

- 3 ×

Ausführung

- Beide Knie an den Bauch heranbeugen
- Bauchmuskeln anspannen
- Den unteren Rücken fest in den Boden drücken
- Nun beide Beine gebeugt langsam in die Ausgangsstellung zurücksenken
- Löst sich der untere Rücken vom Boden, die Beine nacheinander zurückstellen

! Bitte beachten

- Während der Übung muss der untere Rücken am Boden bleiben
- Weiteratmen

3. Übung

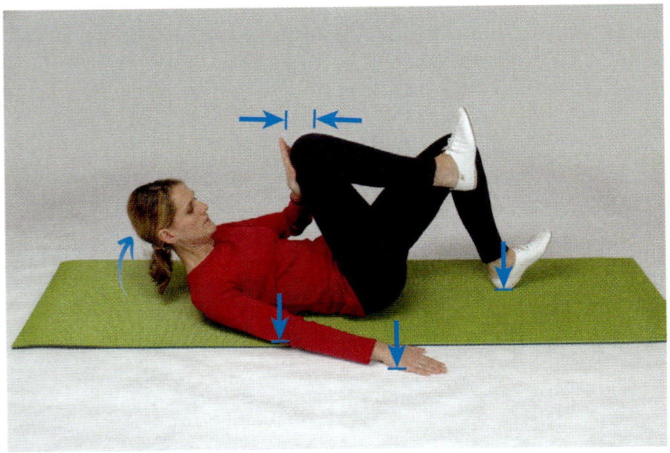

Ausgangsstellung

- Sie liegen auf dem Rücken
- Beine sind leicht gebeugt
- Fersen am Boden
- Arme sind gestreckt neben dem Körper

Wiederholungen

- 2 × mit jedem Beim üben

Ausführung

- Linken Vorfuß anbeugen, Ferse steht am Boden
- Kopf anheben
- Rechtes Bein an den Bauch heranbeugen
- Linke Hand auf den rechten Oberschenkel legen
- Das Bein gegen imaginären Widerstand wegdrücken wollen
- Gleichzeitig die linke Ferse und den rechten Arm in den Boden drücken
- Spannung einen Augenblick halten
- Spannung lösen
- Kopf langsam zurücklegen
- Rechtes Bein langsam in die Ausgangsstellung zurückstellen

! Bitte beachten

- Weiteratmen

4. Übung

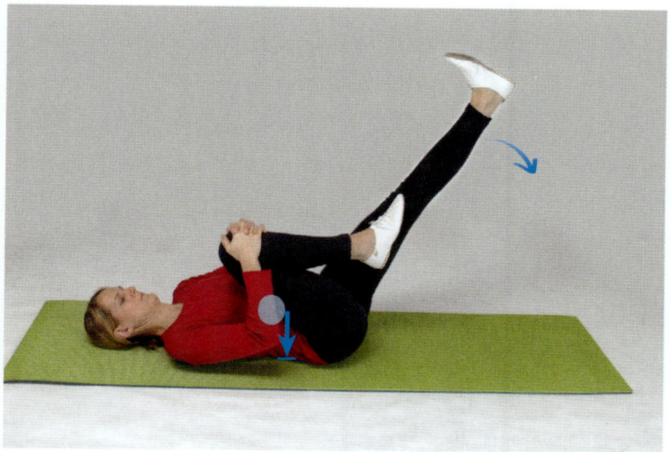

Ausgangsstellung

- Sie liegen auf dem Rücken
- Beine sind leicht gebeugt
- Füße am Boden
- Arme sind gestreckt neben dem Körper

Wiederholungen

- 2 × mit jedem Bein üben

Ausführung

- Ein Bein an den Bauch heranbeugen
- Mit den Händen das Knie umfassen
- Bei Kniebeschwerden das Bein unter dem Knie halten
- Das andere Bein nach oben strecken
- Den unteren Rücken fest in den Boden drücken
- Das gestreckte Bein langsam zum Boden senken, Spannung lösen
- Das gestreckte Bein mit leichtem Schwung wieder nach oben strecken

! Bitte beachten

- Während der Übung muss der untere Rücken am Boden bleiben
- Weiteratmen

5. Übung

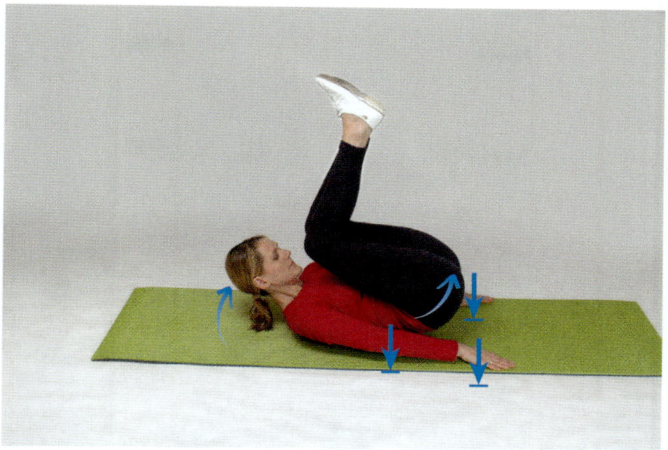

Ausgangsstellung

- Sie liegen auf dem Rücken
- Beine sind leicht gebeugt
- Füße am Boden
- Arme sind gestreckt neben dem Körper
- Handflächen zeigen nach unten

Wiederholungen

- 3 ×

Ausführung

Dehnübung

- Beide Beine an den Bauch heranbeugen
- Mit den Armen am Boden abstützen
- Nun das Gesäß ohne Schwung etwas vom Boden abrollen
- Den Kopf in Richtung Knie anheben
- Langsam wieder zurückrollen
- Den Kopf zurücklegen
- Spannung lösen

! Bitte beachten

- Weiteratmen
- Nicht zu stark mit den Armen abstützen

6. Übung

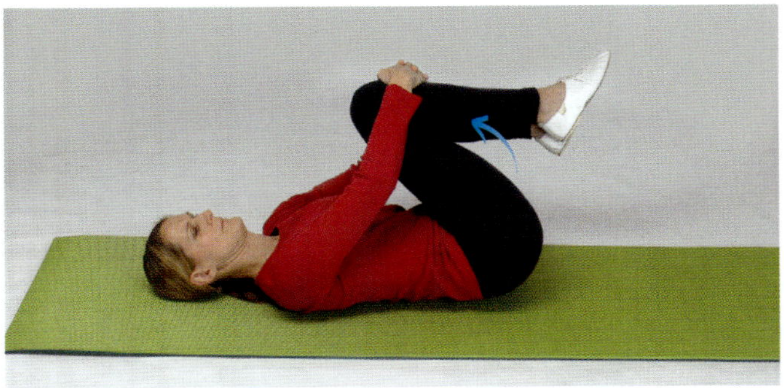

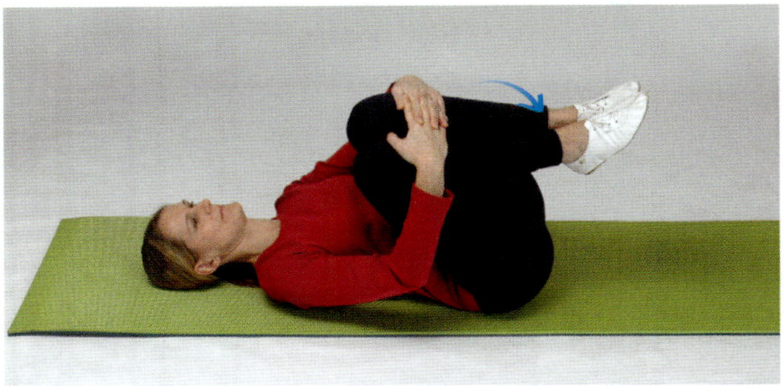

Ausgangsstellung

- Sie liegen auf dem Rücken
- Beine sind gebeugt
- Füße am Boden
- Arme liegen neben dem Körper

Wiederholungen

- Einige Male hin- und herwiegen

Ausführung

- Beide Knie an den Bauch ziehen
- Mit beiden Händen die Knie fassen
- Bei Kniebeschwerden die Beine unter den Knien halten
- Auf dem Rücken leicht zur Seite nach rechts und links wiegen

! Bitte beachten

- Nicht zur Seite umfallen
- Der Kopf bleibt liegen

7. Übung

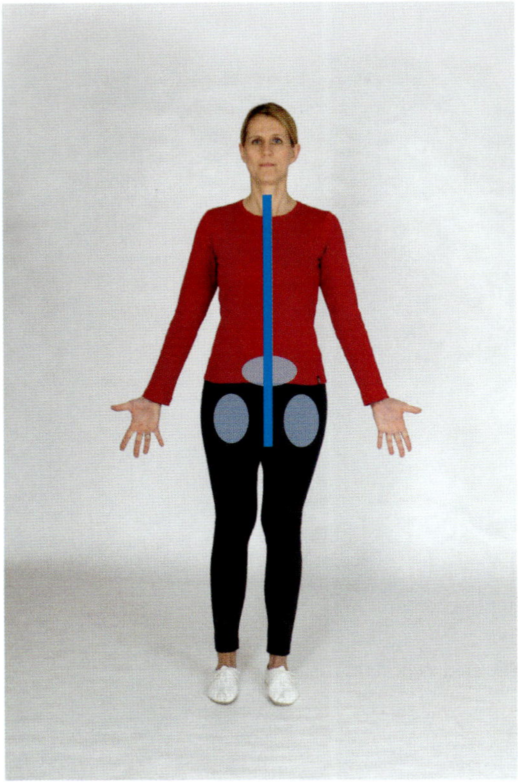

Ausgangsstellung

- Sie stehen und kontrollieren dabei Ihre Haltung
- Füße sind hüftbreit auseinander
- Zehen zeigen nach vorne

Wiederholungen

- 3 ×

Ausführung

- Bauch- und Gesäßmuskeln anspannen
- Beinmuskeln anspannen
- Schultern etwas zurücknehmen
- Rücken strecken
- Arme nach außen drehen
- Leicht vom Körper abspreizen
- Finger spreizen
- Kopf und Nacken lang herausstrecken
- Spannung halten, bis 10 zählen
- Spannung lösen

! Bitte beachten

- Kopf nicht nach hinten beugen
- Kinn leicht zum Brustkorb ziehen
- Weiteratmen

KAPITEL

9 Übungstag 9

Übung 1

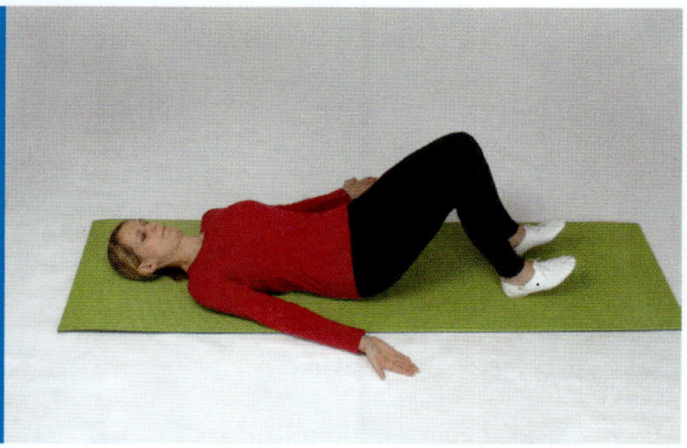

Übung 2

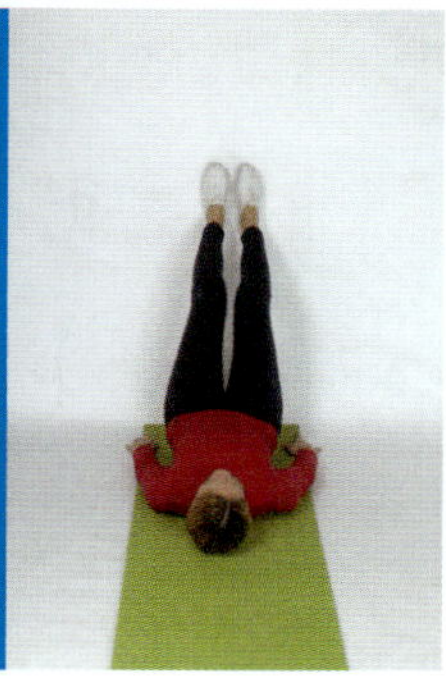

Übung 3

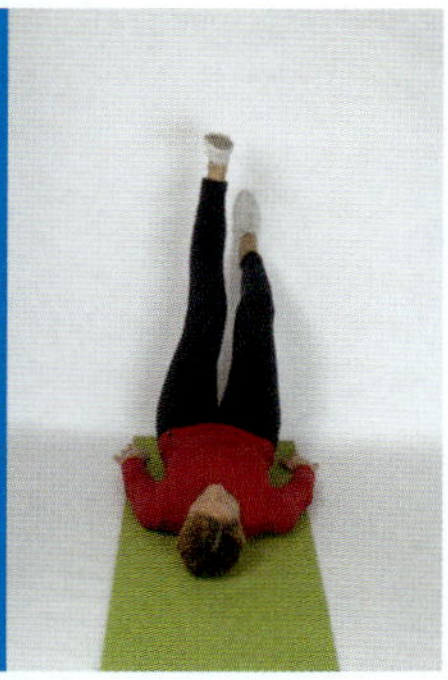

Übung 4

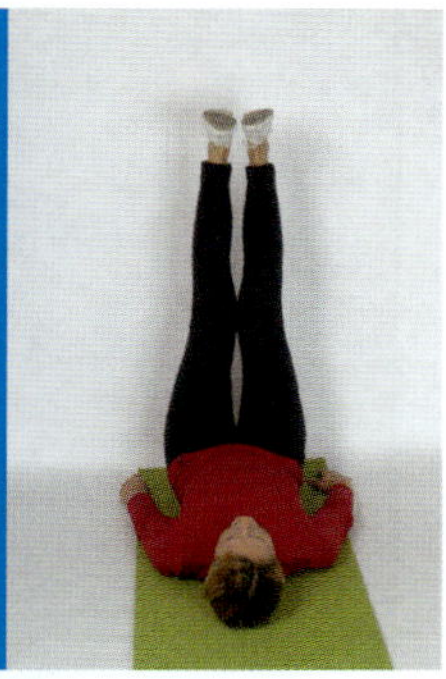

Übung 5

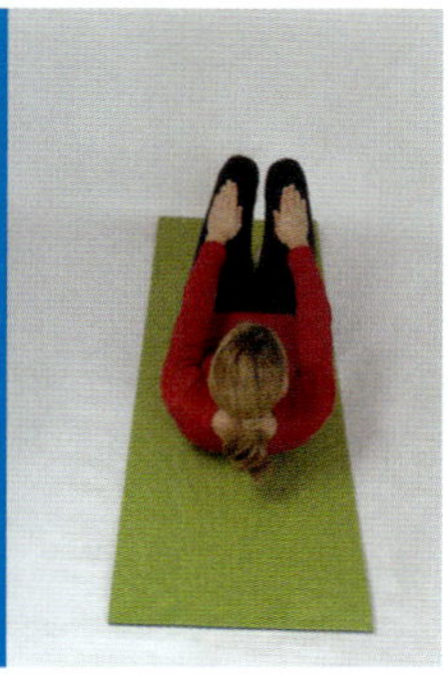

Übung 6

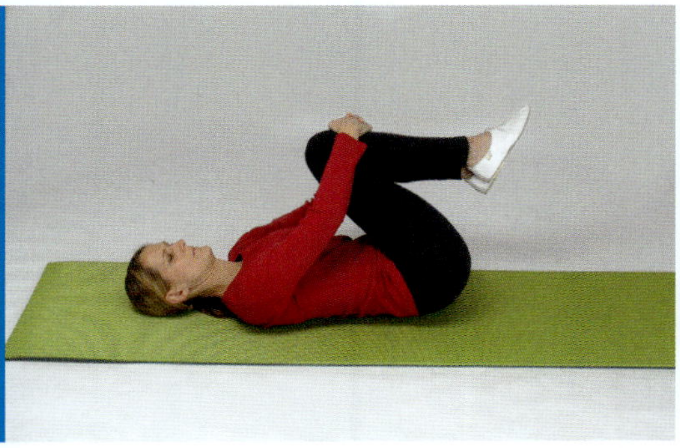

Übung 7

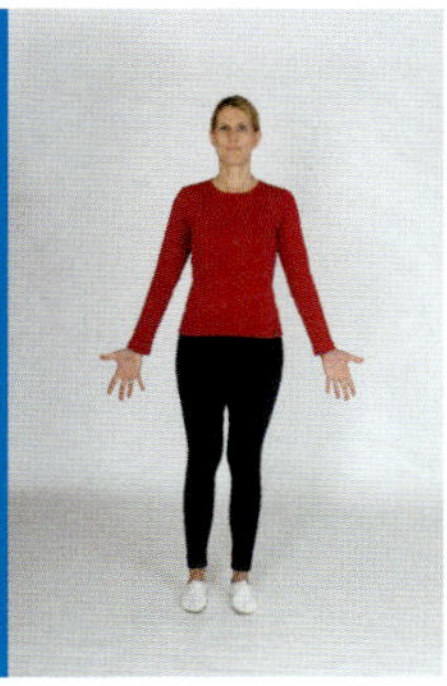

Wirkungen

Übung	Wirkungen
1	**Grundspannung:** • Bauchmuskeln werden gekräftigt • Streck- und Stützmuskeln der Wirbelsäule werden gedehnt • Bandscheiben werden von Druck entlastet • Bein-, Arm-, Schulter- und Nackenmuskeln werden gekräftigt
2	• Bauch-, Brust- und Schultermuskeln werden gekräftigt
3	• Bein- und Bauchmuskeln werden gekräftigt • Rückenmuskeln, besonders im unteren Rücken, werden gedehnt
4	• **Bein-** und **Bauchmuskeln** werden gekräftigt • Rückenmuskeln, besonders im unteren Rücken, werden gedehnt
5	• Hals-, Schulter-, Arm- und Bauchmuskeln werden gekräftigt
6	• Rückenmuskeln und Wirbelsäule werden entspannt mobilisiert
7	• Spannung für den ganzen Körper wird aufgebaut • Bewusst die aufrechte Haltung erleben

Hinweis für Übungen 2, 3 und 4

Durch Hochstellen Ihrer Füße entlasten Sie zusätzlich Ihre Venen.

1. Übung

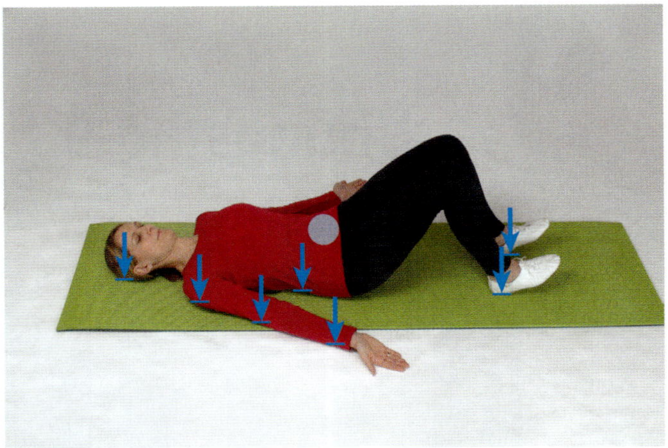

Ausgangsstellung

- Sie liegen auf dem Rücken
- Beine sind gebeugt
- Fersen am Boden
- Arme sind gestreckt, leicht abgespreizt neben dem Körper
- Handflächen zeigen nach oben

Wiederholungen

- 3 ×

Ausführung

- Bauchmuskeln anspannen
- Unteren Rücken in den Boden drücken
- Fersen in den Boden drücken
- Arme und Hände in den Boden drücken
- Hinterkopf in den Boden drücken
- Spannung halten, bis 10 zählen
- Spannung lösen, bis 5 zählen
- Übung wiederholen

! Bitte beachten

- Weiteratmen

2. Übung

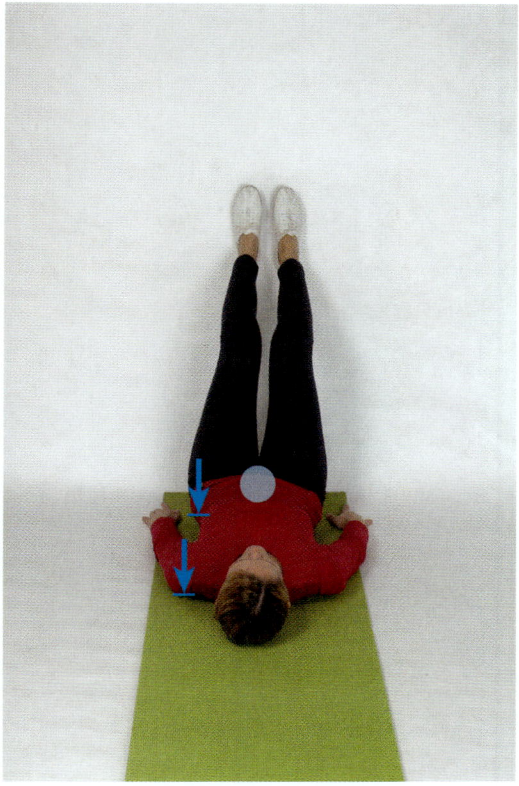

Ausgangsstellung

- Sie liegen auf dem Rücken
- Füße an einer Wand hochstellen
- Knie sind leicht gebeugt
- Arme sind gestreckt neben dem Körper

Wiederholungen

- 3 ×

Ausführung

- Beim Ausatmen den unteren Rücken und den Brustkorb in den Boden drücken
- Die Spannung einen Augenblick halten und weiteratmen
- Beim Einatmen die Spannung lösen

! Bitte beachten

- Während der Spannung die Luft nicht anhalten, immer weiteratmen

3. Übung

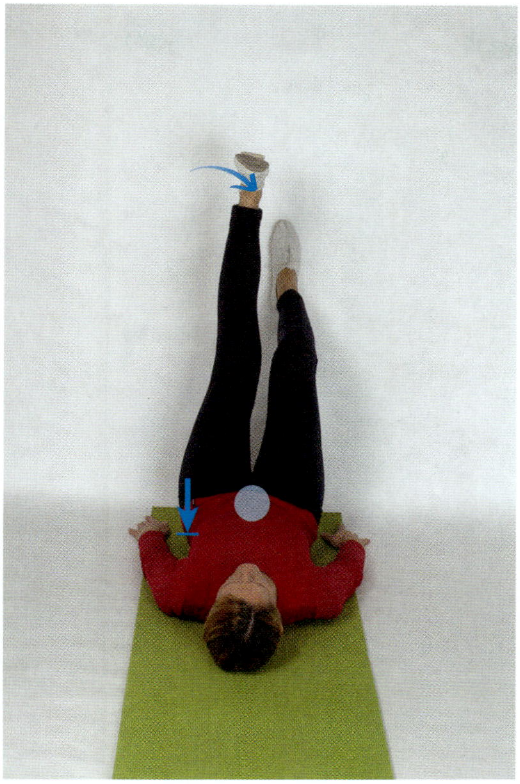

Ausgangsstellung

- Sie liegen auf dem Rücken
- Füße an einer Wand hochstellen
- Knie sind leicht gebeugt
- Arme sind gestreckt neben dem Körper

Wiederholungen

- 4 × mit jedem Bein üben

Ausführung

- Bauchmuskeln anspannen
- Unteren Rücken in den Boden drücken
- Ein Bein von der Wand abheben
- Unteren Rücken am Boden halten
- Das Bein langsam an die Wand zurückstellen, dabei bis 4 zählen

! Bitte beachten

- Langsam zählen
- Unteren Rücken am Boden halten
- Weiteratmen

4. Übung

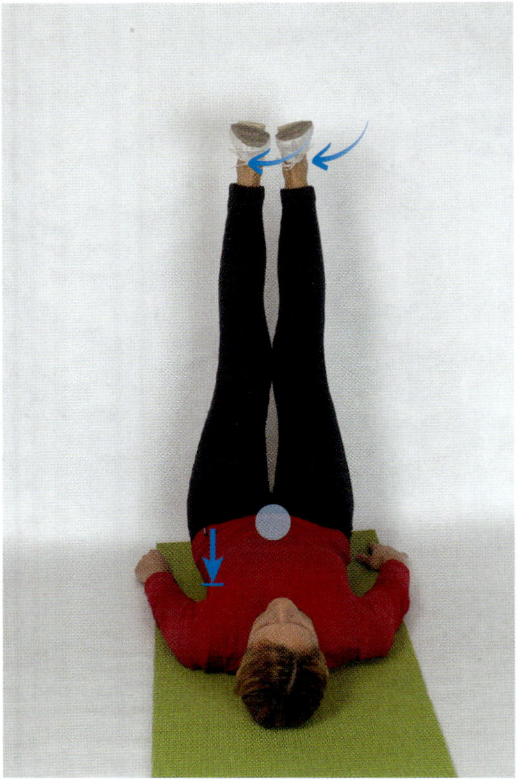

Ausgangsstellung

- Sie liegen auf dem Rücken
- Füße an einer Wand hochstellen
- Knie sind leicht gebeugt
- Arme sind gestreckt neben dem Körper

Wiederholungen

- 3 ×

Ausführung

- Bauchmuskeln anspannen
- Unteren Rücken in den Boden drücken
- Beide Beine von der Wand abheben
- Unteren Rücken am Boden halten
- Die Beine langsam an die Wand zurückstellen, dabei bis 4 zählen

! Bitte beachten

- Langsam zählen
- Unteren Rücken am Boden halten
- Weiteratmen

5. Übung

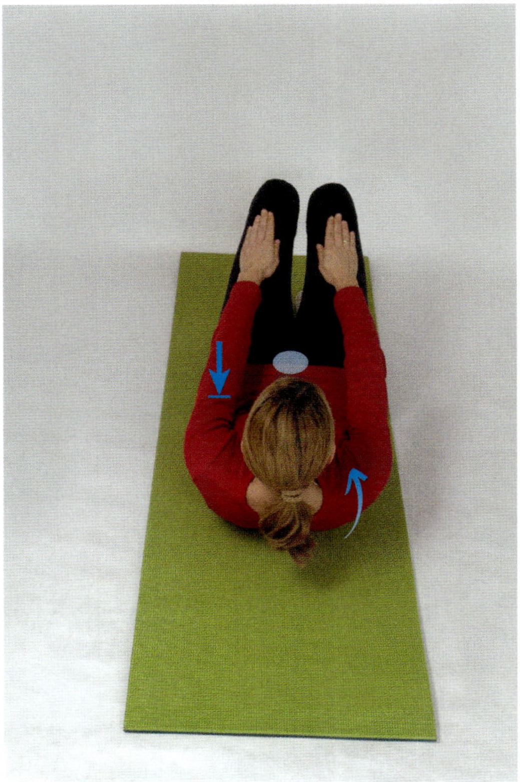

Ausgangsstellung

- Etwas von der Wand wegrutschen
- Sie liegen auf dem Rücken
- Beine sind leicht gebeugt
- Füße am Boden
- Arme sind gestreckt neben dem Körper

Wiederholungen

- 3 ×

Ausführung

- Bauchmuskeln anspannen
- Unteren Rücken in den Boden drücken
- Kopf und Oberkörper anheben
- Beide Hände zu den Knien führen
- Spannung einen Augenblick halten
- Langsam wieder zurücklegen
- Spannung lösen

! Bitte beachten

- Den Oberkörper ohne Schwung nach vorne aufrichten
- Weiteratmen

6. Übung

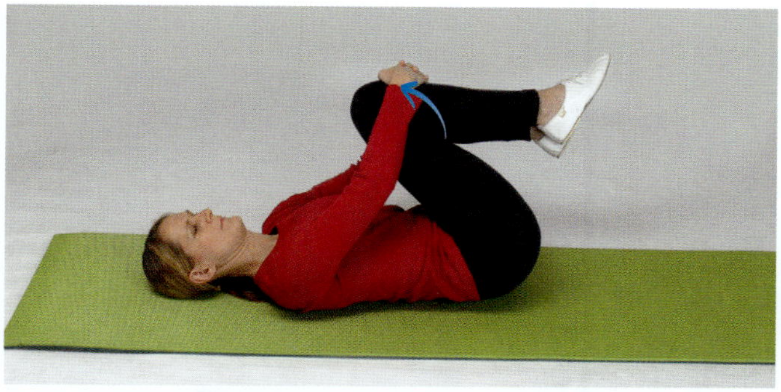

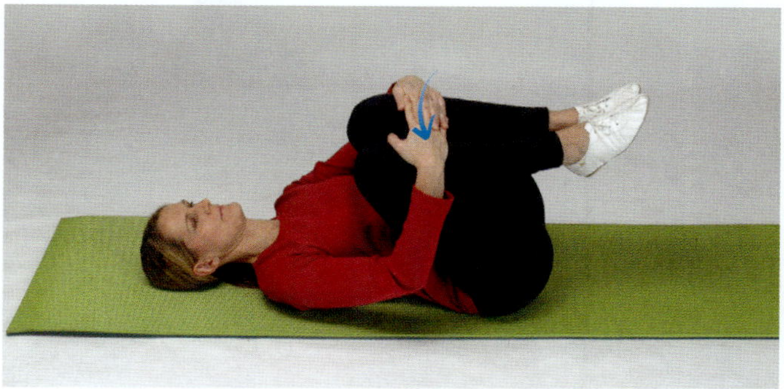

Ausgangsstellung

- Sie liegen auf dem Rücken
- Beine sind gebeugt
- Fersen am Boden
- Arme liegen neben dem Körper

Wiederholungen

- Einige Male hin- und herwiegen

Ausführung

- Beide Knie an den Bauch ziehen
- Mit beiden Händen die Knie fassen
- Bei Kniebeschwerden die Beine unter den Knien halten
- Auf dem Rücken leicht zur Seite nach rechts und links wiegen

! Bitte beachten

- Nicht zur Seite umfallen
- Der Kopf bleibt liegen

7. Übung

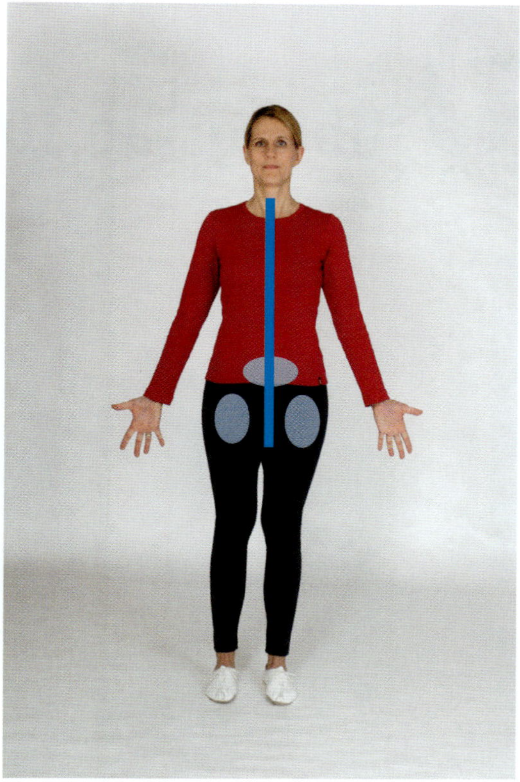

Ausgangsstellung

- Sie stehen und kontrollieren dabei Ihre Haltung
- Füße sind hüftbreit auseinander
- Zehen zeigen nach vorne

Wiederholungen

- 3 ×

Ausführung

- Bauch- und Gesäßmuskeln anspannen
- Beinmuskeln anspannen
- Schultern etwas zurücknehmen
- Rücken strecken
- Arme nach außen drehen
- Leicht vom Körper abspreizen
- Finger spreizen
- Kopf und Nacken lang herausstrecken
- Spannung halten, bis 10 zählen
- Spannung lösen

! Bitte beachten

- Kopf nicht nach hinten beugen
- Kinn leicht zum Brustkorb ziehen
- Weiteratmen

KAPITEL

10 Übungstag 10

Übung 1

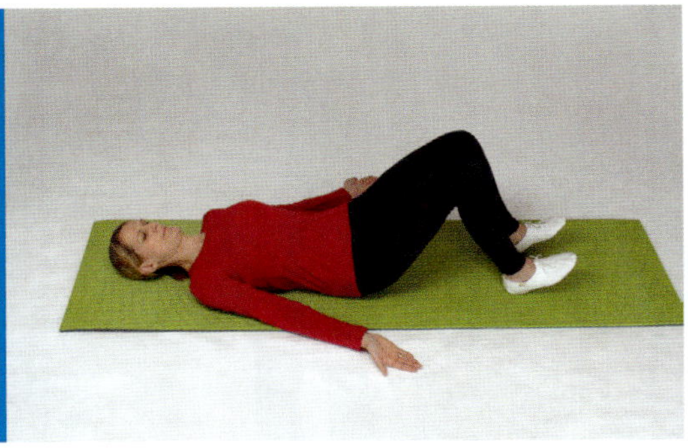

Übung 2

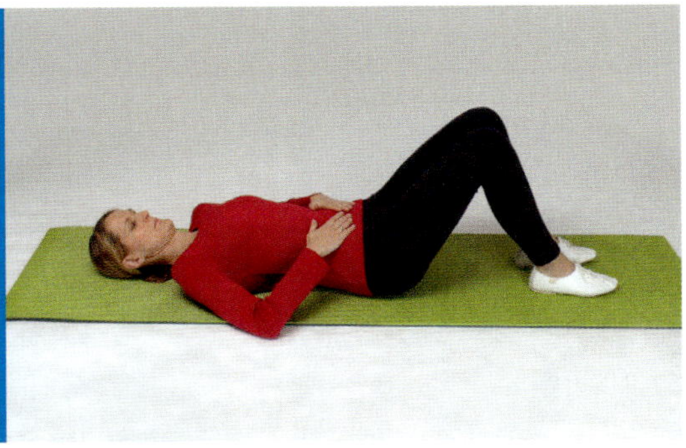

Übung 3

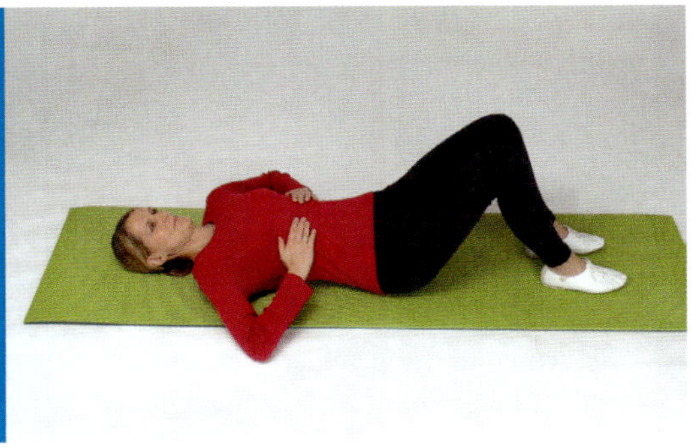

Übung 4

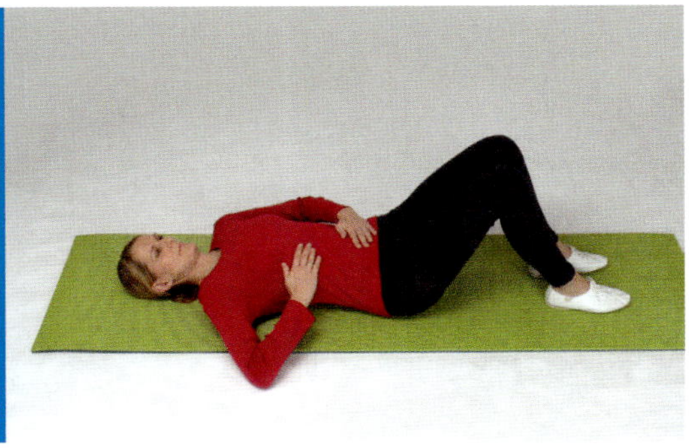

Übung 5

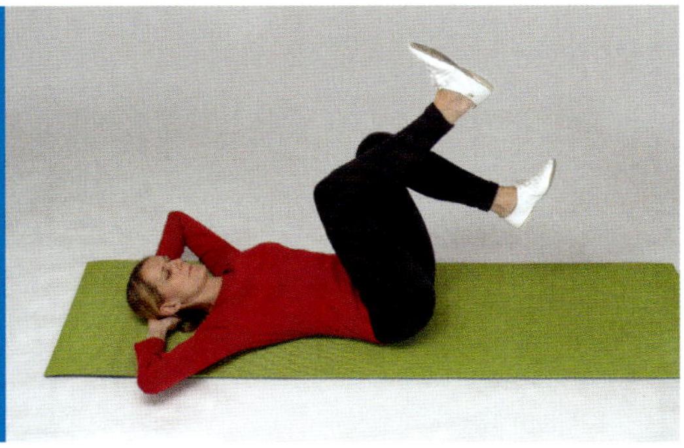

Übung 6

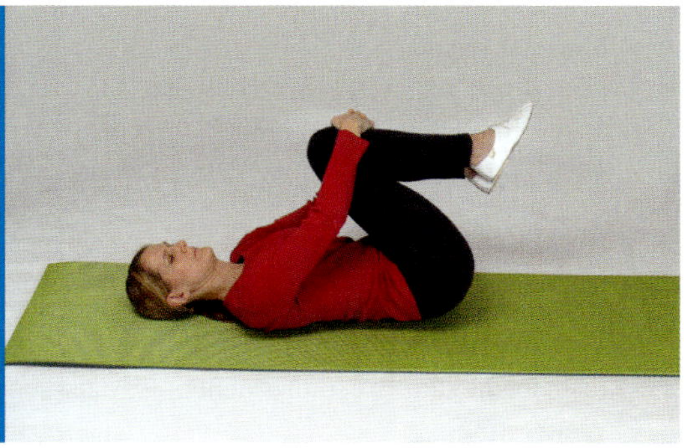

Übung 7

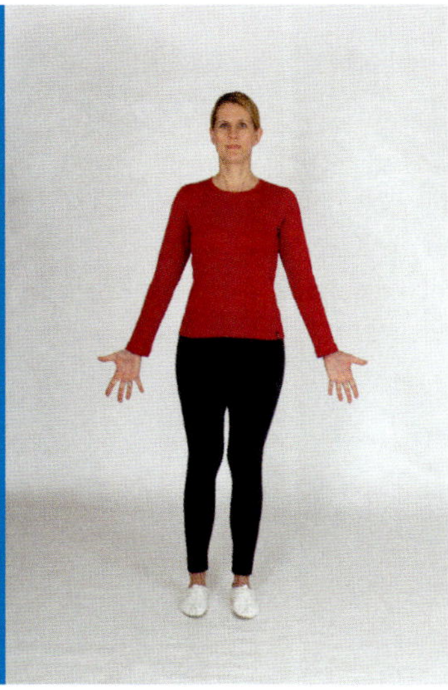

Wirkungen

Übung	Wirkungen
1	**Grundspannung:** • Bauchmuskeln werden gekräftigt • Streck- und Stützmuskeln der Wirbelsäule werden gedehnt • Bandscheiben werden von Druck entlastet • Bein-, Arm-, Schulter- und Nackenmuskeln werden gekräftigt
2 3 4	• Erlernen, bewusst die Atmung zu spüren, den Atemstrom körperlich wahrzunehmen, die Atembewegung unter den Händen zu fühlen Bewusste Atmung bedeutet: zur Ruhe kommen, Spannungen lösen, Stress abbauen, das eigene Gleichgewicht wiederfinden und den Körper und die Seele zu entspannen.
5	• Rad fahren mit ruhiger Atmung
6	• Rückenmuskeln und Wirbelsäule werden entspannt mobilisiert
7	• Spannung für den ganzen Körper wird aufgebaut • Bewusst die aufrechte Haltung erleben

Hilfreicher Hinweis: Tägliche Atemübung

Beim Gehen mehrmals am Tag etwa eine Minute lang: 2 Schritte einatmen – 4 Schritte ausatmen (Steigerung: 3 Schritte einatmen – 6 Schritte ausatmen)

Beim Treppensteigen: 2 Stufen einatmen – 4 Stufen ausatmen

1. Übung

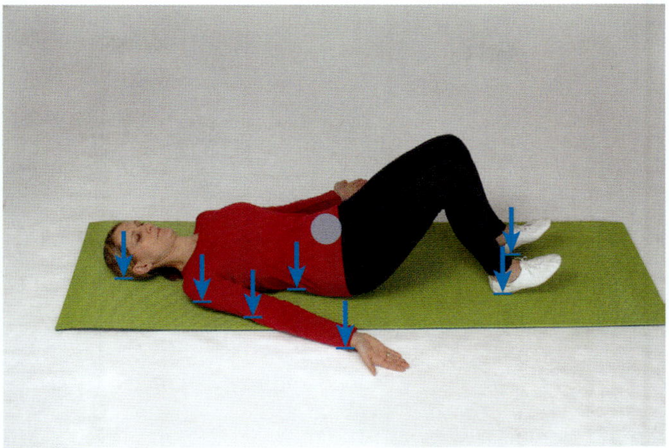

Ausgangsstellung

- Sie liegen auf dem Rücken
- Beine sind gebeugt
- Fersen am Boden
- Arme sind gestreckt, leicht abgespreizt neben dem Körper
- Handflächen zeigen nach oben

Wiederholungen

- 3 ×

Ausführung

- Bauchmuskeln anspannen
- Unteren Rücken in den Boden drücken
- Fersen in den Boden drücken
- Arme und Hände in den Boden drücken
- Hinterkopf in den Boden drücken
- Spannung halten, bis 10 zählen
- Spannung lösen, bis 5 zählen
- Übung wiederholen

! Bitte beachten

- Weiteratmen

2. Übung

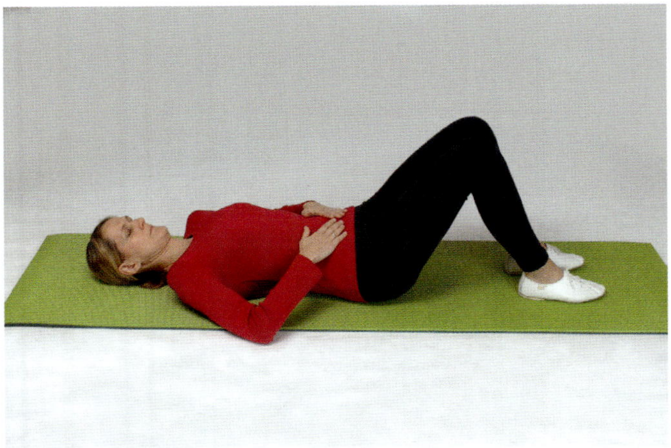

Ausgangsstellung

- Sie liegen auf dem Rücken
- Beine sind leicht gebeugt
- Füße am Boden
- Arme sind gestreckt neben dem Körper

Wiederholungen

- 3 ×

Ausführung

Bauchatmung
- Beide Hände leicht auf den Bauch legen
- Nun tief einatmen

Aufpassen
- Nicht pressen
- Spüren, wie der Bauch sich hebt
- Nun langsam ausatmen
- Spüren, wie der Bauch sich senkt
- Viermal tief ein- und ausatmen
- Dann ruhig weiteratmen und beide Beine leicht zur Seite hin- und herwiegen

! Bitte beachten

- Nicht pressen
- Durch die Nase einatmen
- Durch die Nase ausatmen

3. Übung

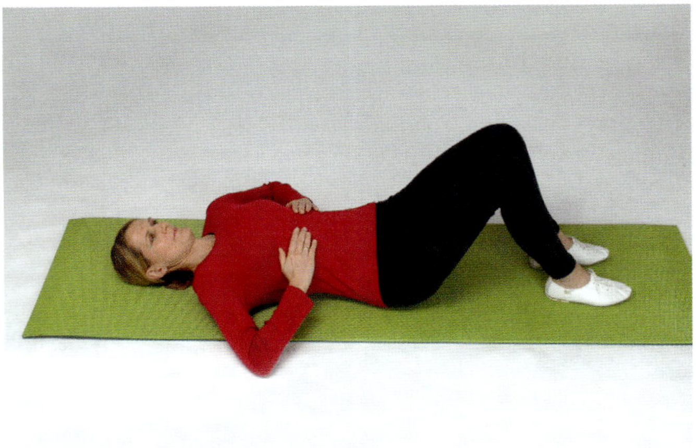

Ausgangsstellung

- Sie liegen auf dem Rücken
- Beine sind leicht gebeugt
- Füße am Boden
- Arme sind gestreckt neben dem Körper

Wiederholungen

- 3 ×

Ausführung

Flankenatmung
- Beide Hände leicht an die Rippen legen, nun tief in die Rippenbögen einatmen
- Spüren, wie die Rippen zur Seite und nach oben gehen
- Nun langsam ausatmen
- Spüren, wie die Rippen nach vorne und unten sinken
- Viermal tief ein- und ausatmen
- Dann ruhig weiteratmen und beide Beine leicht zur Seite hin- und herwiegen

! Bitte beachten

- Nicht pressen
- Durch die Nase einatmen
- Durch die Nase ausatmen

4. Übung

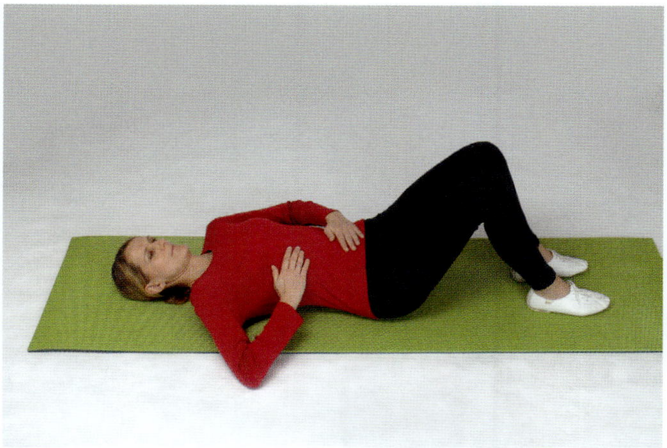

Ausgangsstellung

- Sie liegen auf dem Rücken
- Beine sind leicht gebeugt
- Füße am Boden
- Arme sind gestreckt neben dem Körper

Wiederholungen

- 3 ×

Ausführung

Bauch- und Flankenatmung

- Eine Hand auf den Bauch legen, die andere Hand an die Rippen legen
- Nun zunächst in den Bauch einatmen
- Spüren, wie sich der Bauch hebt
- Dann weiter die Luft in die Rippenbögen einatmen
- Spüren, wie die Rippen zur Seite und nach oben gehen
- Nun langsam ausatmen
- Spüren, wie der Bauch sich als Erstes senkt und wie dann die Rippen nach vorne und unten sinken
- Viermal tief ein- und ausatmen
- Dann ruhig weiteratmen und beide Beine leicht zur Seite hin- und herwiegen

! Bitte beachten

- Nicht pressen
- Durch die Nase einatmen
- Durch die Nase ausatmen

5. Übung

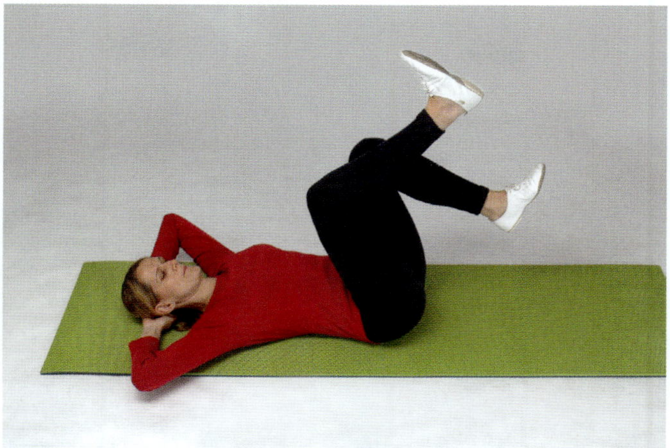

Ausgangsstellung

- Sie liegen auf dem Rücken
- Beine sind leicht gebeugt
- Füße am Boden
- Arme sind gestreckt neben dem Körper

Wiederholungen

- 3 ×

Ausführung

- Hände unter den Kopf legen
- Beide Beine nach oben strecken
- Nun mit den Beinen Rad fahren
- Ein paar Sekunden Rad fahren
- Dann eine kleine Pause machen

! Bitte beachten

- Gut die Füße (Pedale) mitbewegen
- Weiteratmen

6. Übung

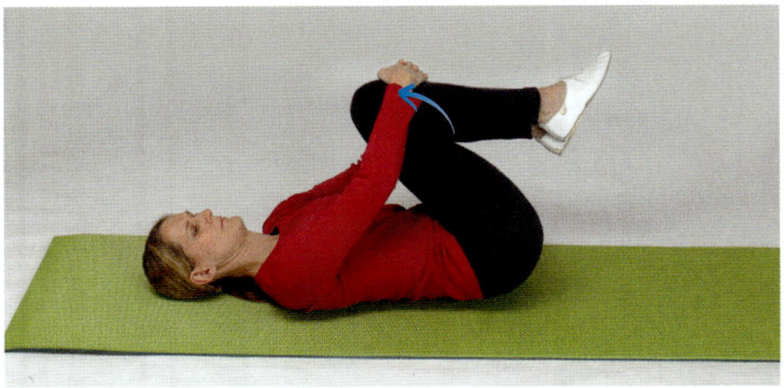

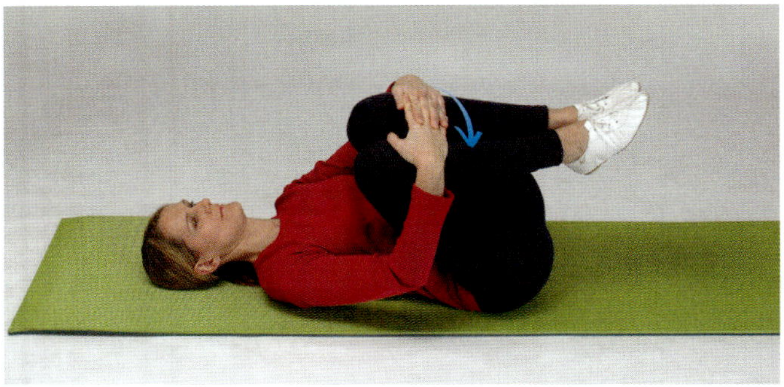

Ausgangsstellung

- Sie liegen auf dem Rücken
- Beine sind gebeugt
- Füße am Boden
- Arme liegen neben dem Körper

Wiederholungen

- Einige Male hin- und herwiegen

Ausführung

- Beide Knie an den Bauch ziehen
- Mit den Händen die Knie fassen
- Bei Kniebeschwerden die Beine unter den Knien halten
- Auf dem Rücken leicht zur Seite nach rechts und links wiegen

! Bitte beachten

- Nicht zur Seite umfallen
- Der Kopf bleibt liegen

7. Übung

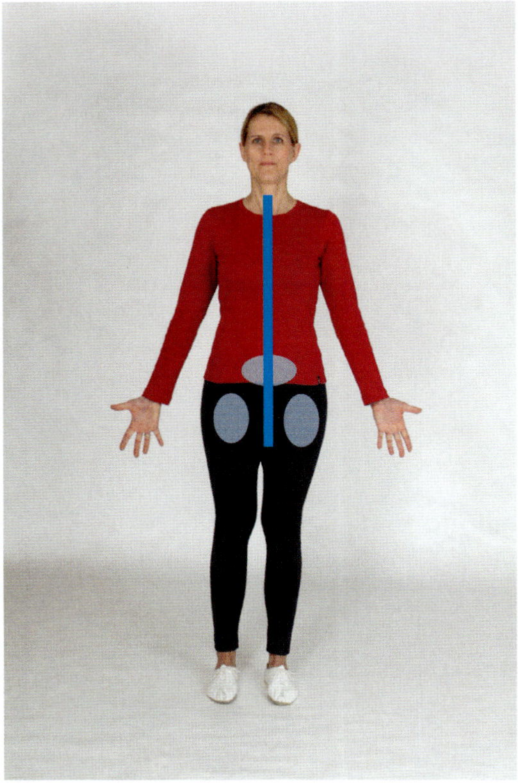

Ausgangsstellung

- Sie stehen und kontrollieren dabei Ihre Haltung
- Füße sind hüftbreit auseinander
- Zehen zeigen nach vorne

Wiederholungen

- 3 ×

Ausführung

- Bauch- und Gesäßmuskeln anspannen
- Beinmuskeln anspannen
- Schultern etwas zurücknehmen
- Rücken strecken
- Arme nach außen drehen
- Leicht vom Körper abspreizen
- Finger spreizen
- Kopf und Nacken lang herausstrecken
- Spannung halten, bis 10 zählen
- Spannung lösen

! Bitte beachten

- Kopf nicht nach hinten beugen
- Kinn leicht zum Brustkorb ziehen
- Weiteratmen

KAPITEL

11 Übungstag 11

Übung 1

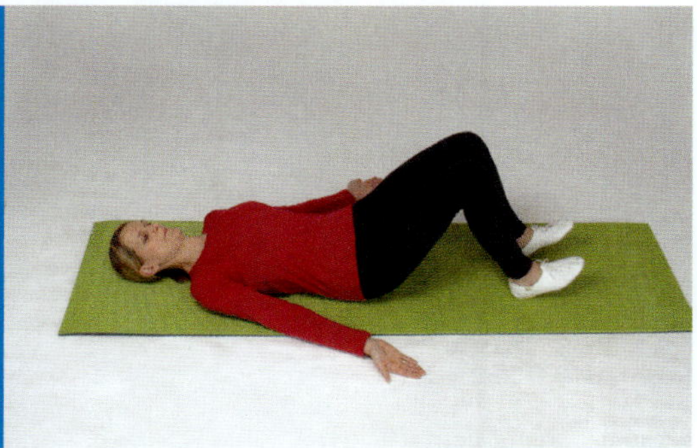

Übung 2

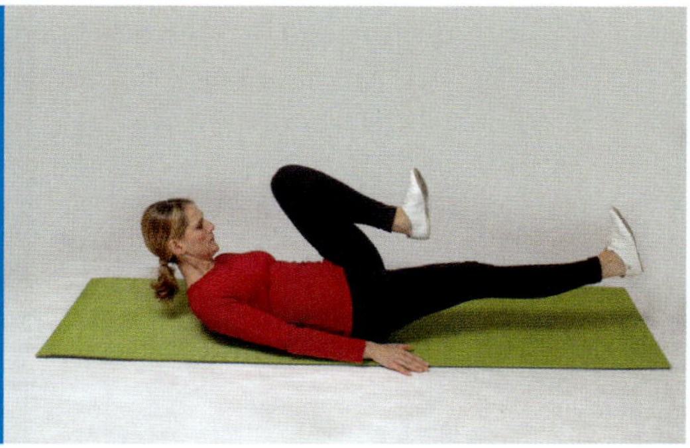

Übung 3

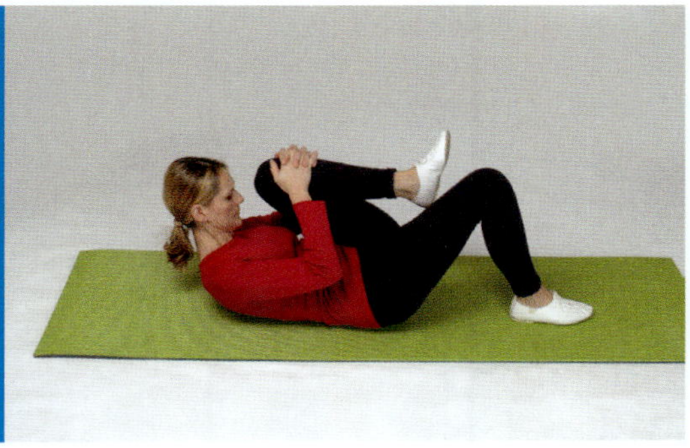

Übung 4

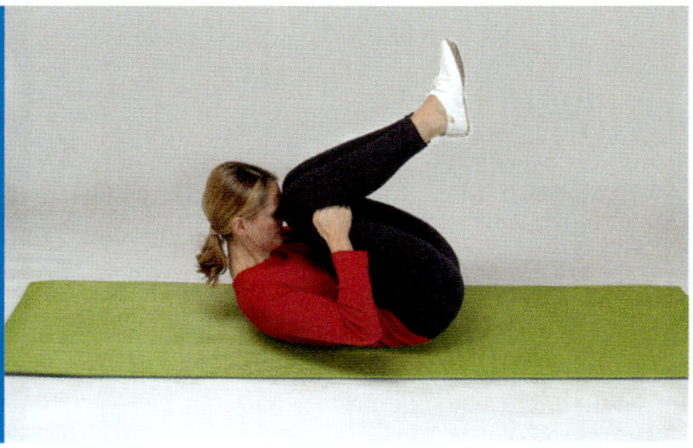

Übung 5

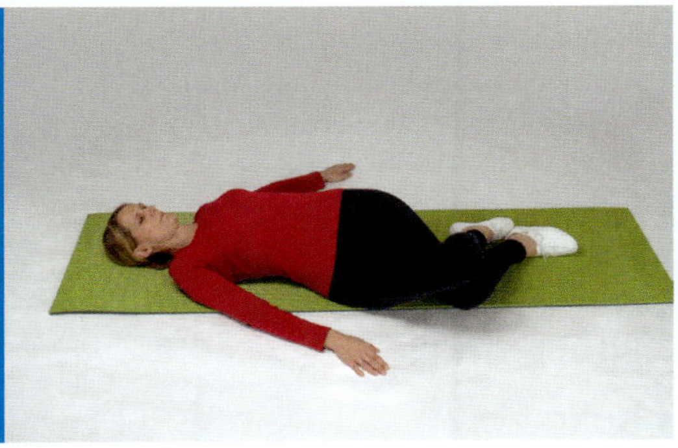

Übung 6

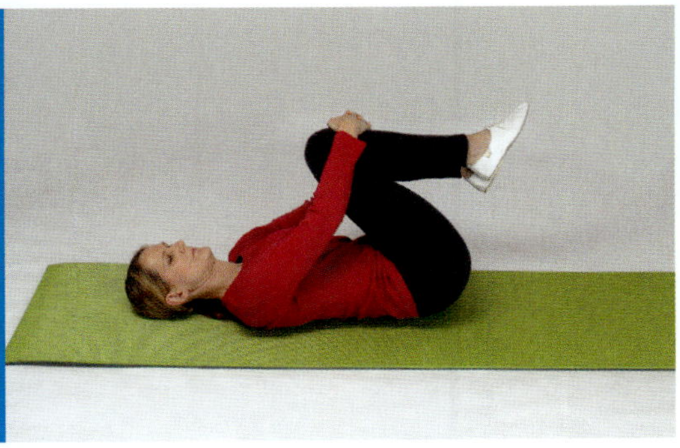

Übung 7

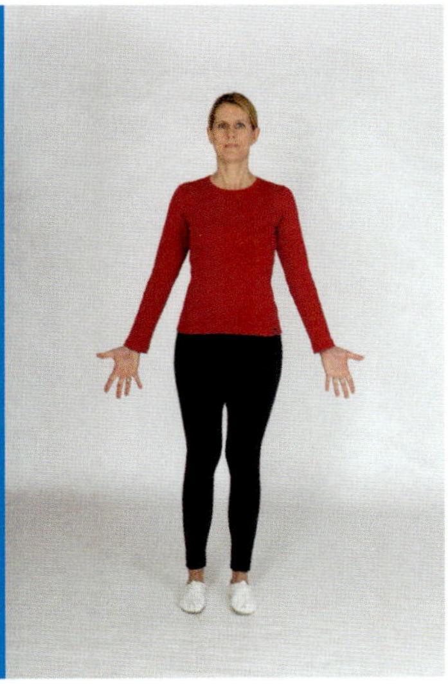

Wirkungen

Übung	Wirkungen
1	**Grundspannung:** • Bauchmuskeln werden gekräftigt • Streck- und Stützmuskeln der Wirbelsäule werden gedehnt • Bandscheiben werden von Druck entlastet • Bein-, Arm-, Schulter- und Nackenmuskeln werden gekräftigt
2	• Hals-, Bein- und **Bauchmuskeln** werden gekräftigt
3	• Hals-, Bein- und **Bauchmuskeln** werden gekräftigt • Streck- und Stützmuskeln der Wirbelsäule werden gedehnt
4	• Hals-, Bein- und **Bauchmuskeln** werden gekräftigt • Streck- und Stützmuskeln der Wirbelsäule werden gedehnt
5	• Sehnenstrang an der Außenseite der Hüfte bis zum Knie wird gedehnt • Mittlere und kleine Gesäßmuskeln werden gedehnt • Rotation für eine beweglichere Wirbelsäule im unteren Rücken
6	• Rückenmuskeln und Wirbelsäule werden entspannt mobilisiert
7	• Spannung für den ganzen Körper wird aufgebaut • Bewusst die aufrechte Haltung erleben

Hinweise für Übung 5

Beim Joggen kann sich der Sehnenstrang (Tractus iliotibialis ➤ Übungstag 4 „Wissenswertes zum Gesäßmuskel") verspannen, was zu Verletzungen am Knie, dem sog. „runner's knee", führen kann.

Bei Muskelschwäche des mittleren und kleinen Gesäßmuskels wird der Gang leicht watschelnd.

1. Übung

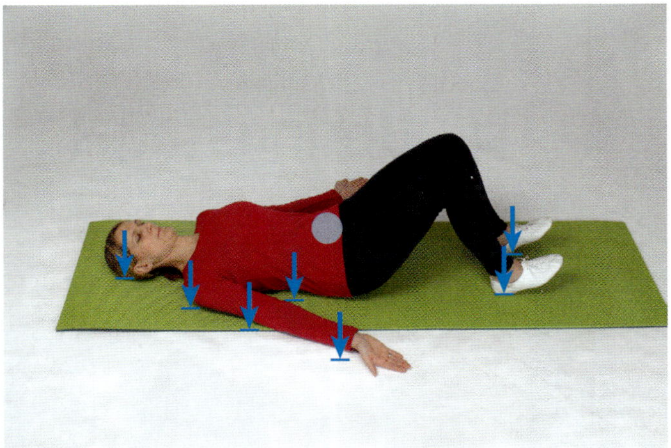

Ausgangsstellung

- Sie liegen auf dem Rücken
- Beine sind gebeugt
- Fersen am Boden
- Arme sind gestreckt, leicht abgespreizt neben dem Körper
- Handflächen zeigen nach oben

Wiederholungen

- 3 ×

Ausführung

- Bauchmuskeln anspannen
- Unteren Rücken in den Boden drücken
- Fersen in den Boden drücken
- Arme und Hände in den Boden drücken
- Hinterkopf in den Boden drücken
- Spannung halten, bis 10 zählen
- Spannung lösen, bis 5 zählen
- Übung wiederholen

! Bitte beachten

- Weiteratmen

2. Übung

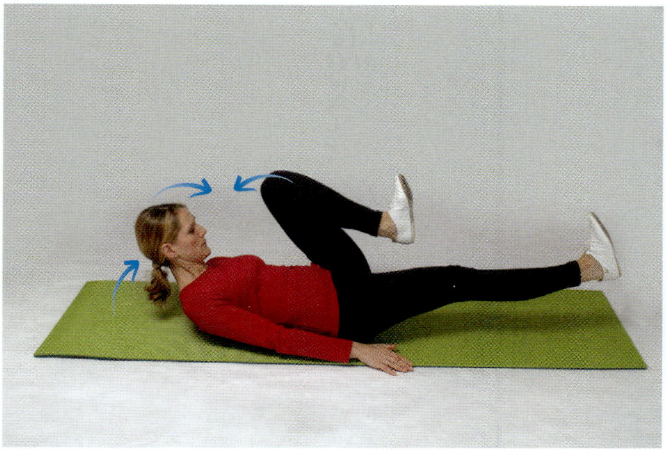

Ausgangsstellung

- Sie liegen auf dem Rücken
- Beine sind gebeugt
- Füße am Boden
- Arme sind gestreckt neben dem Körper

Wiederholungen

- 2 × mit jedem Bein üben

Ausführung

- Linkes Bein an den Bauch heranbeugen
- Rechtes Bein strecken, aber nicht ablegen
- Kopf anheben
- Kopf und Knie aufeinander zubewegen
- Vorfüße anbeugen
- Linkes Bein langsam strecken, aber nicht ablegen, gleichzeitig das rechte Bein an den Bauch heranbeugen
- Oberkörper und Kopf langsam zurücklegen
- Bauchmuskeln anspannen, den unteren Rücken in den Boden drücken
- Beine zurückstellen
- Spannung lösen

! Bitte beachten

- Weiteratmen

3. Übung

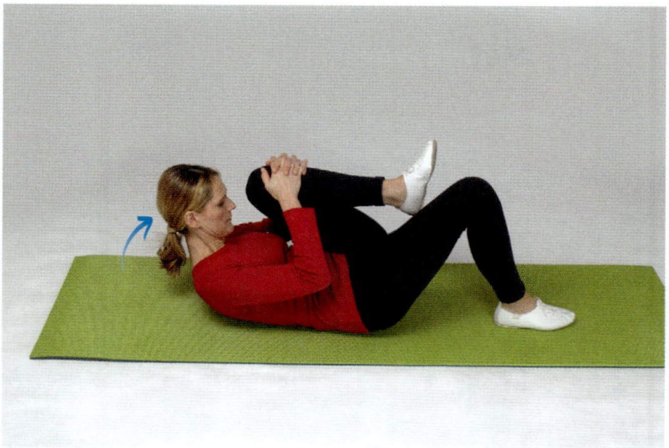

Ausgangsstellung

- Sie liegen auf dem Rücken
- Beine sind gebeugt
- Füße am Boden
- Arme sind gestreckt neben dem Körper

Wiederholungen

- 2 × mit jedem Bein üben

Ausführung

- Ein Bein an den Bauch heranbeugen
- Die Hände umfassen das Knie
- Den Kopf langsam zum Knie heranbeugen
- Oberkörper und Kopf zurücklegen
- Bauchmuskeln anspannen, den unteren Rücken in den Boden drücken
- Bein zurückstellen
- Spannung lösen

! Bitte beachten

- Weiteratmen

4. Übung

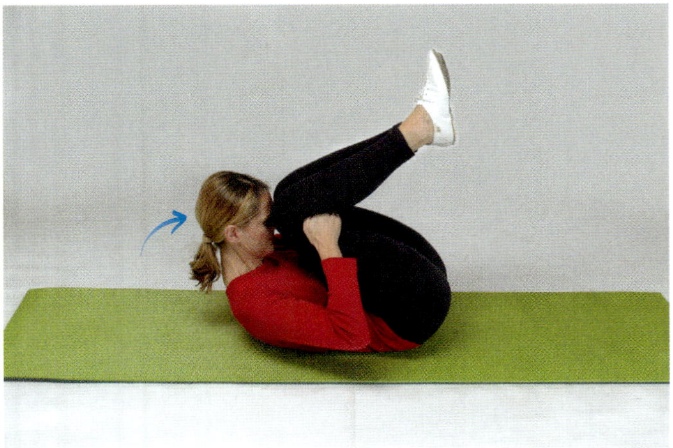

Ausgangsstellung

- Sie liegen auf dem Rücken
- Beine sind gebeugt
- Füße am Boden
- Arme sind gestreckt neben dem Körper

Wiederholungen

- 3 ×

Ausführung

- Beide Beine an den Bauch heranbeugen
- Die Beine unter den Knien fassen
- Den Kopf an die Knie heranbeugen
- Die Position einen Augenblick halten
- Weiteratmen
- Oberkörper und Kopf zurücklegen
- Bauchmuskeln anspannen
- Unteren Rücken in den Boden drücken
- Die Beine zusammen oder einzeln zurückstellen
- Spannung lösen

! Bitte beachten

- Weiteratmen

5. Übung

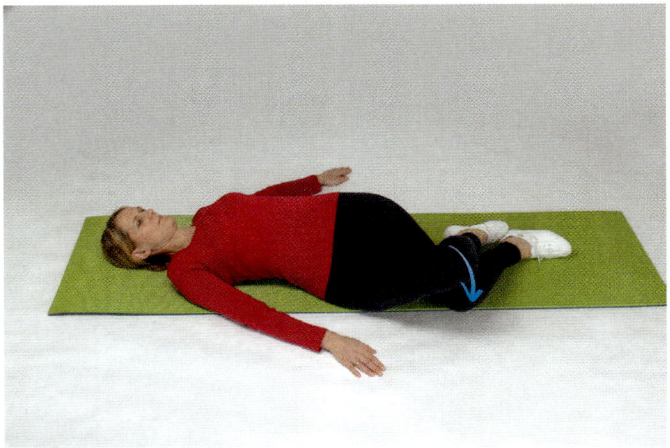

Ausgangsstellung

- Sie liegen auf dem Rücken
- Beine sind gebeugt
- Füße am Boden
- Arme sind gestreckt neben dem Körper

Wiederholungen

- 2 × jede Seite

Ausführung

Dehnübung

- Das rechte Bein über das linke schlagen
- Beide Beine zur rechten Seite senken
- In dieser Position einen Augenblick bleiben
- Beine zur Mittelstellung aufrichten

! Bitte beachten

- Die Knie nicht mit Spannung zum Boden drücken
- Schultern bleiben am Boden liegen

6. Übung

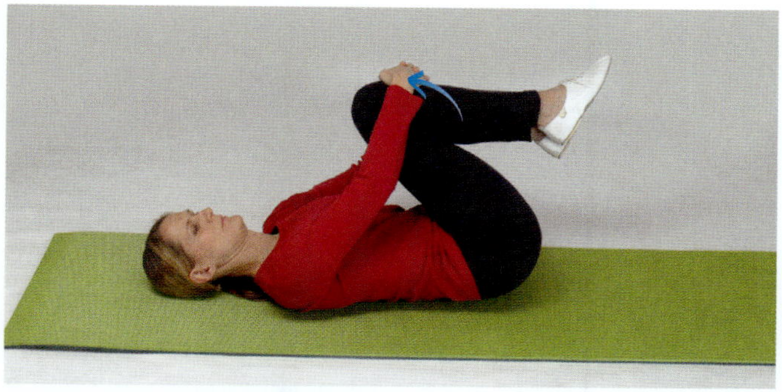

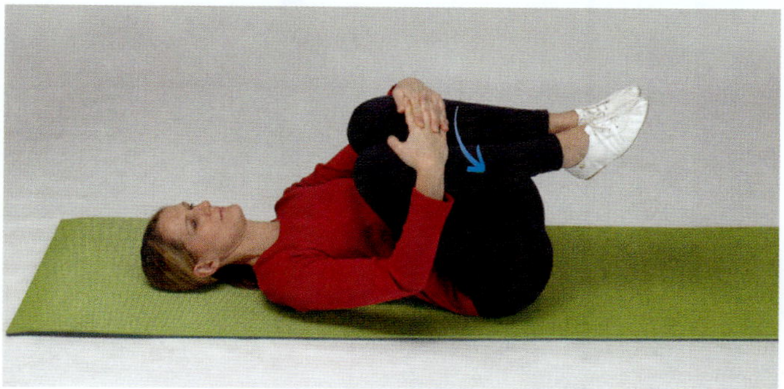

Ausgangsstellung

- Sie liegen auf dem Rücken
- Beine sind gebeugt
- Füße am Boden
- Arme liegen neben dem Körper

Wiederholungen

- Einige Male hin- und herwiegen

Ausführung

- Beide Knie an den Bauch ziehen
- Mit beiden Händen die Knie fassen
- Bei Kniebeschwerden die Beine unter den Knien halten
- Auf dem Rücken leicht zur Seite nach rechts und links wiegen

! Bitte beachten

- Nicht zur Seite umfallen
- Der Kopf bleibt liegen

7. Übung

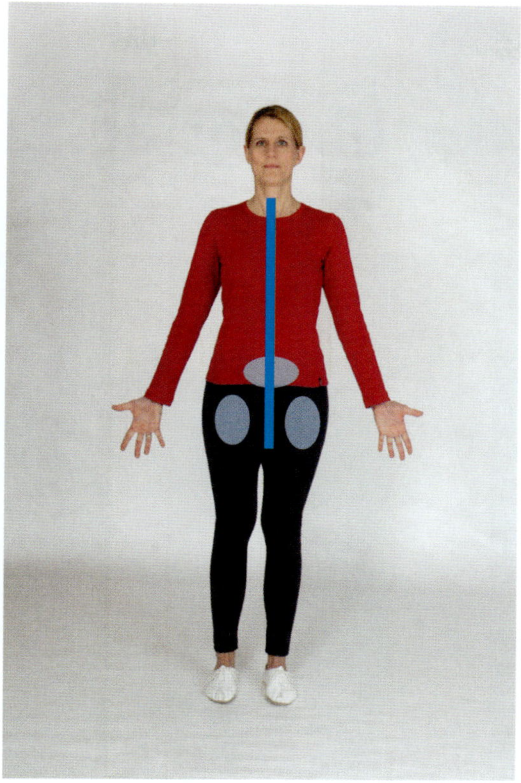

Ausgangsstellung

- Sie stehen und kontrollieren dabei Ihre Haltung
- Füße sind hüftbreit auseinander
- Zehen zeigen nach vorne

Wiederholungen

- 3 ×

Ausführung

- Bauch- und Gesäßmuskeln anspannen
- Beinmuskeln anspannen
- Schultern etwas zurücknehmen
- Rücken strecken
- Arme nach außen drehen
- Leicht vom Körper abspreizen
- Finger spreizen
- Kopf und Nacken lang herausstrecken
- Spannung halten, bis 10 zählen
- Spannung lösen

! Bitte beachten

- Kopf nicht nach hinten beugen
- Kinn leicht zum Brustkorb ziehen
- Weiteratmen

KAPITEL

12 Übungstag 12

Übung 1

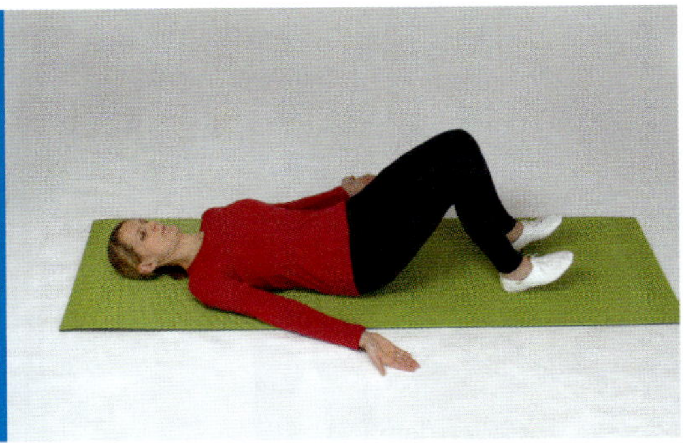

Übung 2

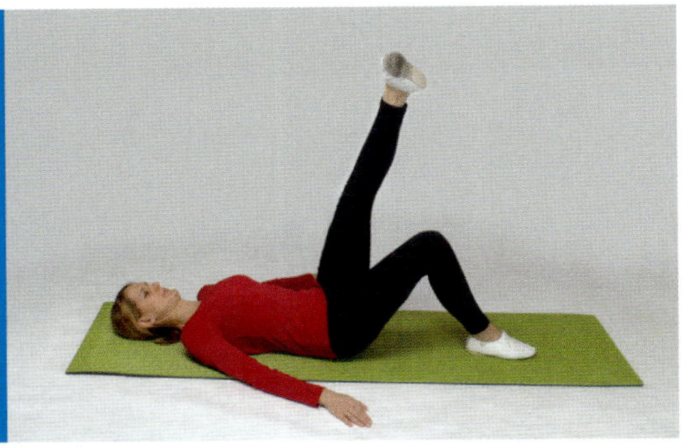

Übung 3

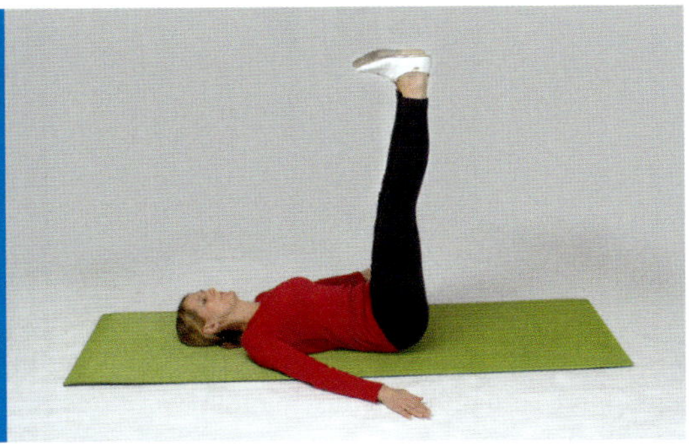

Übung 4

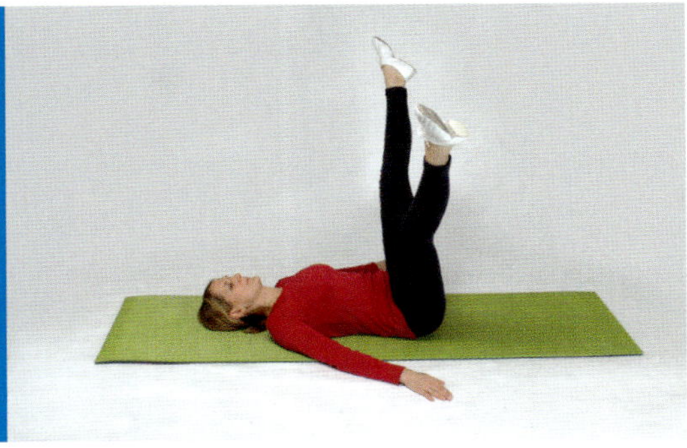

Übung 5

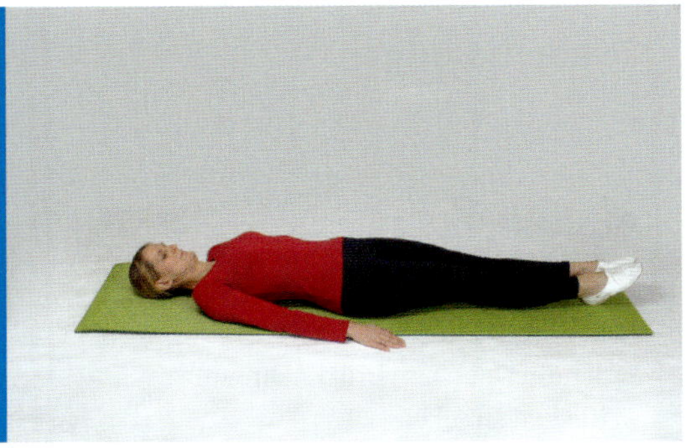

Übung 6

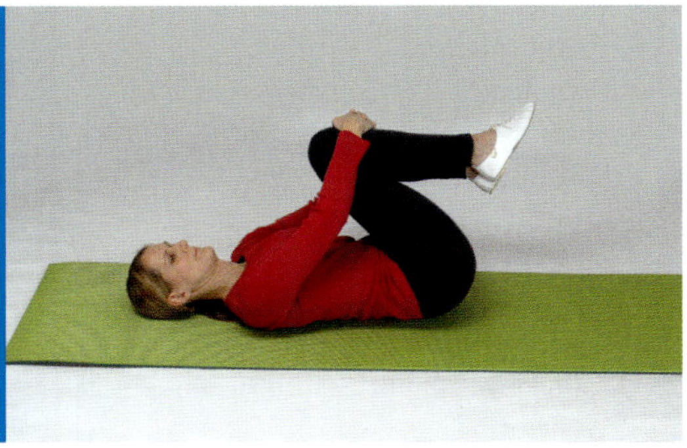

Übung 7

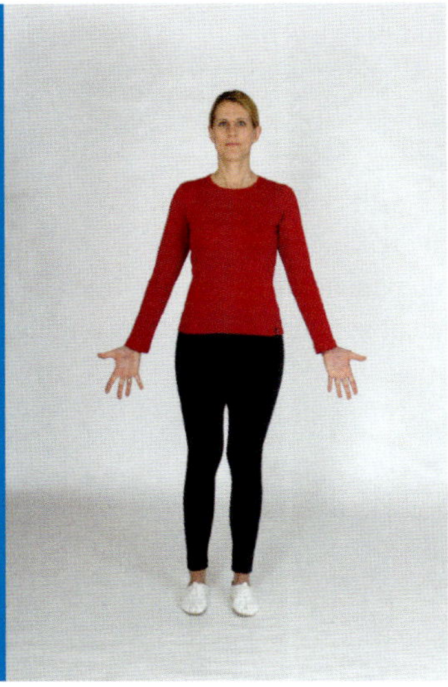

Wirkungen

Übung	Wirkungen
1	**Grundspannung:** • Bauchmuskeln werden gekräftigt • Streck- und Stützmuskeln der Wirbelsäule werden gedehnt • Bandscheiben werden von Druck entlastet • Bein-, Arm-, Schulter- und Nackenmuskeln werden gekräftigt
2	• Beinmuskeln werden gekräftigt • Fußgelenke werden mobilisiert • Venenklappen werden durch die Spannung und Entspannung der Beinmuskeln trainiert
3	• Beinmuskeln werden gekräftigt • Fußgelenke werden mobilisiert • Venenklappen werden trainiert • Muskeln an der Rückseite der Beine werden gedehnt
4	• Bauchmuskeln, Abduktoren und Adduktoren sowie Hüft-, Gesäß- und Oberschenkelmuskeln werden gekräftigt
5	• Ganzer Körper wird gedehnt und entspannt
6	• Rückenmuskeln und Wirbelsäule werden entspannt mobilisiert
7	• Spannung für den ganzen Körper wird aufgebaut • Bewusst die aufrechte Haltung erleben

Hinweise für Übungen 2 und 3

Eine gute Haltung beginnt bei den Füßen.

Diese Übungen können auch durchgeführt werden im Sitzen mit gebeugten und mit gestreckten Knien.

Hinweis für Übung 4

Adduktoren *schließen* und Abduktoren *spreizen* die Beine, sie gehören der Lage nach zur Oberschenkelmuskulatur.

Adduktoren: entspringen am Schambein (Beckenbereich) und setzen an der Rückseite des Oberschenkelknochens an. Beim Schließen der Beine ist die Muskelspannung an der Innenseite der Oberschenkel zu fühlen.

Abduktoren: ihr Ursprungsbereich ist die Außenfläche am Beckenkamm und ihr Ansatz ist der große Rollhügel (Trochanter major) vom Oberschenkelknochen (Femur).

Beim Spreizen der Beine ist die Muskelspannung oben an der Außenseite des Oberschenkels zu fühlen.

1. Übung

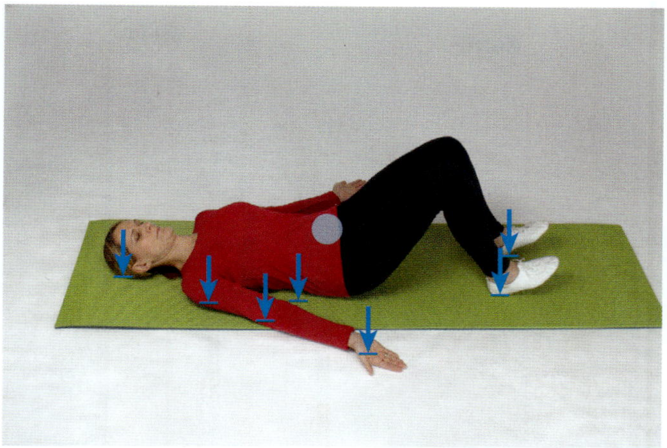

Ausgangsstellung

- Sie liegen auf dem Rücken
- Beine sind gebeugt
- Fersen am Boden
- Arme sind gestreckt, leicht abgespreizt neben dem Körper
- Handflächen zeigen nach oben

Wiederholungen

- 3 ×

Ausführung

- Bauchmuskeln anspannen
- Unteren Rücken in den Boden drücken
- Fersen in den Boden drücken
- Arme und Hände in den Boden drücken
- Hinterkopf in den Boden drücken
- Spannung halten, bis 10 zählen
- Spannung lösen, bis 5 zählen
- Übung wiederholen

! Bitte beachten

- Weiteratmen

2. Übung

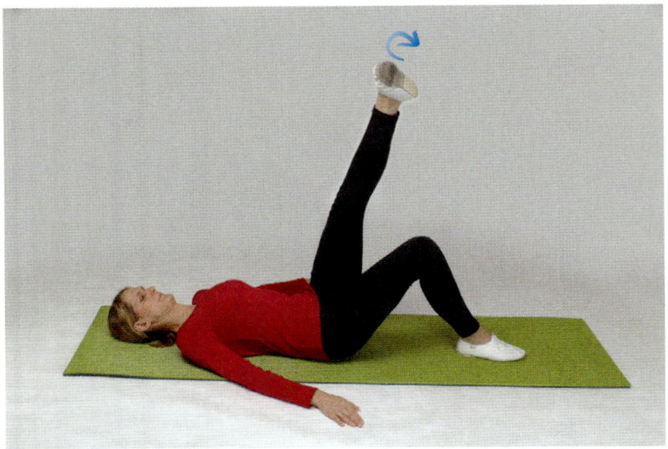

Ausgangsstellung

- Sie liegen auf dem Rücken
- Beine sind gebeugt
- Füße am Boden
- Arme sind gestreckt neben dem Körper

Wiederholungen

- Die Füße einige Male kreisen
- 2 × mit jedem Bein üben

Ausführung

- Ein Bein nach oben strecken
- Fuß im Fußgelenk kreisen in beide Richtungen
- Beine wechseln

! Bitte beachten

- Das Becken bleibt am Boden liegen, nicht aufrollen

3. Übung

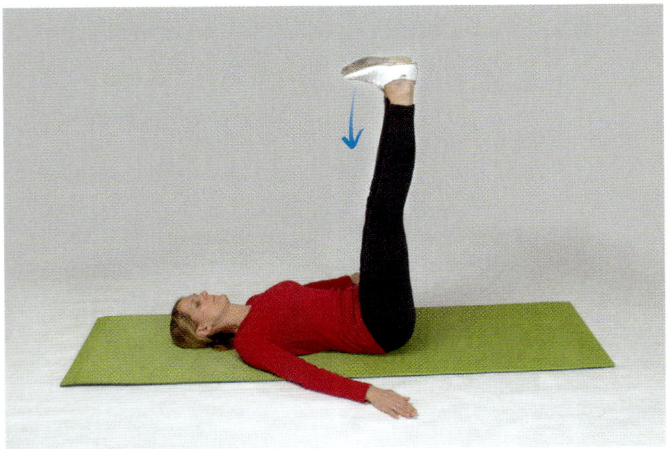

Ausgangsstellung

- Sie liegen auf dem Rücken
- Beine sind gebeugt
- Füße am Boden
- Arme sind gestreckt neben dem Körper

Wiederholungen

- 3 ×

Ausführung

- Beide Beine nach oben strecken
- Beide Vorfüße einige Male anbeugen und wieder strecken
- Beine beugen und langsam mit Bauchmuskelspannung zurückstellen

! Bitte beachten

- Knie bleiben gerade
- Das Becken bleibt am Boden liegen

4. Übung

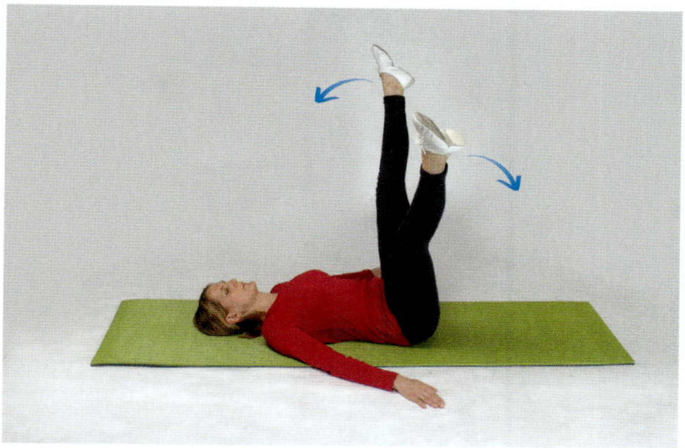

Ausgangsstellung

- Sie liegen auf dem Rücken
- Beine sind gebeugt
- Füße am Boden
- Arme sind gestreckt neben dem Körper

Wiederholungen

- 3 ×

Ausführung

- Beide Beine nach oben strecken
- Die Beine leicht spreizen und schließen
- 5 × bis 10 ×
- Beine beugen und langsam mit Bauchmuskelspannung zurückstellen

! Bitte beachten

- Knie bleiben gerade
- Das Becken bleibt am Boden liegen

5. Übung

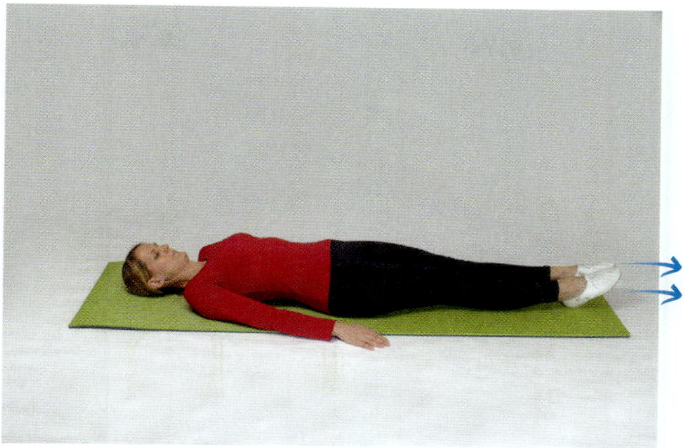

Ausgangsstellung

- Sie liegen auf dem Rücken
- Beine sind gestreckt
- Arme sind gestreckt neben dem Körper

Wiederholungen

- Einige Male

Ausführung

Dehnübung

- Beide Fußspitzen beim Einatmen nach unten ziehen
- Beim Ausatmen die Spannung lösen

! Bitte beachten

- Unteren Rücken nicht in den Boden drücken
- Der Rücken wird bei dieser Übung „hohl“

6. Übung

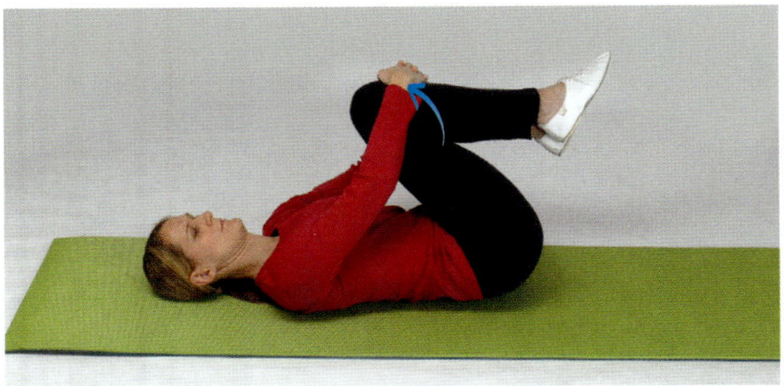

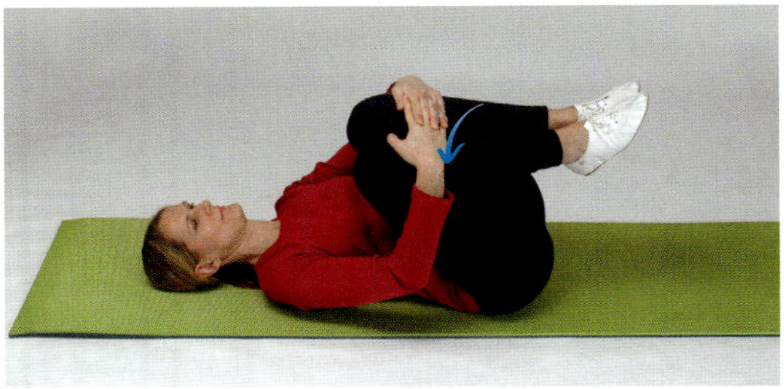

Ausgangsstellung

- Sie liegen auf dem Rücken
- Beine sind gebeugt
- Füße am Boden
- Arme liegen neben dem Körper

Wiederholungen

- Einige Male hin- und herwiegen

Ausführung

- Beide Knie an den Bauch ziehen
- Mit beiden Händen die Knie fassen
- Bei Kniebeschwerden die Beine unter den Knien halten
- Auf dem Rücken leicht zur Seite nach rechts und links wiegen

! Bitte beachten

- Nicht zur Seite umfallen
- Der Kopf bleibt liegen

7. Übung

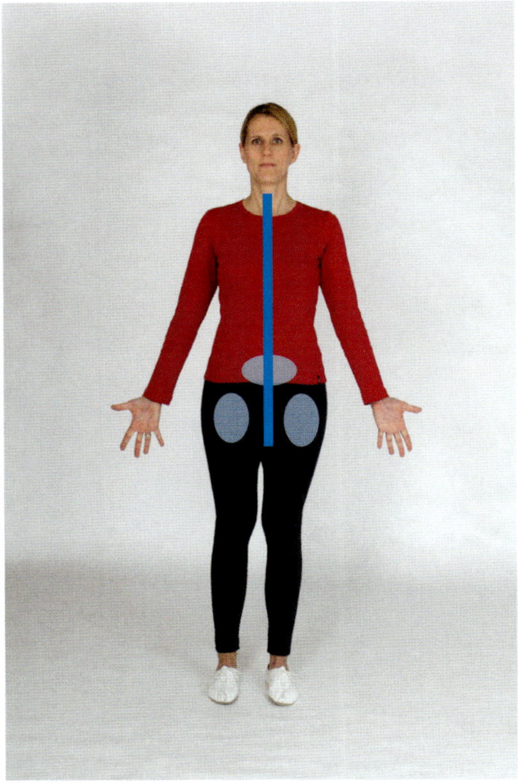

Ausgangsstellung

- Sie stehen und kontrollieren dabei Ihre Haltung
- Füße sind hüftbreit auseinander
- Zehen zeigen nach vorne

Wiederholungen

- 3 ×

Ausführung

- Bauch- und Gesäßmuskeln anspannen
- Beinmuskeln anspannen
- Schultern etwas zurücknehmen
- Rücken strecken
- Arme nach außen drehen
- Leicht vom Körper abspreizen
- Finger spreizen
- Kopf und Nacken lang herausstrecken
- Spannung halten, bis 10 zählen
- Spannung lösen

! Bitte beachten

- Kopf nicht nach hinten beugen
- Kinn leicht zum Brustkorb ziehen
- Weiteratmen

KAPITEL

13 Übungstag 13

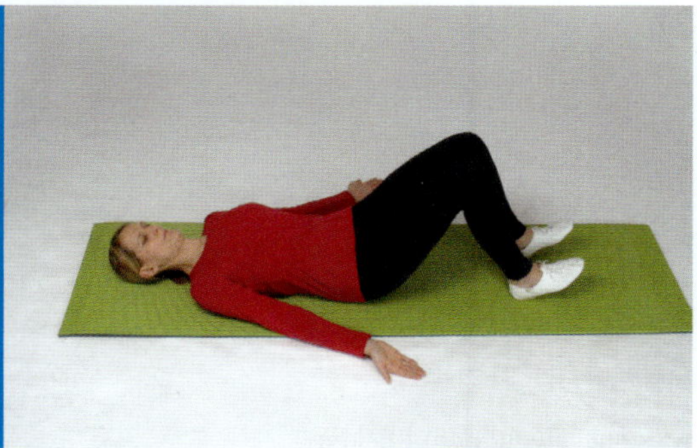
Übung 1

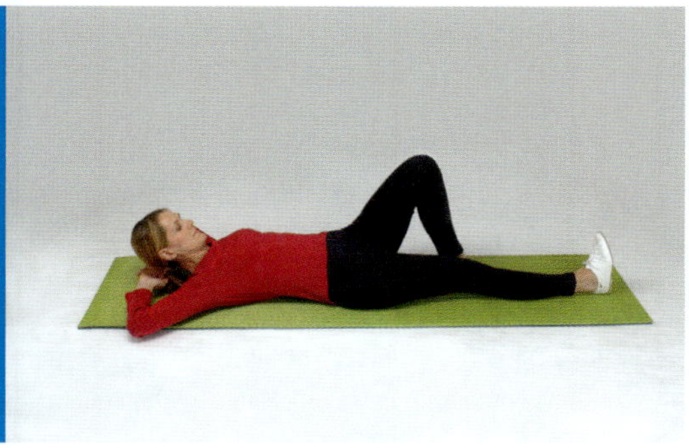
Übung 2

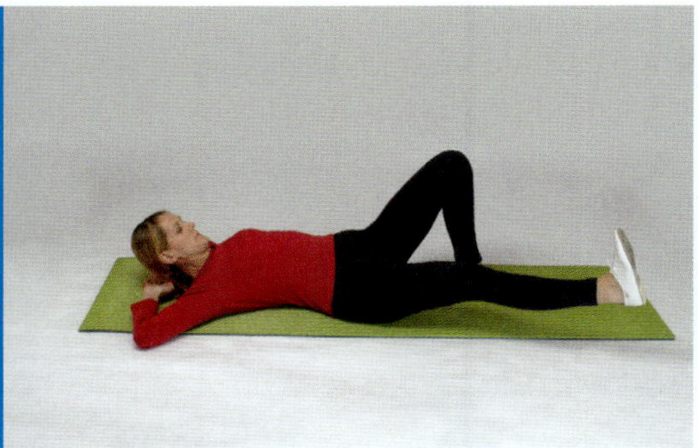
Übung 3

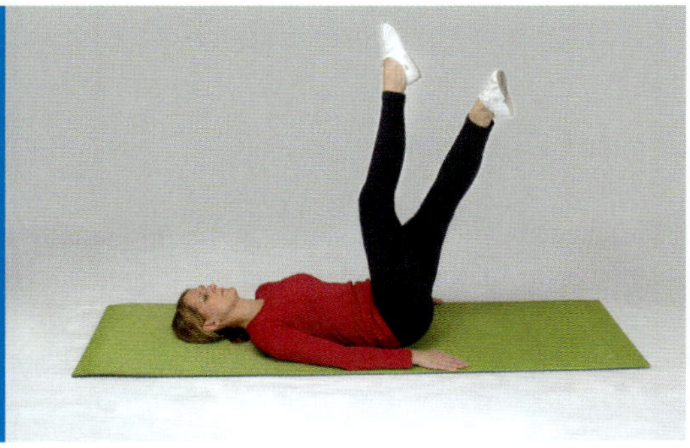
Übung 4

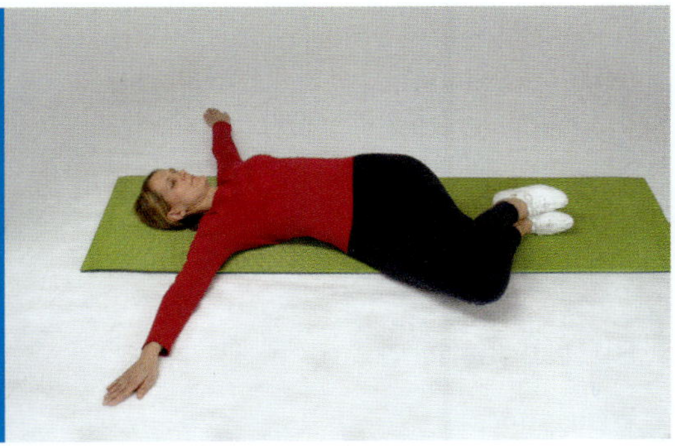
Übung 5

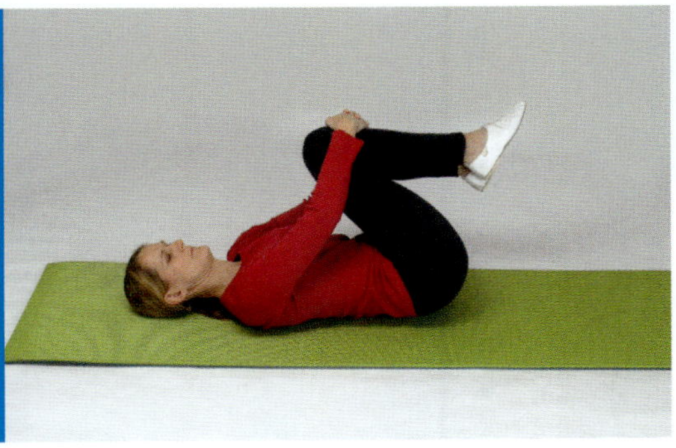
Übung 6

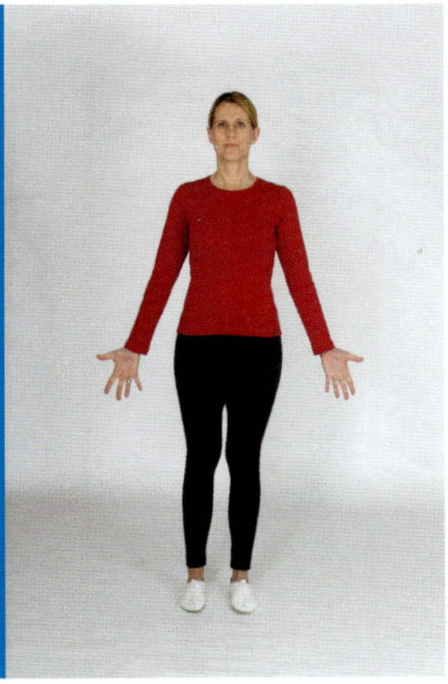
Übung 7

Wirkungen

Übung	Wirkungen
1	**Grundspannung:** • Bauchmuskeln werden gekräftigt • Streck- und Stützmuskeln der Wirbelsäule werden gedehnt • Bandscheiben werden von Druck entlastet • Bein-, Arm-, Schulter- und Nackenmuskeln werden gekräftigt
2	• Hals-, Bauch- und Beinmuskeln werden gekräftigt • Brust- und Schultermuskeln werden gedehnt
3	• Hals- und Bauchmuskeln, Abduktoren und Adduktoren sowie Hüft-, Gesäß- und Oberschenkelmuskeln werden gekräftigt • Brust- und Schultermuskeln werden gedehnt
4	• Bauchmuskeln, Abduktoren und Adduktoren sowie Hüft-, Gesäß- und Oberschenkelmuskeln werden gekräftigt
5	• **Arm-** und Beinmuskeln werden gekräftigt • Abduktoren werden gedehnt, Rotation für eine beweglichere Wirbelsäule im unteren Rücken
6	• Rückenmuskeln und Wirbelsäule werden entspannt mobilisiert
7	• Spannung für den ganzen Körper wird aufgebaut • Bewusst die aufrechte Haltung erleben

Hinweis für Übung 4

Aus der Rückenlage die gestreckten Beine *nicht* gemeinsam zu Boden senken oder vom Boden abheben. Die Beine *nur* so weit senken, dass der untere Rücken mithilfe der Bauchmuskeln am Boden gehalten werden kann. Sonst die Beine einzeln ablegen oder anheben.

1. Übung

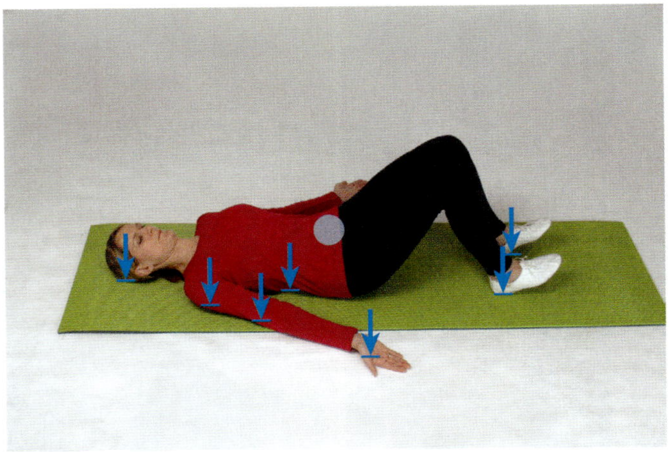

Ausgangsstellung

- Sie liegen auf dem Rücken
- Beine sind gebeugt
- Fersen am Boden
- Arme sind gestreckt, leicht abgespreizt neben dem Körper
- Handflächen zeigen nach oben

Wiederholungen

- 3 ×

Ausführung

- Bauchmuskeln anspannen
- Unteren Rücken in den Boden drücken
- Fersen in den Boden drücken
- Arme und Hände in den Boden drücken
- Hinterkopf in den Boden drücken
- Spannung halten, bis 10 zählen
- Spannung lösen, bis 5 zählen
- Übung wiederholen

! Bitte beachten

- Weiteratmen

2. Übung

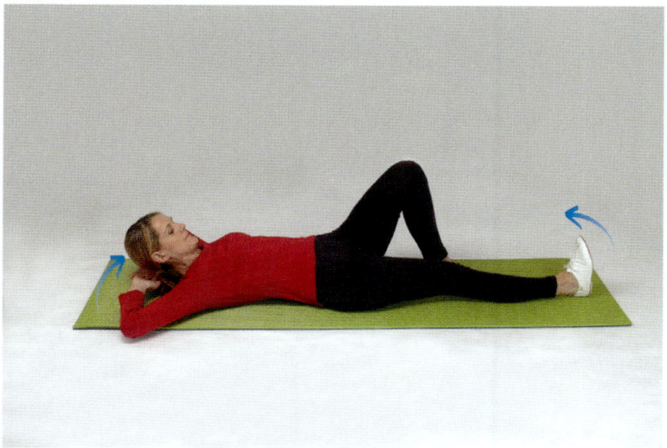

Ausgangsstellung

- Sie liegen auf dem Rücken
- Ein Bein ist gebeugt
- Das andere Bein ist gestreckt
- Hände liegen unter dem Kopf

Wiederholungen

- 3 × mit jedem Bein üben

Ausführung

- Den Vorfuß des gestreckten Beines anbeugen
- Kopf anheben, Hände bleiben am Boden liegen
- Fußspitze ansehen
- Kopf langsam zurücklegen
- Spannung lösen

! Bitte beachten

- Weiteratmen

3. Übung

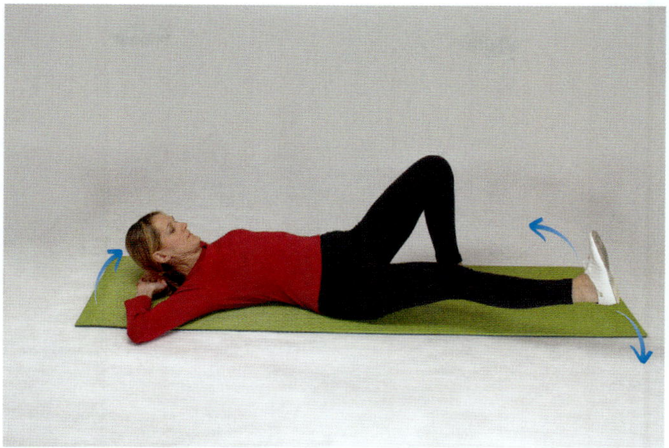

Ausgangsstellung

- Sie liegen auf dem Rücken
- Ein Bein ist gebeugt
- Das andere Bein ist gestreckt
- Hände liegen unter dem Kopf

Wiederholungen

- 2 × mit jedem Bein üben

Ausführung

- Den Vorfuß des gestreckten Beines anbeugen
- Das gestreckte Bein etwas anheben
- Kopf anheben, Hände bleiben am Boden liegen
- Das gestreckte Bein zur Seite spreizen, dabei die Fußspitze ansehen
- Das Bein zurückführen und ablegen
- Kopf zurücklegen
- Spannung lösen

! Bitte beachten

- Das Bein nicht nach außen drehen
- Kniescheibe zeigt immer nach oben

4. Übung

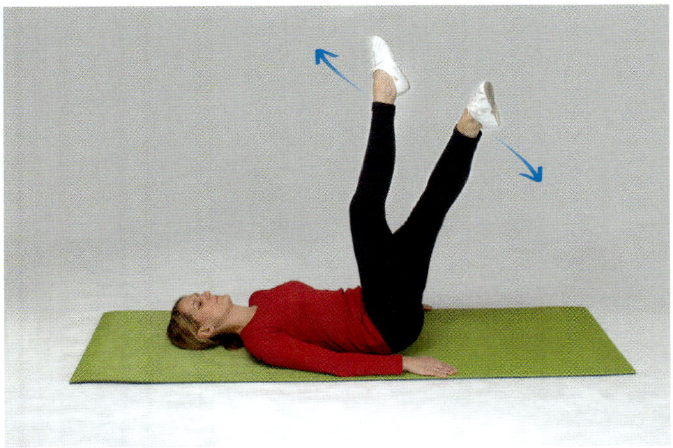

Ausgangsstellung

- Sie liegen auf dem Rücken
- Beine sind gebeugt
- Füße am Boden
- Arme sind gestreckt neben dem Körper

Wiederholungen

- 3 ×

Ausführung

- Beide Beine nach oben strecken
- Die Beine leicht spreizen, beim Schließen übereinander scheren
- 5 × bis 10 ×
- Beine beugen und langsam mit Bauchmuskelspannung zurückstellen

! Bitte beachten

- Knie bleiben möglichst gerade
- Das Becken bleibt am Boden liegen

5. Übung

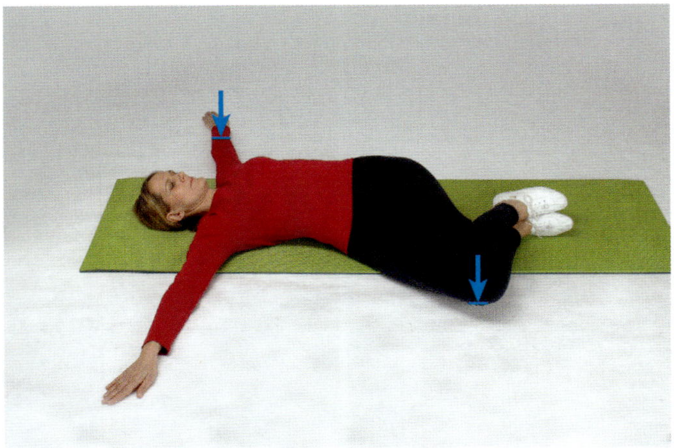

Ausgangsstellung

- Sie liegen auf dem Rücken
- Beine sind gebeugt
- Füße am Boden
- Arme sind in Schulterhöhe gestreckt

Wiederholungen

- 2 × (zur gleichen Seite)

Ausführung

- Beide Beine nach rechts zur Seite senken, Knie liegen aufeinander
- Beide Knie in den Boden drücken
- Dazu den linken Arm in den Boden drücken
- Spannung einen Augenblick halten
- Spannung lösen

! Bitte beachten

- Schultern bleiben am Boden liegen
- Weiteratmen

6. Übung

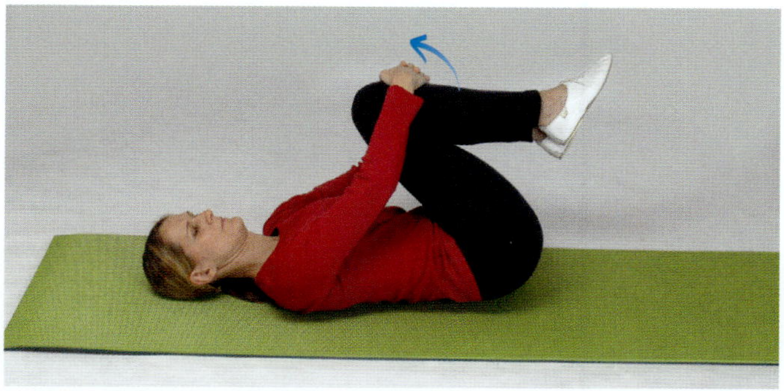

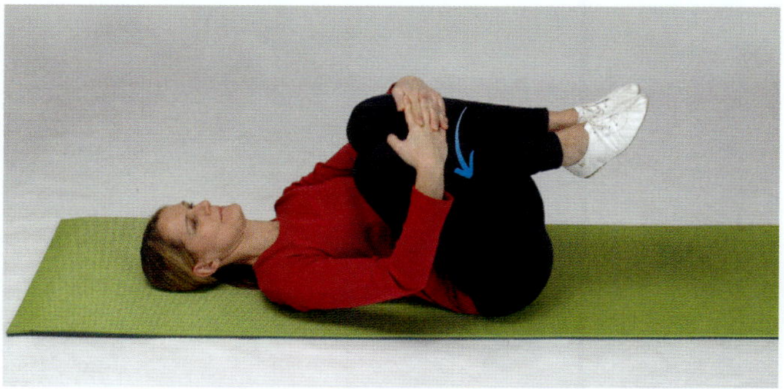

Ausgangsstellung

- Sie liegen auf dem Rücken
- Beine sind gebeugt
- Füße am Boden
- Arme liegen neben dem Körper

Wiederholungen

- Einige Male hin- und herwiegen

Ausführung

- Beide Knie an den Bauch ziehen
- Mit beiden Händen die Knie fassen
- Bei Kniebeschwerden die Beine unter den Knien halten
- Auf dem Rücken leicht zur Seite nach rechts und links wiegen

! Bitte beachten

- Nicht zur Seite umfallen
- Der Kopf bleibt liegen

7. Übung

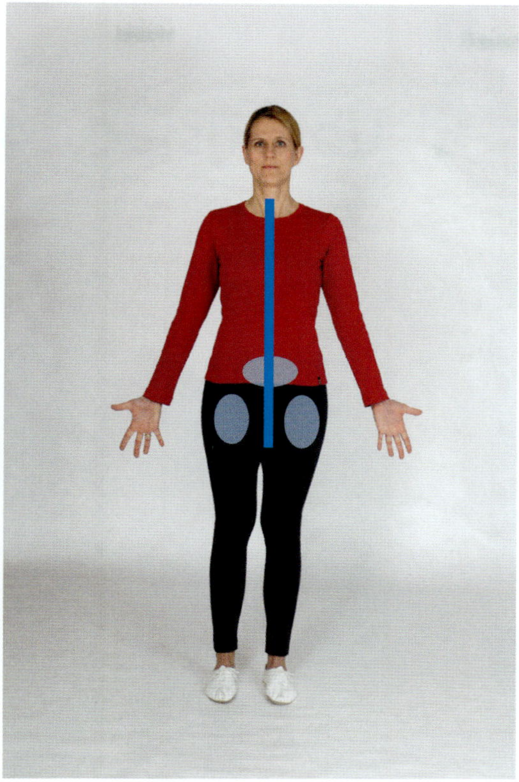

Ausgangsstellung

- Sie stehen und kontrollieren dabei Ihre Haltung
- Füße sind hüftbreit auseinander
- Zehen zeigen nach vorne

Wiederholungen

- 3 ×

Ausführung

- Bauch- und Gesäßmuskeln anspannen
- Beinmuskeln anspannen
- Schultern etwas zurücknehmen
- Rücken strecken
- Arme nach außen drehen
- Leicht vom Körper abspreizen
- Finger spreizen
- Kopf und Nacken lang herausstrecken
- Spannung halten, bis 10 zählen
- Spannung lösen

! Bitte beachten

- Kopf nicht nach hinten beugen
- Kinn leicht zum Brustkorb ziehen
- Weiteratmen

KAPITEL

14 Übungstag 14

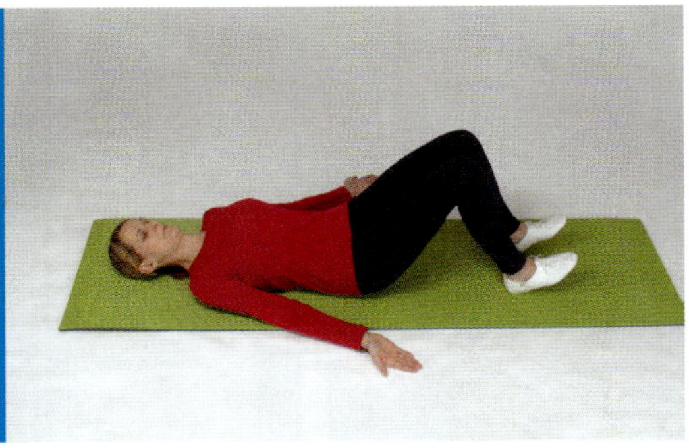

Übung 1

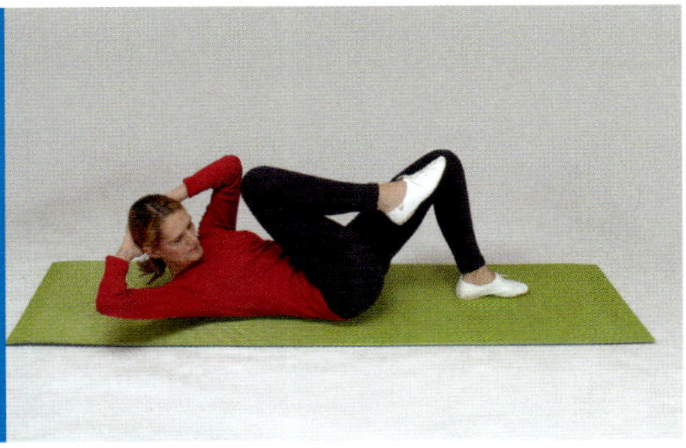

Übung 2

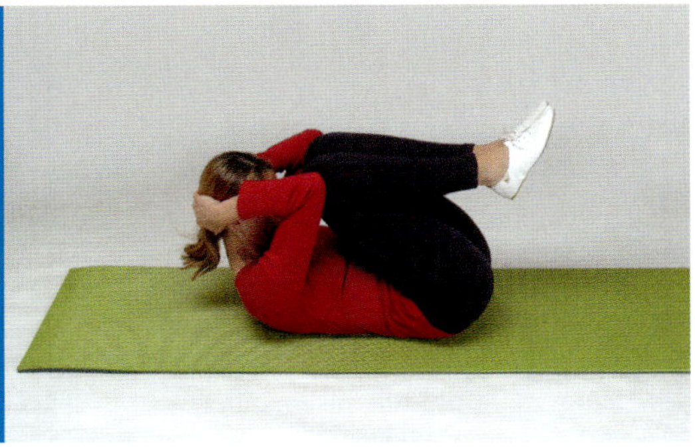

Übung 3

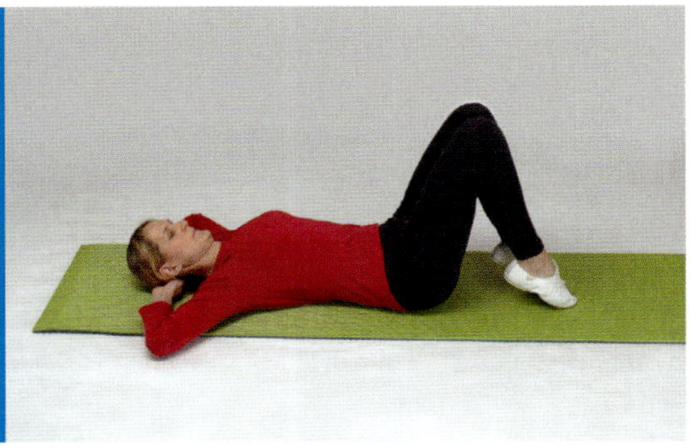

Übung 4

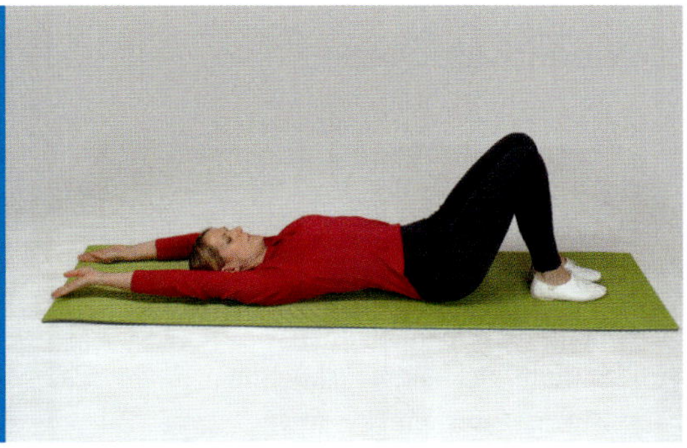

Übung 5

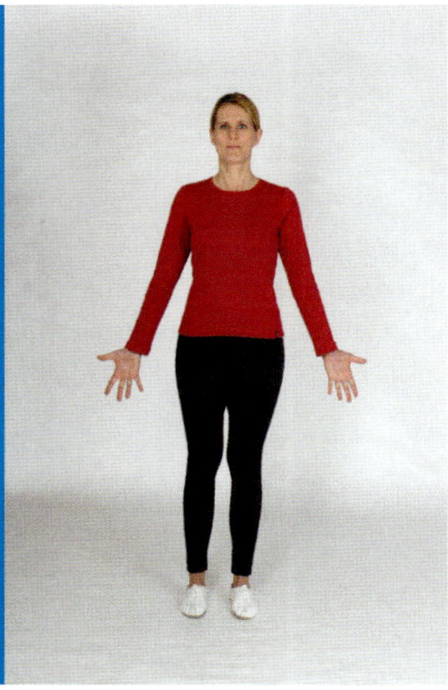

Übung 7

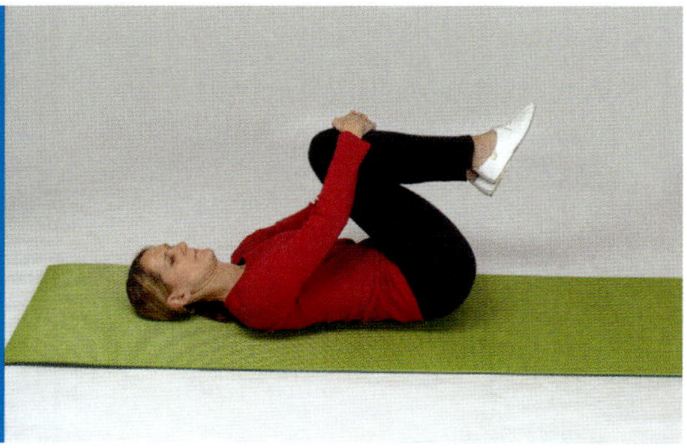

Übung 6

Wirkungen

Übung	Wirkungen
1	**Grundspannung:** • Bauchmuskeln werden gekräftigt • Streck- und Stützmuskeln der Wirbelsäule werden gedehnt • Bandscheiben werden von Druck entlastet • Bein-, Arm-, Schulter- und Nackenmuskeln werden gekräftigt
2	• Brust- und schräge Bauchmuskeln werden gekräftigt
3	• Brust- und **Bauchmuskeln** werden gekräftigt • Nacken-, Streck- und Stützmuskeln der Wirbelsäule werden gedehnt
4	• Bein- und **Bauchmuskeln** werden gekräftigt • Arm-, Brust- und Rückenmuskeln, besonders im unteren Rücken, werden gedehnt
5	• Arm-, Schulter-, Brust-, Bauch- und Rückenmuskeln werden gedehnt
6	• Rückenmuskeln und Wirbelsäule werden entspannt mobilisiert
7	• Spannung für den ganzen Körper wird aufgebaut • Bewusst die aufrechte Haltung erleben

1. Übung

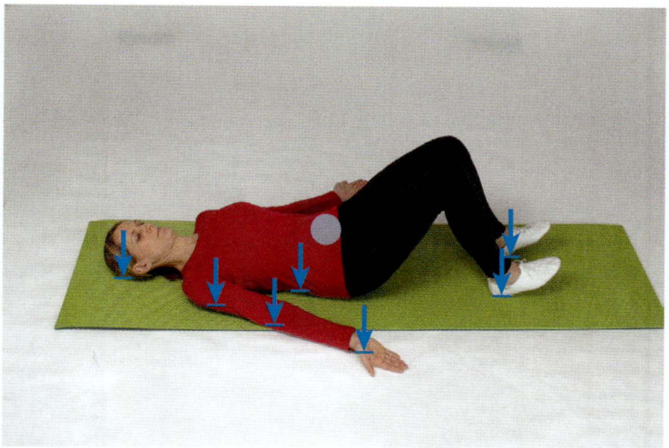

Ausgangsstellung

- Sie liegen auf dem Rücken
- Beine sind gebeugt
- Fersen am Boden
- Arme sind gestreckt, leicht abgespreizt neben dem Körper
- Handflächen zeigen nach oben

Wiederholungen

- 3 ×

Ausführung

- Bauchmuskeln anspannen
- Unteren Rücken in den Boden drücken
- Fersen in den Boden drücken
- Arme und Hände in den Boden drücken
- Hinterkopf in den Boden drücken
- Spannung halten, bis 10 zählen
- Spannung lösen, bis 5 zählen
- Übung wiederholen

! Bitte beachten

- Weiteratmen

2. Übung

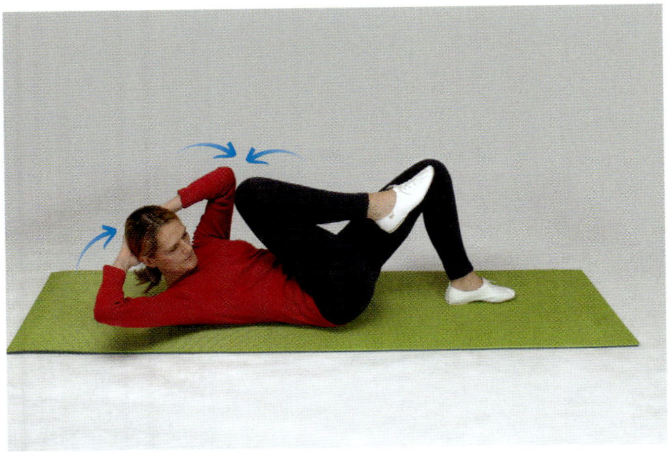

Ausgangsstellung

- Sie liegen auf dem Rücken
- Beine sind gebeugt
- Füße am Boden
- Hände liegen unter dem Kopf

Wiederholungen

- 2 × jede Seite

Ausführung

- Rechtes Knie an den Bauch heranbeugen
- Linken Ellbogen zum Knie führen
- Kopf und Oberkörper mitaufrichten
- Langsam wieder zurücklegen
- Das rechte Bein mit Bauchmuskelspannung zurückstellen

! Bitte beachten

- Ausatmen beim Aufrichten
- Einatmen beim Zurücklegen

3. Übung

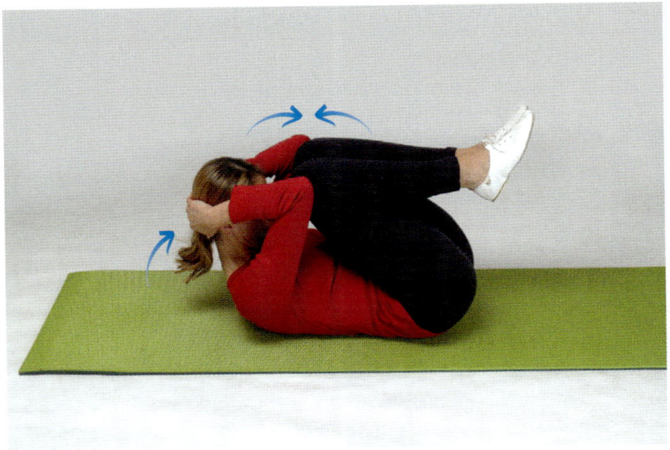

Ausgangsstellung

- Sie liegen auf dem Rücken
- Beine sind gebeugt
- Füße am Boden
- Hände liegen unter dem Kopf

Wiederholungen

- 3 ×

Ausführung

- Beide Knie an den Bauch heranbeugen
- Beide Ellbogen zu den Knien führen
- Langsam wieder zurücklegen
- Beide Beine gemeinsam oder nacheinander mit Bauchmuskelspannung zurückstellen

! Bitte beachten

- Ausatmen beim Aufrichten
- Einatmen beim Zurücklegen

4. Übung

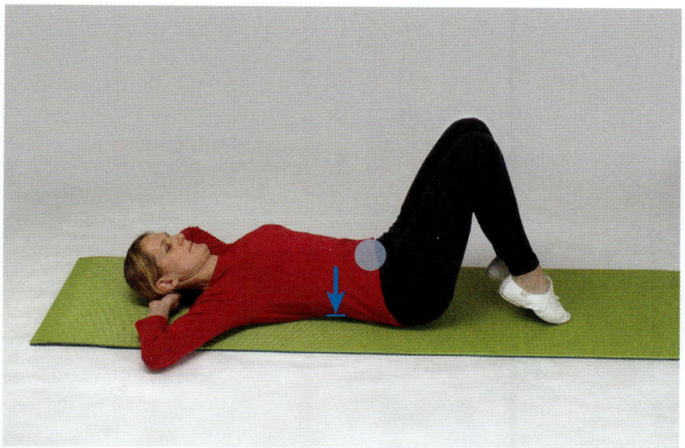

Ausgangsstellung

- Sie liegen auf dem Rücken
- Beine sind gebeugt
- Füße am Boden
- Hände liegen unter dem Kopf

Wiederholungen

- Einige Male

Ausführung

- Beide Beine an den Bauch heranbeugen
- Nun langsam beide Fußspitzen zum Boden senken
- Beide Beine an den Bauch heranbeugen
- Nun langsam die Fersen zum Boden senken
- Diese Übung im Wechsel üben

! Bitte beachten

- Den unteren Rücken am Boden halten
- Weiteratmen

5. Übung

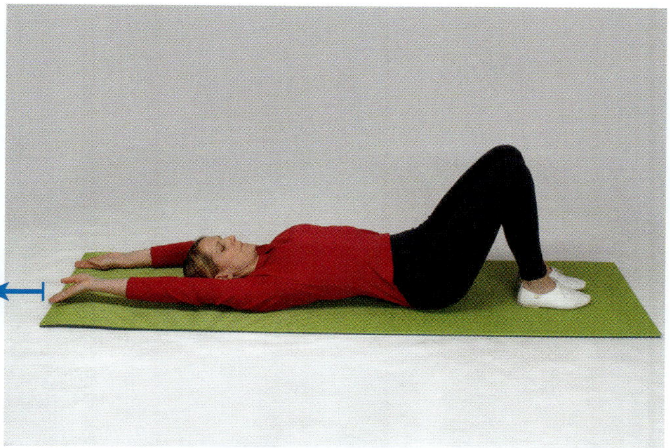

Ausgangsstellung

- Sie liegen auf dem Rücken
- Beine sind gebeugt
- Füße am Boden
- Arme sind gestreckt über dem Kopf am Boden

Wiederholungen

- 2 × mit jedem Arm üben

Ausführung

Dehnübung

- Beim Einatmen einen Arm nach oben herausdehnen
- Beim Ausatmen den Arm zurückgleiten lassen

! Bitte beachten

- Vorsichtig dehnen

6. Übung

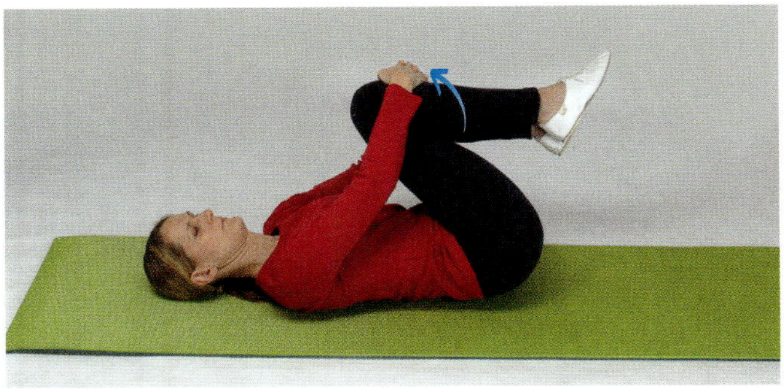

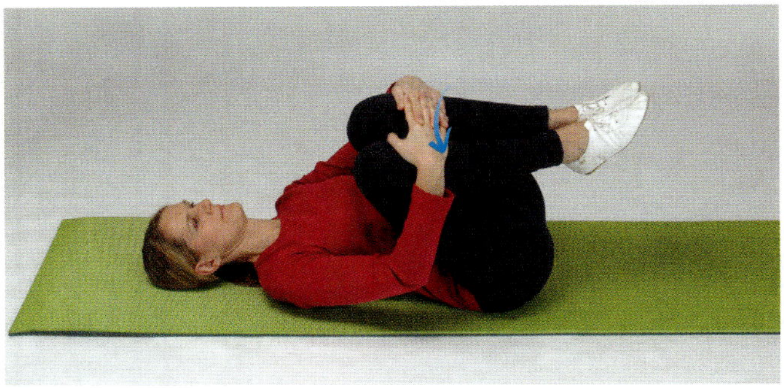

Ausgangsstellung

- Sie liegen auf dem Rücken
- Beine sind gebeugt
- Füße am Boden
- Arme liegen neben dem Körper

Wiederholungen

- Einige Male hin- und herwiegen

Ausführung

- Beide Knie an den Bauch ziehen
- Mit beiden Händen die Knie fassen
- Bei Kniebeschwerden die Beine unter den Knien halten
- Auf dem Rücken leicht zur Seite nach rechts und links wiegen

! Bitte beachten

- Nicht zur Seite umfallen
- Der Kopf bleibt liegen

7. Übung

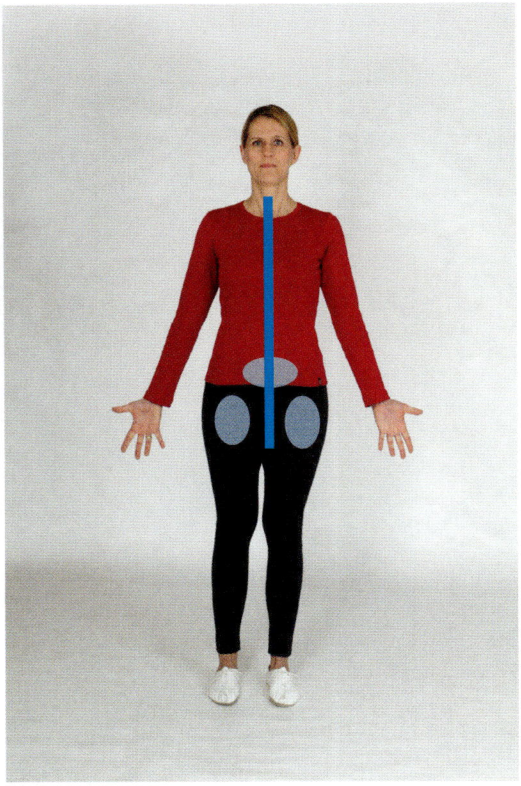

Ausgangsstellung

- Sie stehen und kontrollieren dabei Ihre Haltung
- Füße sind hüftbreit auseinander
- Zehen zeigen nach vorne

Wiederholungen

- 3 ×

Ausführung

- Bauch- und Gesäßmuskeln anspannen
- Beinmuskeln anspannen
- Schultern etwas zurücknehmen
- Rücken strecken
- Arme nach außen drehen
- Leicht vom Körper abspreizen
- Finger spreizen
- Kopf und Nacken lang herausstrecken
- Spannung halten, bis 10 zählen
- Spannung lösen

! Bitte beachten

- Kopf nicht nach hinten beugen
- Kinn leicht zum Brustkorb ziehen
- Weiteratmen

KAPITEL

15 Übungstag 15

Übung 1

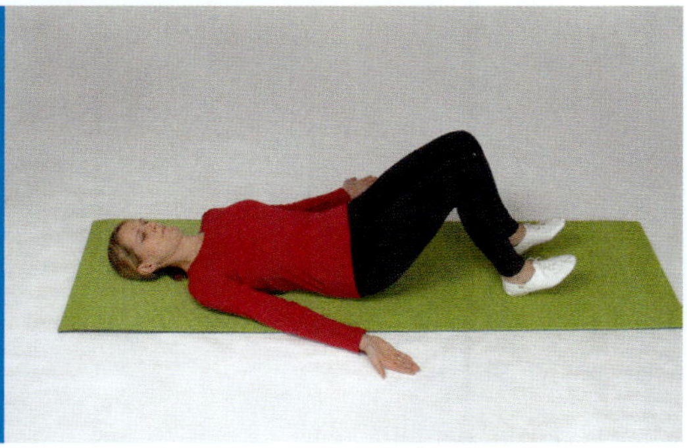

Übung 2

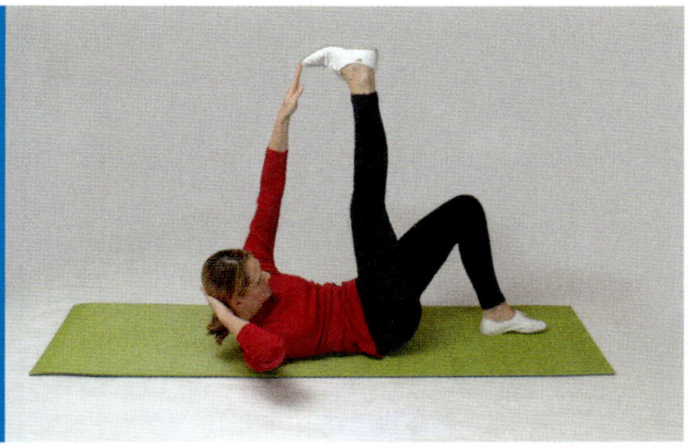

Übung 3

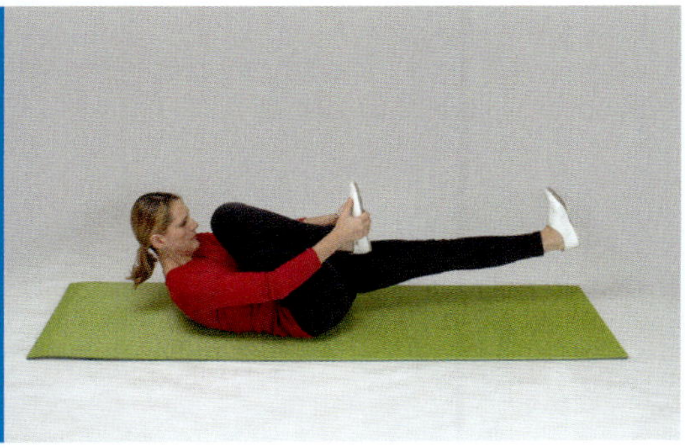

Übung 4

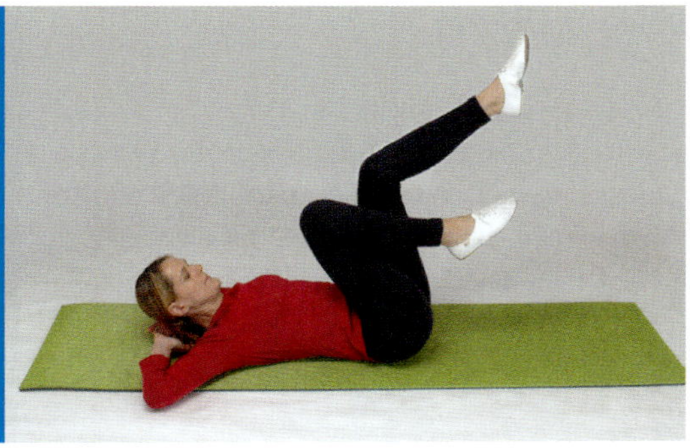

Übung 5

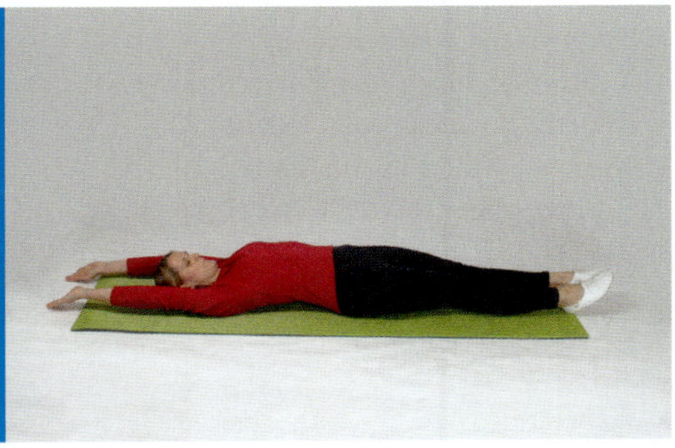

Übung 6

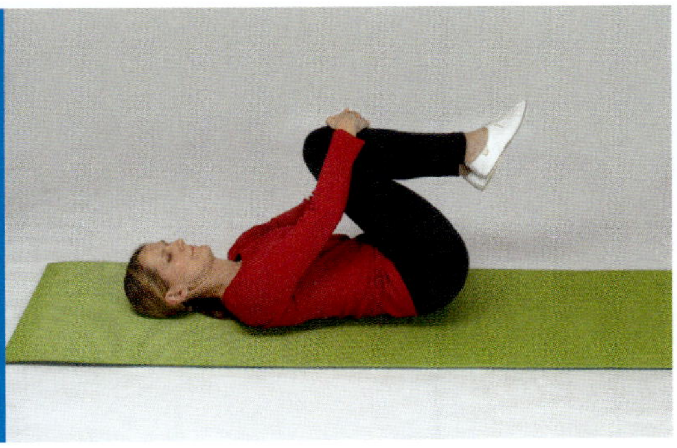

Übung 7

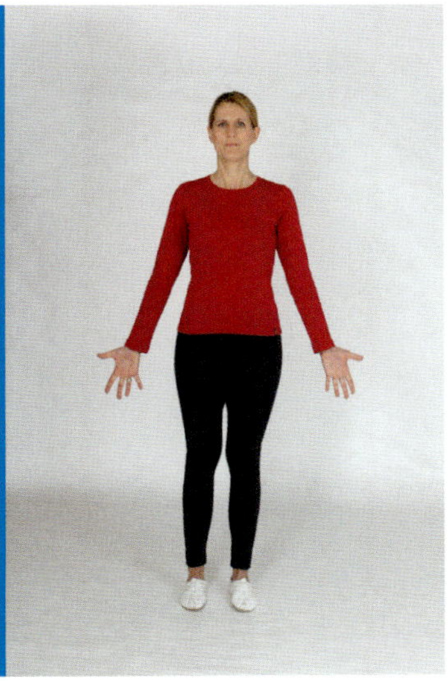

15

Wirkungen

Übung	Wirkungen
1	**Grundspannung:** • Bauchmuskeln werden gekräftigt • Streck- und Stützmuskeln der Wirbelsäule werden gedehnt • Bandscheiben werden von Druck entlastet • Bein-, Arm-, Schulter- und Nackenmuskeln werden gekräftigt
2	• Arm-, Brust- und schräge Bauchmuskeln werden gekräftigt • Nackenmuskeln werden gedehnt • Muskeln an der Rückseite des Beines werden gedehnt
3	• Hals-, Hüft-, Bein-, **Bauch-** und **Gesäßmuskeln** werden gekräftigt
4	• Hals-, Hüft-, Bein- und **Bauchmuskeln** werden gekräftigt • Brust-, Arm- und Rückenmuskeln werden gedehnt
5	• Ganzer Körper wird gedehnt und entspannt
6	• Rückenmuskeln und Wirbelsäule werden entspannt mobilisiert
7	• Spannung für den ganzen Körper wird aufgebaut • Bewusst die aufrechte Haltung erleben

Hinweis für Übung 2

Die Muskeln an der Rückseite der Oberschenkel (die sog. „Hamstrings") strecken die Hüften und beugen die Knie, sie bewegen die Unterschenkel bei gebeugtem Knie nach innen und außen.

Verkürzte Muskeln schränken die Bewegung in der Hüfte ein, z. B. beim Gehen, das Becken schwingt nicht nach vorne mit. Der Rücken gleicht durch Vorbeugen im Lendenbereich (Hohlkreuz) aus. Die Folge sind Rückenschmerzen.

1. Übung

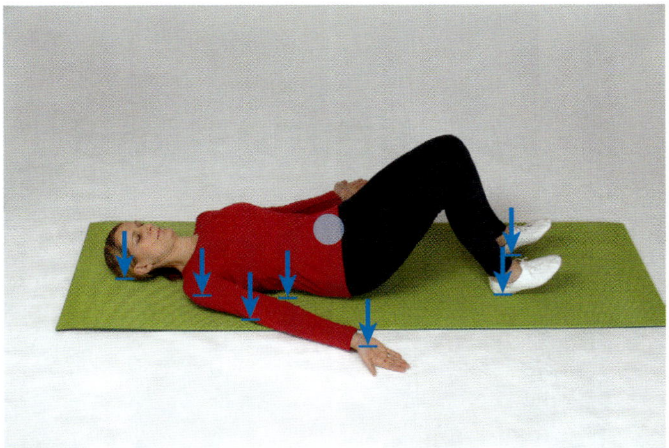

Ausgangsstellung

- Sie liegen auf dem Rücken
- Beine sind gebeugt
- Fersen am Boden
- Arme sind gestreckt, leicht abgespreizt neben dem Körper
- Handflächen zeigen nach oben

Wiederholungen

- 3 ×

Ausführung

- Bauchmuskeln anspannen
- Unteren Rücken in den Boden drücken
- Fersen in den Boden drücken
- Arme und Hände in den Boden drücken
- Hinterkopf in den Boden drücken
- Spannung halten, bis 10 zählen
- Spannung lösen, bis 5 zählen
- Übung wiederholen

! Bitte beachten

- Weiteratmen

2. Übung

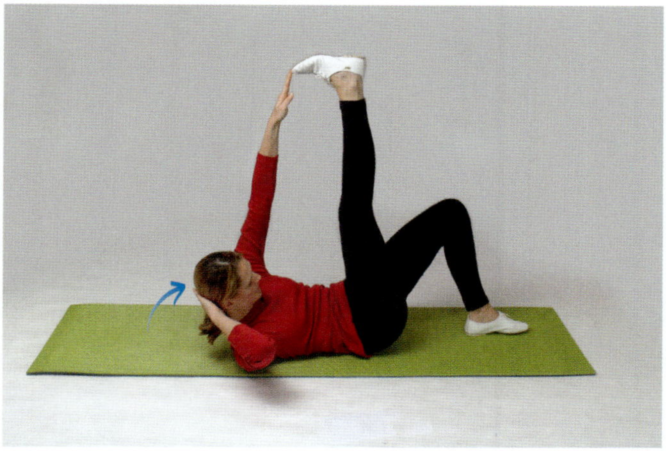

Ausgangsstellung

- Sie liegen auf dem Rücken
- Beine sind gebeugt
- Füße am Boden
- Hände liegen unter dem Kopf

Wiederholungen

- 2 × mit jedem Bein üben

Ausführung

- Rechtes Bein nach oben strecken
- Mit der linken Hand zum Fuß hochgreifen
- Den Kopf mit der rechten Hand unterstützen und anheben
- Langsam wieder zurücklegen
- Das Bein mit Bauchmuskelspannung zurückstellen

! Bitte beachten

- Das Knie möglichst gestreckt lassen

3. Übung

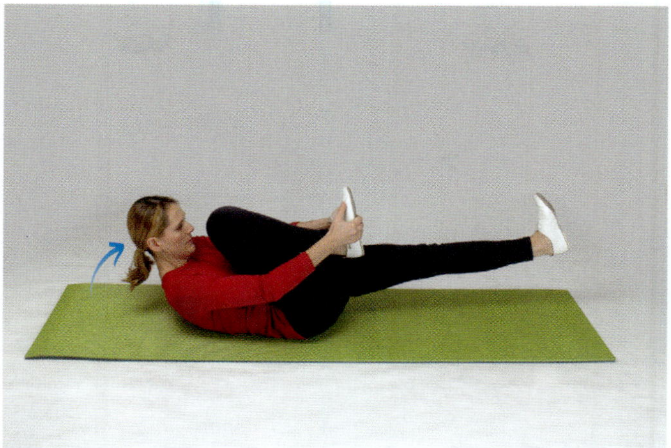

Ausgangsstellung

- Sie liegen auf dem Rücken
- Beine sind gebeugt
- Füße am Boden
- Arme sind gestreckt neben dem Körper

Wiederholungen

- 3 × jedes Bein strecken

Ausführung

- Rechtes Bein an den Bauch heranbeugen
- Beide Hände fassen den rechten Fuß
- Kopf anheben, den Fuß loslassen
- Das Bein strecken, aber nicht ablegen
- Nun das linke Knie an den Bauch heranbeugen
- Beide Hände fassen den linken Fuß
- Kopf bleibt während der Übung oben
- Den Fuß loslassen
- Das Bein strecken, gleichzeitig das andere Bein an den Bauch heranbeugen
- Beide Beine nun immer im Wechsel beugen und strecken

! Bitte beachten

- Nicht zu schnell üben
- Weiteratmen

4. Übung

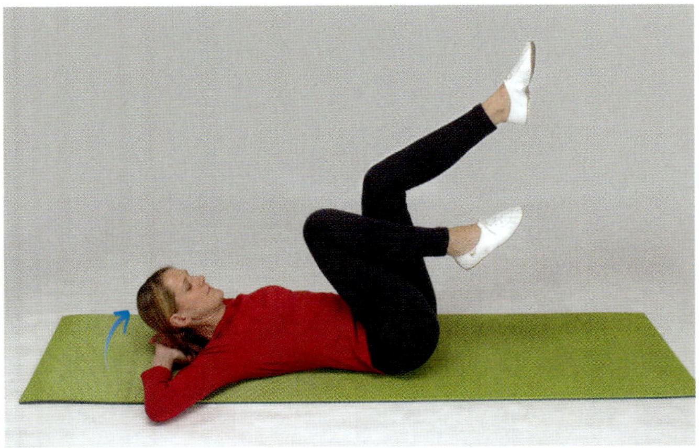

Ausgangsstellung

- Sie liegen auf dem Rücken
- Beine sind gebeugt
- Füße am Boden
- Hände liegen unter dem Kopf

Wiederholungen

- Einige Male die Radfahrbewegung üben

Ausführung

- Beide Knie an den Bauch heranbeugen
- Die Radfahrbewegung üben
- Den Kopf anheben, Arme und Hände am Boden lassen
- Auch rückwärts Rad fahren
- Den Kopf langsam zurücklegen
- Beide Beine mit der Bauchmuskelspannung zurückstellen

! Bitte beachten

- Das Becken bleibt am Boden liegen

5. Übung

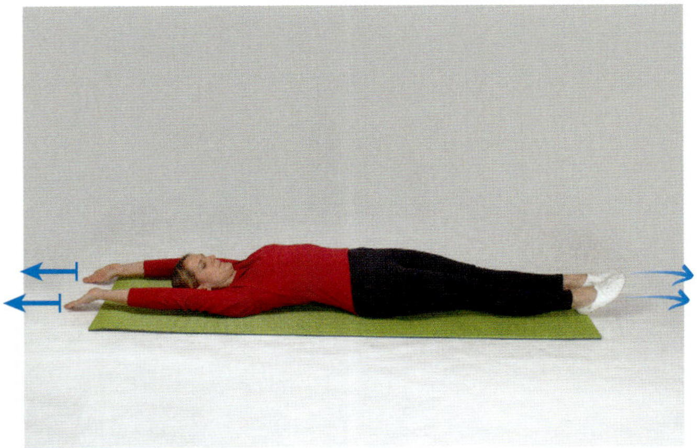

Ausgangsstellung

- Sie liegen auf dem Rücken
- Beine sind gestreckt und geschlossen
- Arme sind gestreckt über dem Kopf am Boden

Wiederholungen

- 3 ×

Ausführung

Dehnübung

- Beim Einatmen beide Fußspitzen nach unten ziehen
- Gleichzeitig beide Arme nach oben herausdehnen
- Beim Ausatmen die Arme zurückgleiten lassen, die Füße lösen

! Bitte beachten

- Vorsichtig dehnen
- Der Rücken wird bei dieser Übung „hohl“

6. Übung

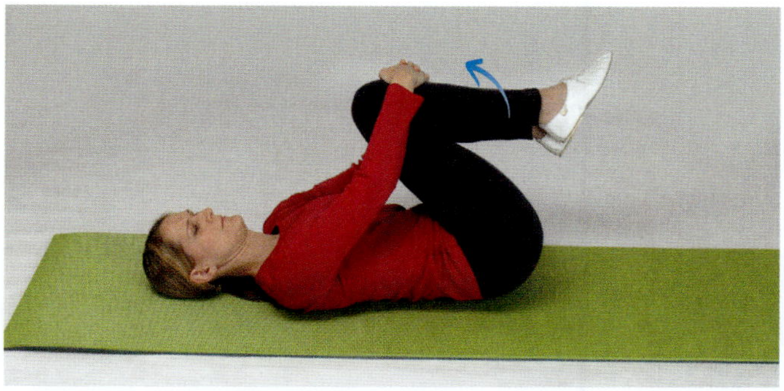

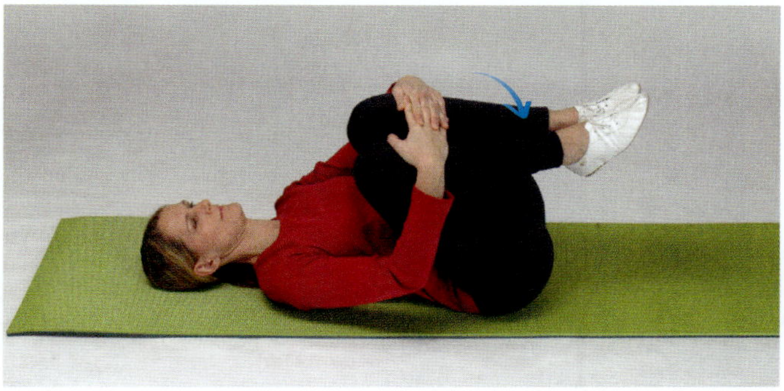

Ausgangsstellung

- Sie liegen auf dem Rücken
- Beine sind gebeugt
- Füße am Boden
- Arme liegen neben dem Körper

Wiederholungen

- Einige Male hin- und herwiegen

Ausführung

- Beide Knie an den Bauch ziehen
- Mit beiden Händen die Knie fassen
- Bei Kniebeschwerden die Beine unter den Knien halten
- Auf dem Rücken leicht zur Seite nach rechts und links wiegen

! Bitte beachten

- Nicht zur Seite umfallen
- Der Kopf bleibt liegen

7. Übung

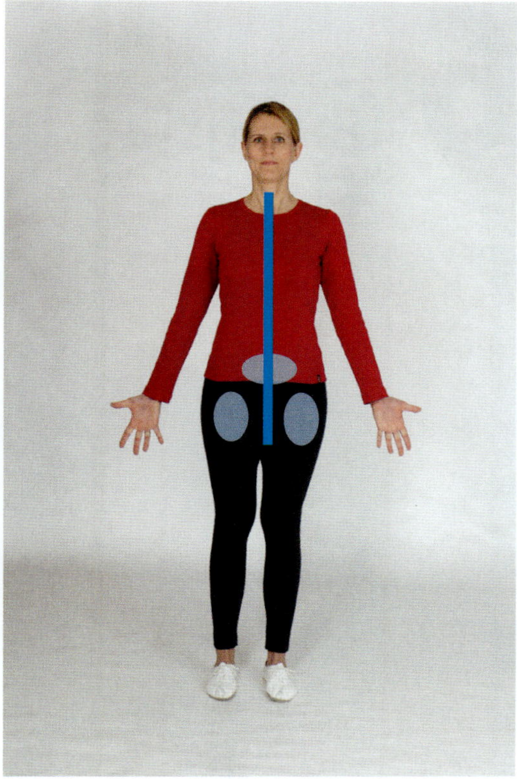

Ausgangsstellung

- Sie stehen und kontrollieren dabei Ihre Haltung
- Füße sind hüftbreit auseinander
- Zehen zeigen nach vorne

Wiederholungen

- 3 ×

Ausführung

- Bauch- und Gesäßmuskeln anspannen
- Beinmuskeln anspannen
- Schultern etwas zurücknehmen
- Rücken strecken
- Arme nach außen drehen
- Leicht vom Körper abspreizen
- Finger spreizen
- Kopf und Nacken lang herausstrecken
- Spannung halten, bis 10 zählen
- Spannung lösen

! Bitte beachten

- Kopf nicht nach hinten beugen
- Kinn leicht zum Brustkorb ziehen
- Weiteratmen

KAPITEL

16 Übungstag 16

Übung 1

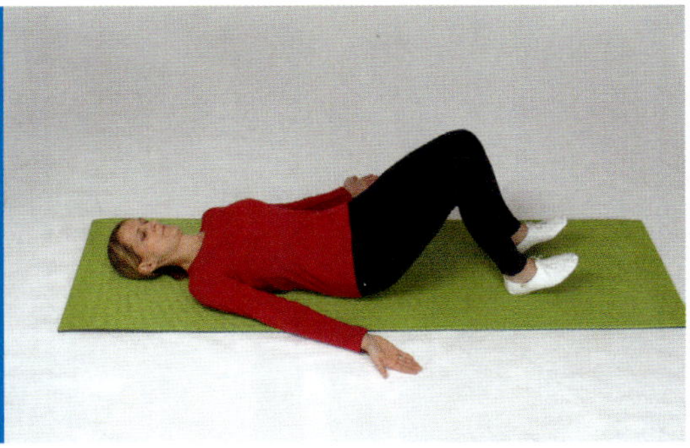

Übung 2

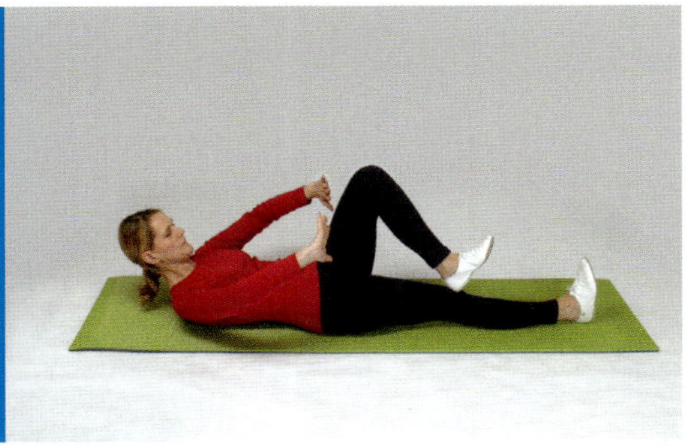

Übung 3

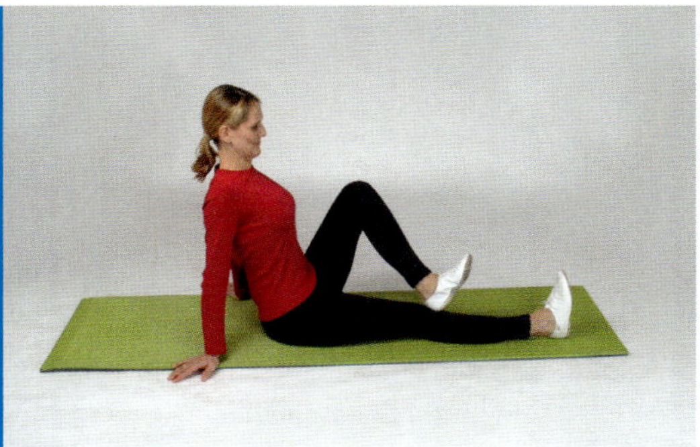

Übung 4

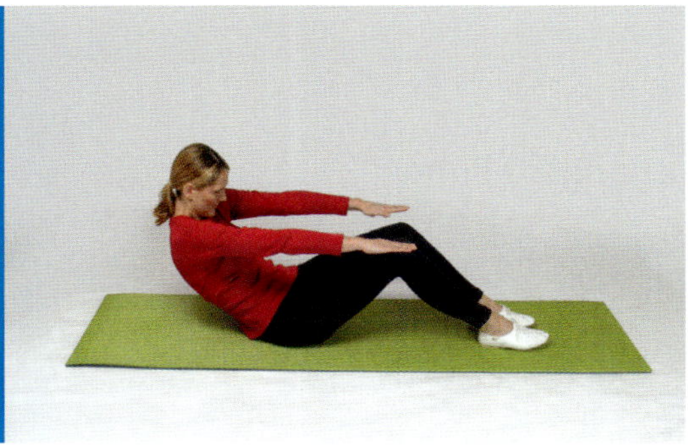

Übung 5

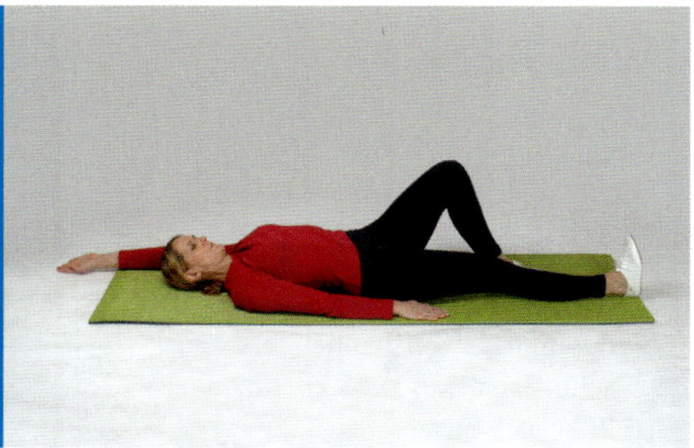

Übung 7

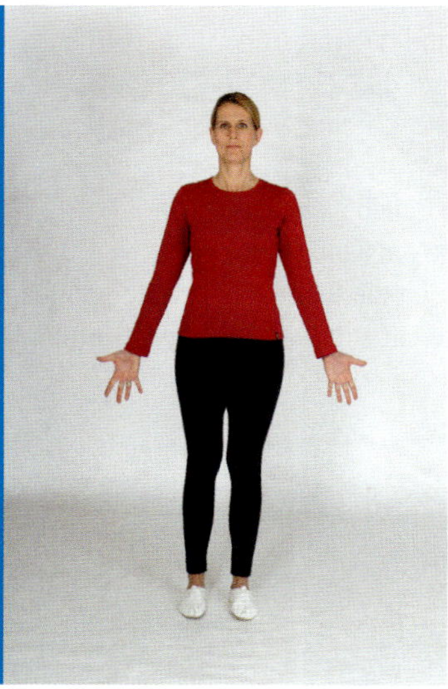

Übung 6

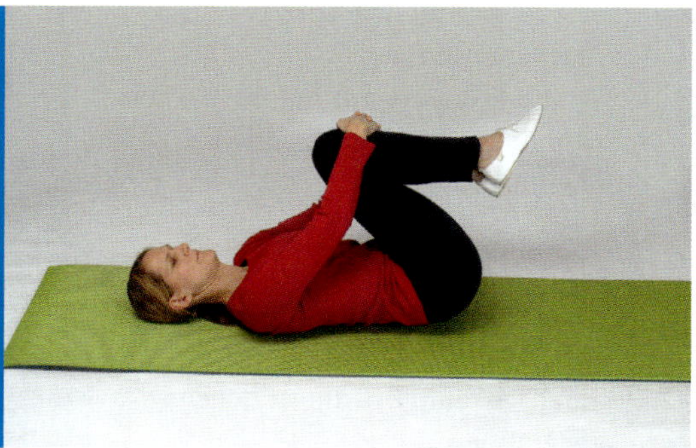

Wirkungen

Übung	Wirkungen
1	**Grundspannung:** • Bauchmuskeln werden gekräftigt • Streck- und Stützmuskeln der Wirbelsäule werden gedehnt • Bandscheiben werden von Druck entlastet • Bein-, Arm-, Schulter- und Nackenmuskeln werden gekräftigt
2	• Hals-, Schulter-, Arm- und Bauchmuskeln werden gekräftigt • Hüft-, Gesäß- und Beinmuskeln werden gekräftigt
3	• Rücken-, Schulter- und Halsmuskeln werden gekräftigt • Hüft-, Gesäß- und Beinmuskeln werden gekräftigt
4	• Hüft- und **Bauchmuskeln** werden gekräftigt
5	• Ganzer Körper wird diagonal gedehnt und entspannt
6	• Rückenmuskeln und Wirbelsäule werden entspannt mobilisiert
7	• Spannung für den ganzen Körper wird aufgebaut • Bewusst die aufrechte Haltung erleben

Hinweis für Übung 4

Zum Training der Bauchmuskeln die Füße *nicht* zur Unterstützung unter Sessel, Couch oder Ähnliches klemmen. Werden die Füße fixiert, übernimmt überwiegend der Hüftmuskel die Funktion des Aufrichtens und Abrollens.

1. Übung

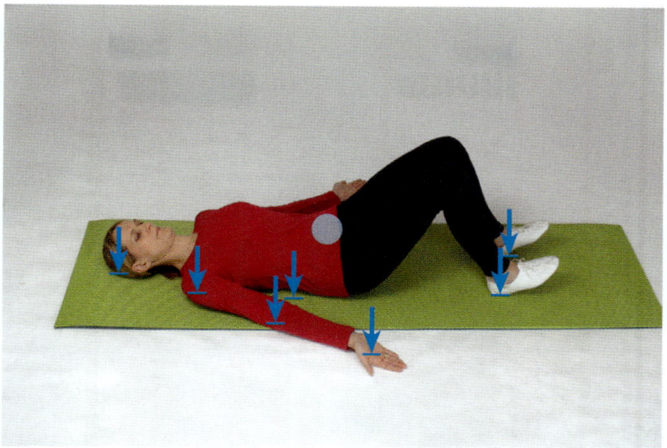

Ausgangsstellung

- Sie liegen auf dem Rücken
- Beine sind gebeugt
- Fersen am Boden
- Arme sind gestreckt, leicht abgespreizt neben dem Körper
- Handflächen zeigen nach oben

Wiederholungen

- 3 ×

Ausführung

- Bauchmuskeln anspannen
- Unteren Rücken in den Boden drücken
- Fersen in den Boden drücken
- Arme und Hände in den Boden drücken
- Hinterkopf in den Boden drücken
- Spannung halten, bis 10 zählen
- Spannung lösen, bis 5 zählen
- Übung wiederholen

! Bitte beachten

- Weiteratmen

2. Übung

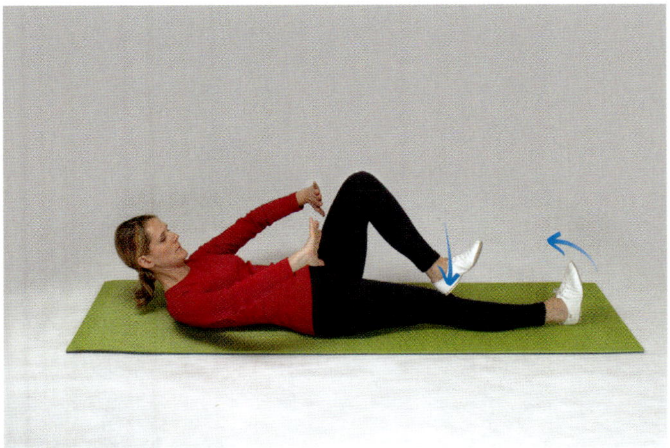

Ausgangsstellung

- Sie liegen auf dem Rücken
- Beine sind gestreckt, leicht gespreizt
- Arme sind gestreckt neben dem Körper

Wiederholungen

- 2 × mit jedem Bein üben

Ausführung

Koordinationsübung
- Kopf anheben
- Arme in Körperhöhe anheben und nach innen drehen
- Ellbogen beugen
- Hände in Richtung Unterarme ziehen
- Finger zeigen zum Körper
- Nun rechten Vorfuß anbeugen, Bein spannen
- Linkes Bein unter Spannung beugen
- Linke Ferse auf das rechte Knie tippen
- Das Bein langsam wieder strecken
- Das Bein ablegen
- Oberkörper, Arme und Kopf zurücklegen
- Spannung lösen

! Bitte beachten

- Nicht zu weit aufrichten
- Weiteratmen

3. Übung

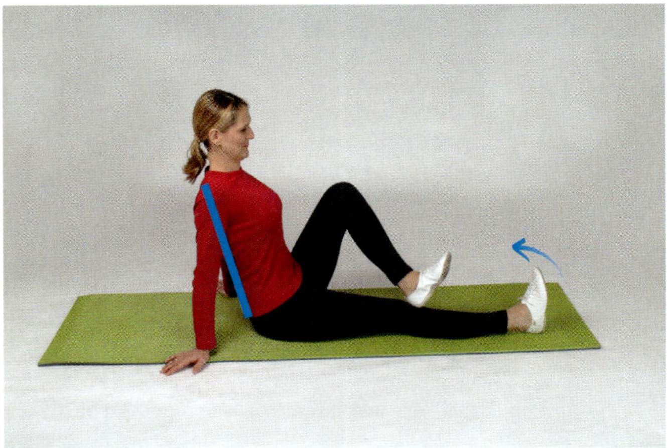

Ausgangsstellung

- Sie sitzen mit gestreckten Beinen
- Beine sind gestreckt, leicht gespreizt

Wiederholungen

- 2 × mit jedem Bein üben

Ausführung

- Arme seitlich neben dem Körper
- Am Boden abstützen
- Rücken und Nacken lang herausstrecken
- Nun rechten Vorfuß anbeugen, Bein spannen
- Linkes Bein unter Spannung beugen
- Linke Ferse auf das rechte Knie tippen
- Das Bein langsam wieder strecken
- Das Bein ablegen
- Spannung lösen

! Bitte beachten

- Während der Übung gerade sitzen bleiben

4. Übung

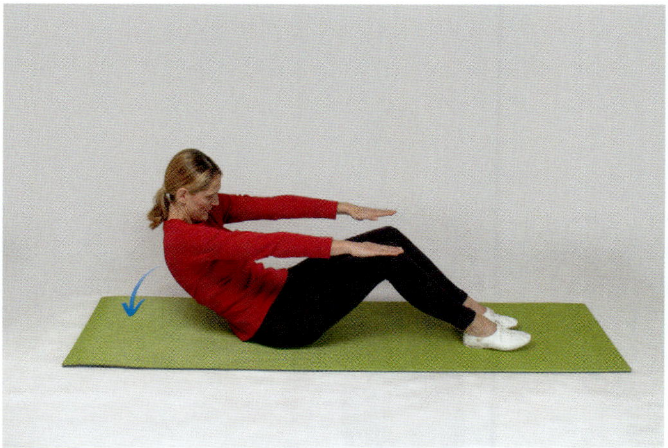

Ausgangsstellung

- Sie sitzen mit gestreckten Beinen

Wiederholungen

- 3 ×

Ausführung

- Knie anbeugen, Füße am Boden
- Arme nach vorne strecken
- Rücken rund machen
- Langsam zur Rückenlage abrollen
- Dabei auf die Knie schauen
- Beide Beine an den Bauch heranbeugen
- Rechte Hand fasst von innen den linken Oberschenkel
- Linke Hand fasst von innen den rechten Oberschenkel
- Die Beine schnell nach vorne strecken und zum Sitz aufrollen
- Übung wiederholen

! Bitte beachten

- Weiteratmen

5. Übung

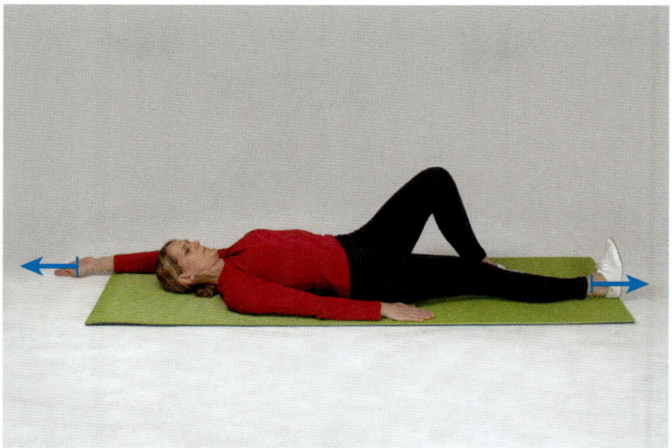

Ausgangsstellung

- Sie liegen auf dem Rücken
- Rechtes Bein ist gestreckt am Boden
- Linkes Bein ist gebeugt, Fuß am Boden
- Linker Arm ist gestreckt über dem Kopf am Boden
- Rechter Arm ist gestreckt neben dem Körper

Wiederholungen

- 4 × jede Seite üben

Ausführung

Dehnübung

- Beim Einatmen rechtes Bein und linken Arm vorsichtig herausdehnen
- Beim Ausatmen Arm und Bein zurückgleiten lassen

! Bitte beachten

- Arm und Bein bleiben während der Dehnung am Boden
- Der Rücken wird bei dieser Übung „hohl“

6. Übung

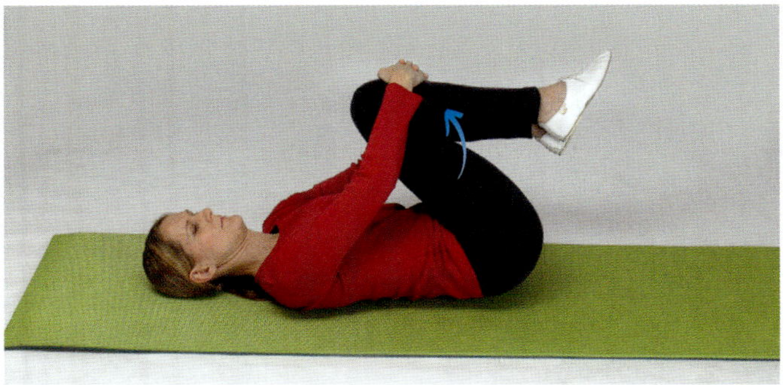

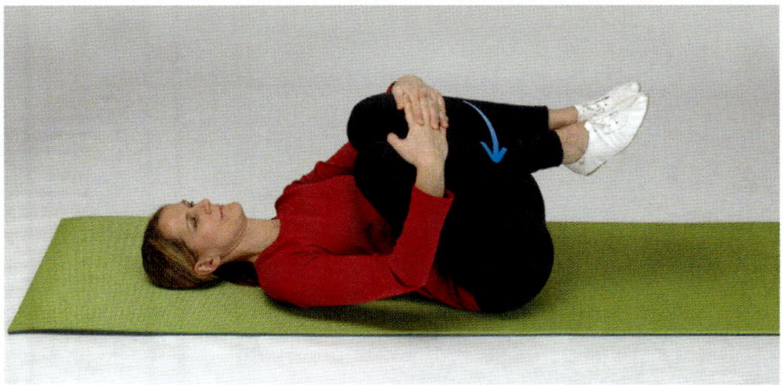

Ausgangsstellung

- Sie liegen auf dem Rücken
- Beine sind gebeugt
- Füße am Boden
- Arme liegen neben dem Körper

Wiederholungen

- Einige Male hin- und herwiegen

Ausführung

- Beide Knie an den Bauch ziehen
- Mit beiden Händen die Knie fassen
- Bei Kniebeschwerden die Beine unter den Knien halten
- Auf dem Rücken leicht zur Seite nach rechts und links wiegen

! Bitte beachten

- Nicht zur Seite umfallen
- Der Kopf bleibt liegen

7. Übung

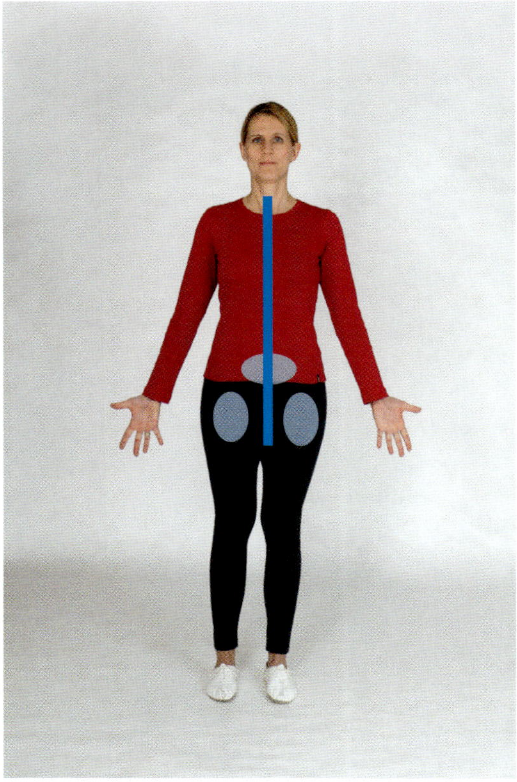

Ausgangsstellung

- Sie stehen und kontrollieren dabei Ihre Haltung
- Füße sind hüftbreit auseinander
- Zehen zeigen nach vorne

Wiederholungen

- 3 ×

Ausführung

- Bauch- und Gesäßmuskeln anspannen
- Beinmuskeln anspannen
- Schultern etwas zurücknehmen
- Rücken strecken
- Arme nach außen drehen
- Leicht vom Körper abspreizen
- Finger spreizen
- Kopf und Nacken lang herausstrecken
- Spannung halten, bis 10 zählen
- Spannung lösen

! Bitte beachten

- Kopf nicht nach hinten beugen
- Kinn leicht zum Brustkorb ziehen
- Weiteratmen

KAPITEL

17 Übungstag 17

Übung 1

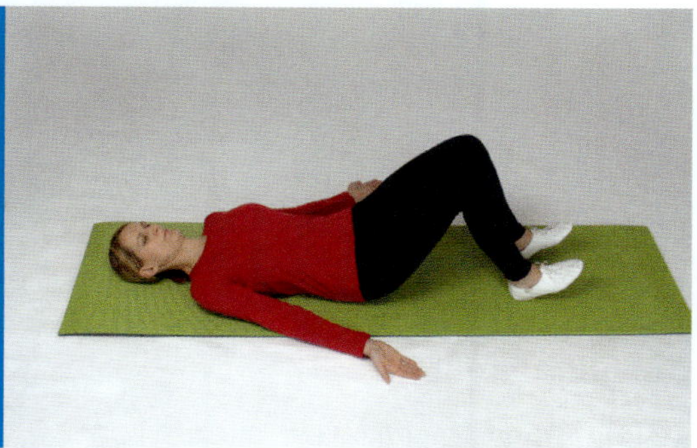

Übung 2

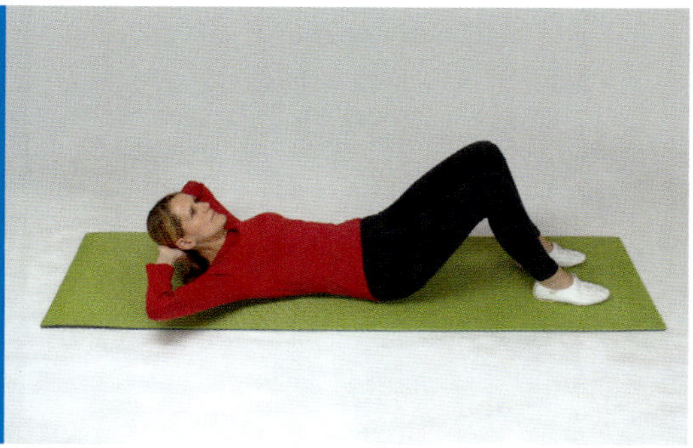

Übung 3

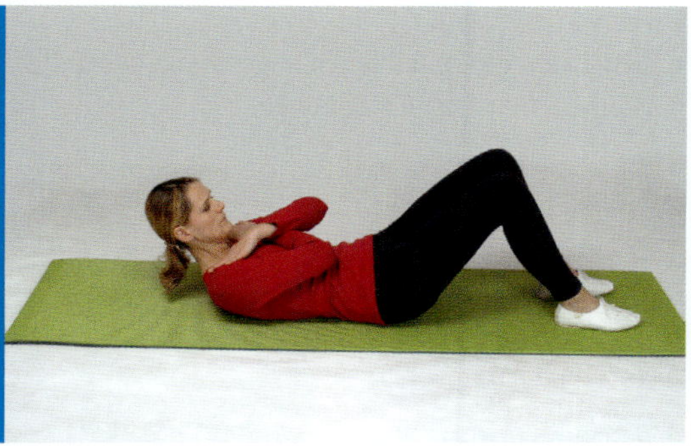

Übung 4

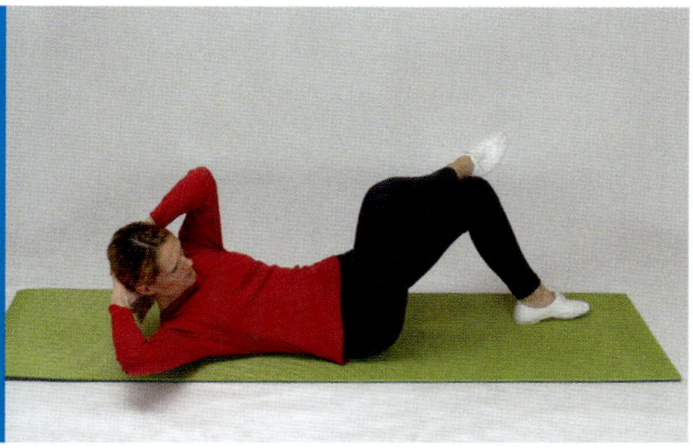

Übung 5

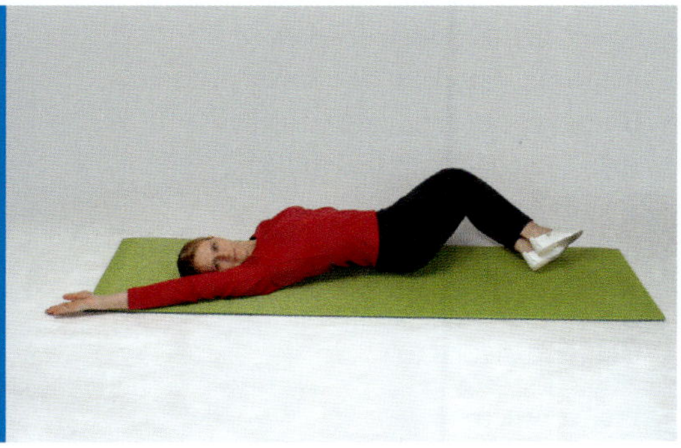

Übung 6

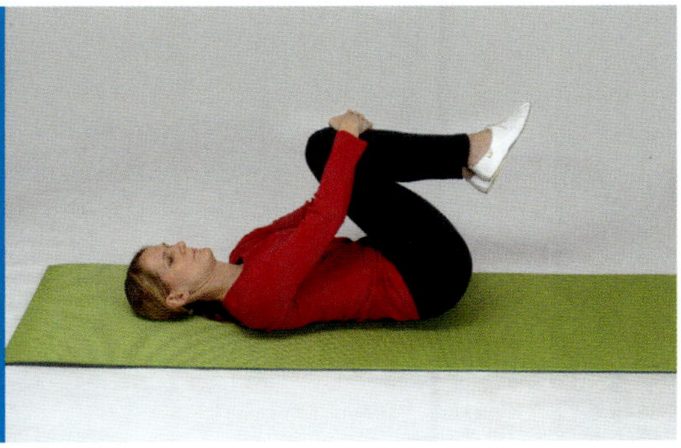

Übung 7

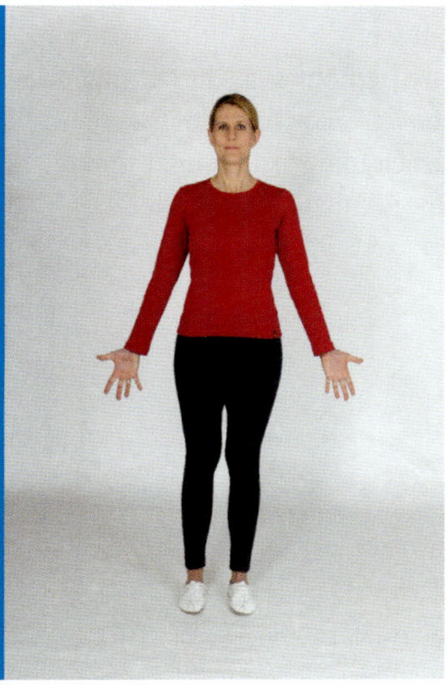

Wirkungen

Übung	Wirkungen
1	**Grundspannung:** • Bauchmuskeln werden gekräftigt • Streck- und Stützmuskeln der Wirbelsäule werden gedehnt • Bandscheiben werden von Druck entlastet • Bein-, Arm-, Schulter- und Nackenmuskeln werden gekräftigt
2	• Schulterblatt- und **Bauchmuskeln** werden gekräftigt • Brustmuskeln werden gedehnt
3	• Hals- und **Bauchmuskeln** werden gekräftigt
4	• **Schräge Bauchmuskeln** werden gekräftigt
5	• Arm und Brustkorb werden gedehnt • Rückenmuskeln, besonders im unteren Rücken, werden gedehnt
6	• Rückenmuskeln und Wirbelsäule werden entspannt mobilisiert
7	• Spannung für den ganzen Körper wird aufgebaut • Bewusst die aufrechte Haltung erleben

Hinweis für Übungen 3 und 4: Kräftigung der Bauchmuskeln

Wenn beim Aufrichten des Oberkörpers aus der Rückenlage die Schulterblätter den Boden noch berühren, werden die Bauchmuskeln (der gerade und die beiden schrägen) *optimal* gespannt. Das Becken und die Hüftgelenke werden nicht bewegt. Wird der Oberkörper jedoch weiter zum Sitzen hochgerollt (sog. Sit-ups), dann übernimmt diese Aufgabe der kräftige Hüftmuskel *(M. iliopsoas)*.

Der vierte, quere Bauchmuskel ist beim Aufrichten nicht beteiligt. Seine Aufgabe ist es, die inneren Organe zurückzuhalten. Dieser Muskel unterstützt den geraden und die schrägen Bauchmuskeln bei der sog. Bauchpresse.

Beim Heben von Lasten erhöht sich durch intensives Spannen aller vier Bauchmuskeln der Bauchdruck. Die Bauchhöhle wird schmaler, die Lendenwirbelsäule wird gestützt und die Bandscheiben werden beim Heben geschützt und entlastet.

1. Übung

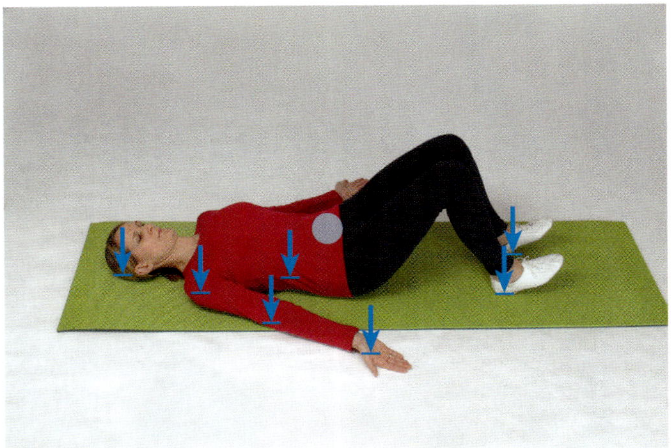

Ausgangsstellung

- Sie liegen auf dem Rücken
- Beine sind gebeugt
- Fersen am Boden
- Arme sind gestreckt, leicht abgespreizt neben dem Körper
- Handflächen zeigen nach oben

Wiederholungen

- 3 ×

Ausführung

- Bauchmuskeln anspannen
- Unteren Rücken in den Boden drücken
- Fersen in den Boden drücken
- Arme und Hände in den Boden drücken
- Hinterkopf in den Boden drücken
- Spannung halten, bis 10 zählen
- Spannung lösen, bis 5 zählen
- Übung wiederholen

! Bitte beachten

- Weiteratmen

2. Übung

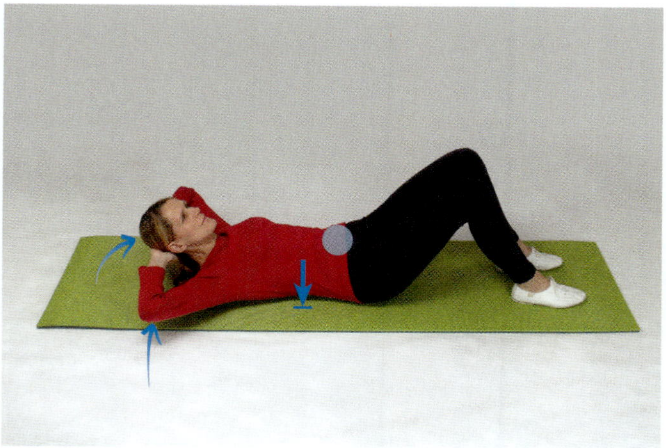

Ausgangsstellung

- Sie liegen auf dem Rücken
- Beine sind gebeugt
- Füße am Boden
- Hände liegen unter dem Kopf

Wiederholungen

- 3 ×

Ausführung

- Bauchmuskeln anspannen
- Unteren Rücken in den Boden drücken
- Nun Kopf, Arme und Schultern vom Boden abheben
- Die Position etwas halten
- Langsam wieder zurücklegen
- Spannung lösen

! Bitte beachten

- Auf die Knie schauen
- Weiteratmen

3. Übung

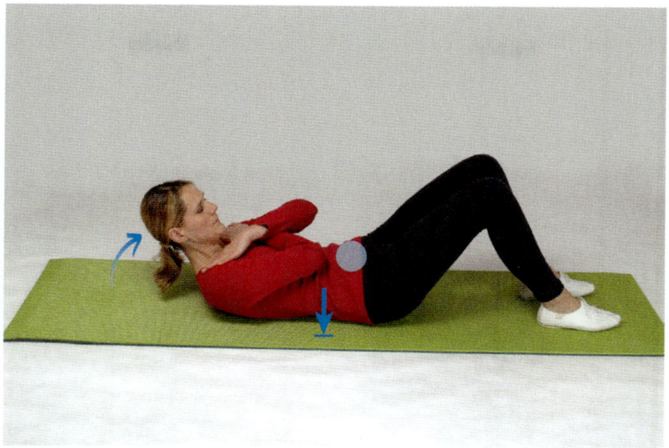

Ausgangsstellung

- Sie liegen auf dem Rücken
- Beine sind gebeugt
- Füße am Boden
- Arme sind auf der Brust gekreuzt

Wiederholungen

- 3 ×

Ausführung

- Bauchmuskeln anspannen
- Unteren Rücken in den Boden drücken
- Nun Kopf, Schultern und Oberkörper vom Boden abheben
- Die Position etwas halten
- Langsam wieder zurücklegen
- Spannung lösen

! Bitte beachten

- Auf die Knie schauen
- Weiteratmen

4. Übung

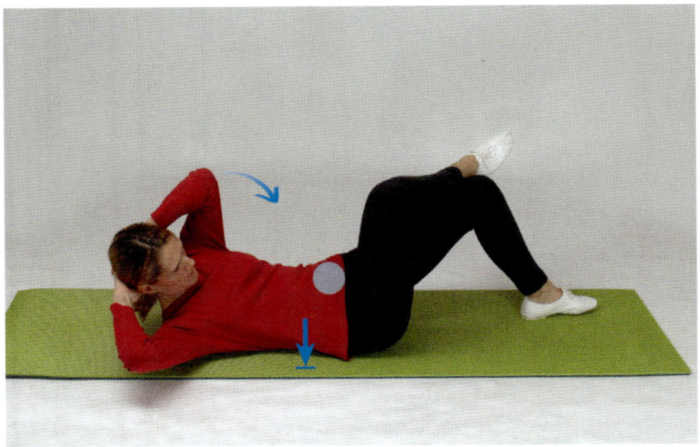

Ausgangsstellung

- Sie liegen auf dem Rücken
- Beine sind gebeugt
- Füße am Boden
- Hände liegen unter dem Kopf

Wiederholungen

- 2 × zu jedem Knie aufrichten

Ausführung

- Rechten Fuß auf das linke Knie legen
- Bauchmuskeln anspannen
- Unteren Rücken in den Boden drücken
- Nun Kopf, Arme und Oberkörper vom Boden abheben
- Linken Ellbogen in Richtung rechtes Knie führen
- Die Position etwas halten
- Langsam wieder zurücklegen
- Spannung lösen

! Bitte beachten

- Weiteratmen
- Das Knie nicht zum Ellbogen ziehen

5. Übung

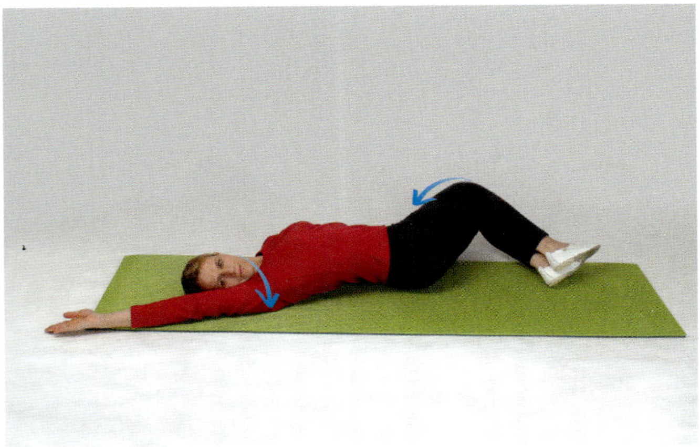

Ausgangsstellung

- Sie liegen auf dem Rücken
- Beine sind gebeugt
- Füße am Boden
- Rechter Arm liegt über dem Kopf am Boden
- Linker Arm liegt neben dem Körper

Wiederholungen

- 2 × jede Seite

Ausführung

Dehnübung
- Beide Beine gebeugt nach links senken
- Kopf nach rechts drehen
- Einen Augenblick so liegen bleiben
- Langsam in die Ausgangsstellung zurückkommen
- Spannung lösen

! Bitte beachten

- Die Knie nicht gewaltsam zum Boden drücken

6. Übung

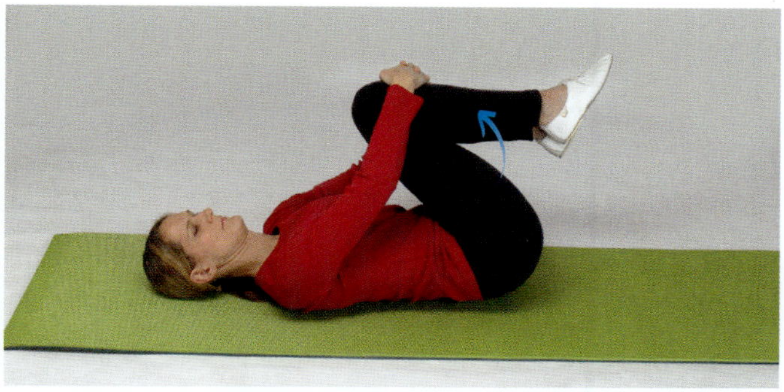

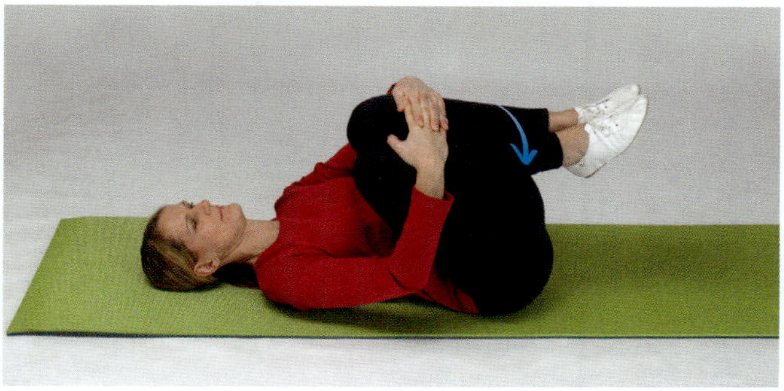

Ausgangsstellung

- Sie liegen auf dem Rücken
- Beine sind gebeugt
- Füße am Boden
- Arme liegen neben dem Körper

Wiederholungen

- Einige Male hin- und herwiegen

Ausführung

- Beide Knie an den Bauch ziehen
- Mit beiden Händen die Knie fassen
- Bei Kniebeschwerden die Beine unter den Knien halten
- Auf dem Rücken leicht zur Seite nach rechts und links wiegen

! Bitte beachten

- Nicht zur Seite umfallen
- Der Kopf bleibt liegen

7. Übung

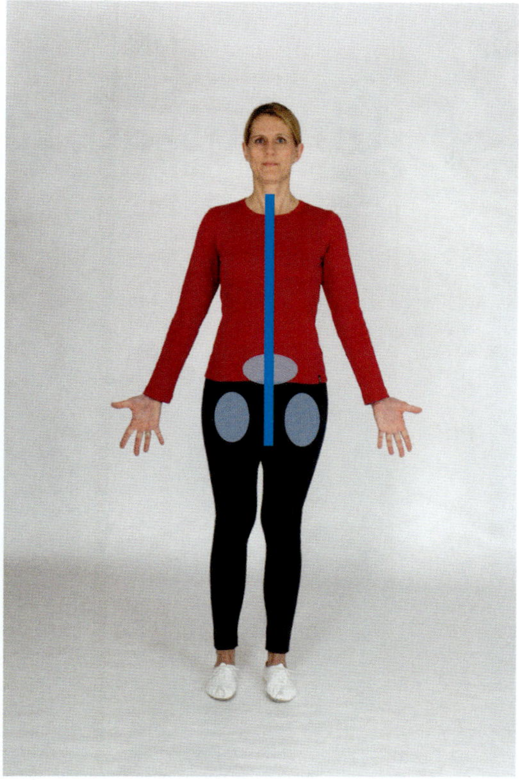

Ausgangsstellung

- Sie stehen und kontrollieren dabei Ihre Haltung
- Füße sind hüftbreit auseinander
- Zehen zeigen nach vorne

Wiederholungen

- 3 ×

Ausführung

- Bauch- und Gesäßmuskeln anspannen
- Beinmuskeln anspannen
- Schultern etwas zurücknehmen
- Rücken strecken
- Arme nach außen drehen
- Leicht vom Körper abspreizen
- Finger spreizen
- Kopf und Nacken lang herausstrecken
- Spannung halten, bis 10 zählen
- Spannung lösen

! Bitte beachten

- Kopf nicht nach hinten beugen
- Kinn leicht zum Brustkorb ziehen
- Weiteratmen

KAPITEL

18 Übungstag 18

Übung 1

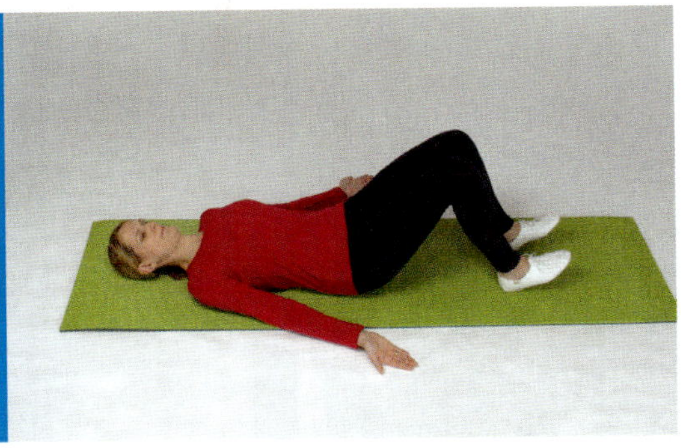

Übung 2

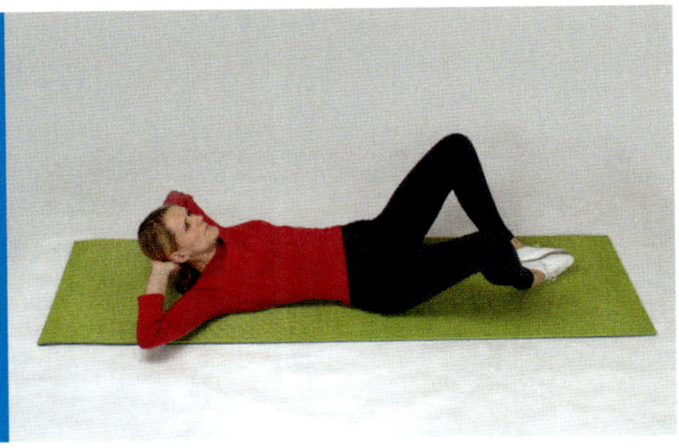

Übung 3

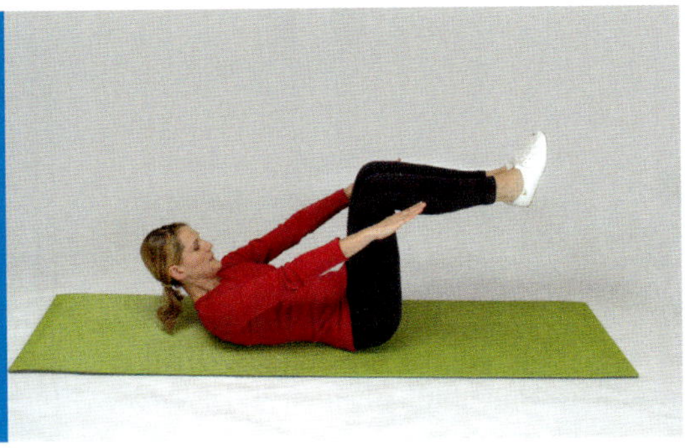

Übung 4

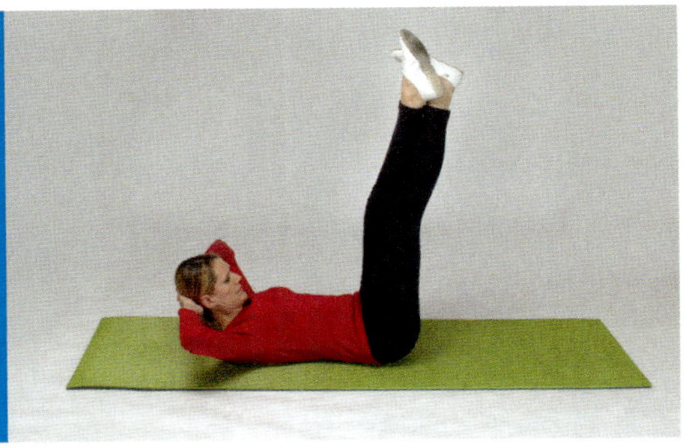

Übung 5

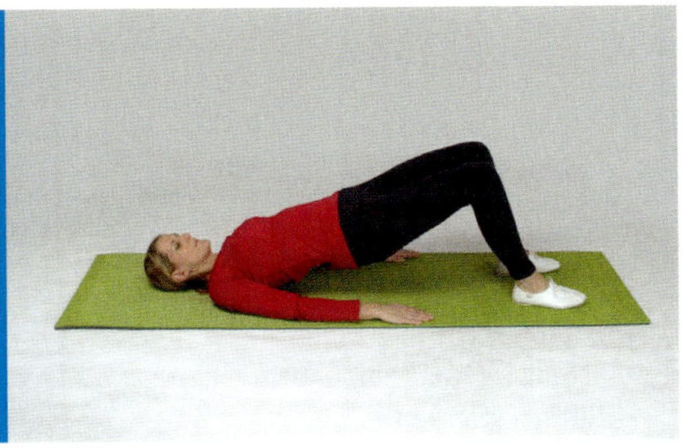

Übung 6

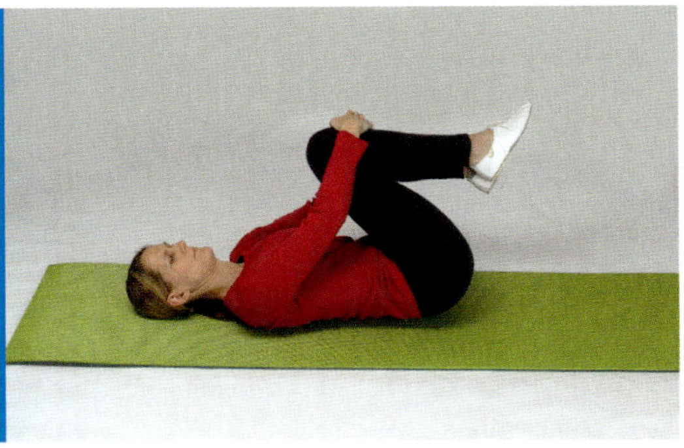

Übung 7

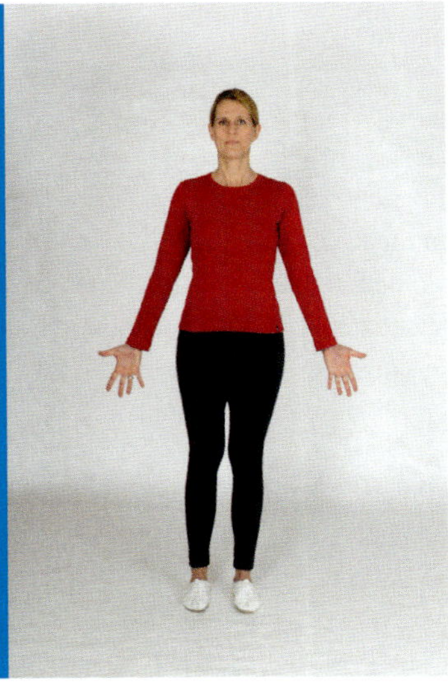

Wirkungen

Übung	Wirkungen
1	**Grundspannung:** • Bauchmuskeln werden gekräftigt • Streck- und Stützmuskeln der Wirbelsäule werden gedehnt • Bandscheiben werden von Druck entlastet • Bein-, Arm-, Schulter- und Nackenmuskeln werden gekräftigt
2	• Arm-, Schulter- und Bauchmuskeln werden gekräftigt • Adduktoren werden gedehnt
3	• Hals-, Arm-, Schulter-, Bauch-, Hüft- und Beinmuskeln werden gekräftigt
4	• Schulterblatt-, Bauch-, Hüft- und Beinmuskeln werden gekräftigt
5	• Lendenwirbelsäule wird mobilisiert • Muskeln an der Rückseite des Oberschenkels werden gekräftigt
6	• Rückenmuskeln und Wirbelsäule werden entspannt mobilisiert
7	• Spannung für den ganzen Körper wird aufgebaut • Bewusst die aufrechte Haltung erleben

1. Übung

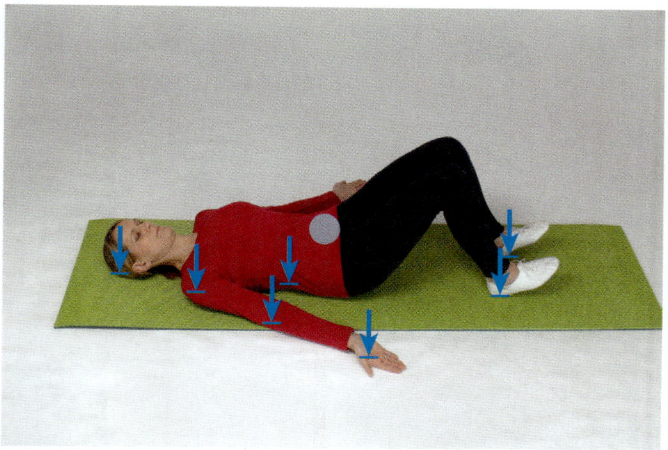

Ausgangsstellung

- Sie liegen auf dem Rücken
- Beine sind gebeugt
- Fersen am Boden
- Arme sind gestreckt, leicht abgespreizt neben dem Körper
- Handflächen zeigen nach oben

Wiederholungen

- 3 ×

Ausführung

- Bauchmuskeln anspannen
- Unteren Rücken in den Boden drücken
- Fersen in den Boden drücken
- Arme und Hände in den Boden drücken
- Hinterkopf in den Boden drücken
- Spannung halten, bis 10 zählen
- Spannung lösen, bis 5 zählen
- Übung wiederholen

! Bitte beachten

- Weiteratmen

2. Übung

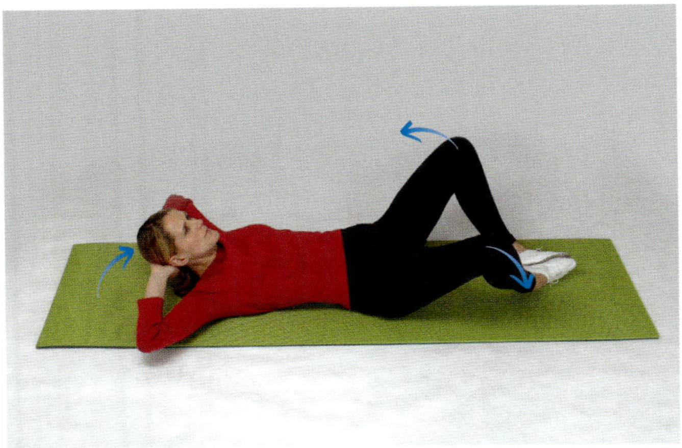

Ausgangsstellung

- Sie liegen auf dem Rücken
- Beine sind gebeugt
- Füße am Boden
- Hände liegen unter dem Kopf

Wiederholungen

- 3 ×

Ausführung

- Beide Beine gebeugt spreizen
- Fußsohlen aneinanderlegen
- Arme, Kopf und Oberkörper anheben
- Einen Augenblick in der Position bleiben
- Langsam in die Ausgangsstellung zurücklegen
- Spannung lösen

! Bitte beachten

- Weiteratmen

3. Übung

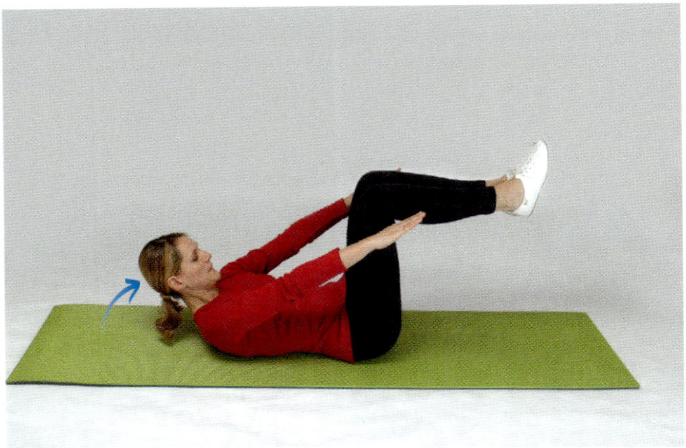

Ausgangsstellung

- Sie liegen auf dem Rücken
- Beine sind gebeugt
- Füße am Boden
- Arme sind gestreckt neben dem Körper

Wiederholungen

- 3 ×

Ausführung

- Beide Beine rechtwinklig in den Hüft- und Kniegelenken anbeugen
- Kopf, Arme und Oberkörper anheben
- Arme neben den Knien nach vorne ausstrecken
- Einen Augenblick in der Position bleiben
- Langsam in die Ausgangsstellung zurücklegen
- Spannung lösen

! Bitte beachten

- Nicht zu hoch aufrichten wollen
- Die Bauchmuskulatur ist ausreichend gespannt, wenn die Schulterblätter den Boden nicht mehr berühren
- Weiteratmen

4. Übung

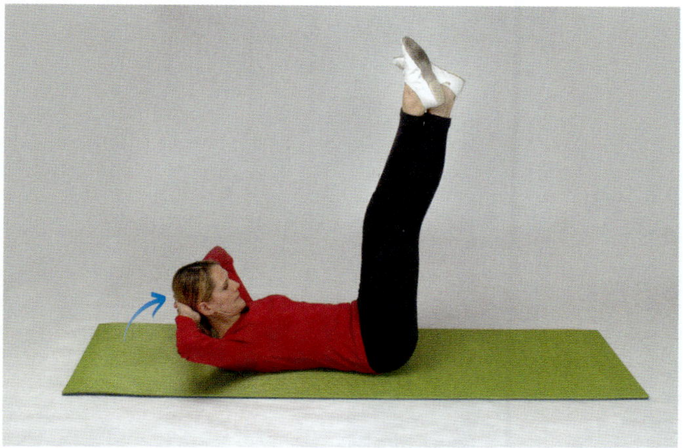

Ausgangsstellung

- Sie liegen auf dem Rücken
- Beine sind gebeugt
- Füße am Boden
- Hände liegen unter dem Kopf

Wiederholungen

- 3 ×

Ausführung

- Beide Beine nach oben strecken
- Füße in Knöchelhöhe kreuzen
- Arme, Kopf und Oberkörper anheben
- Nach oben schauen
- Einen Augenblick in der Position bleiben
- Langsam in die Ausgangsstellung zurücklegen
- Spannung lösen

! Bitte beachten

- Die Ellbogen gut zur Seite halten
- Weiteratmen

5. Übung

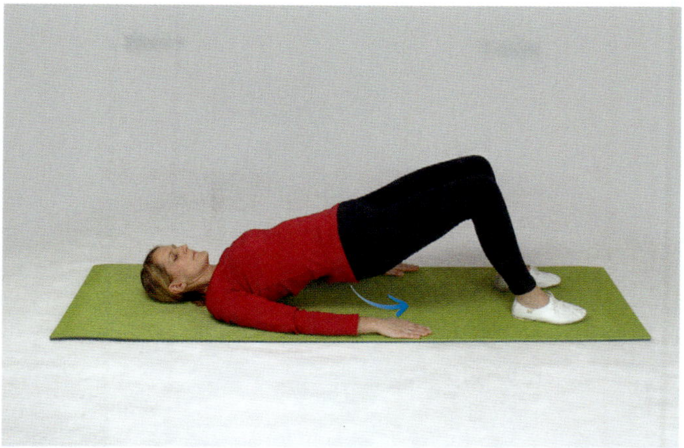

Ausgangsstellung

- Sie liegen auf dem Rücken
- Beine sind gebeugt
- Füße am Boden
- Arme sind gestreckt neben dem Körper

Wiederholungen

- 3 × bis 5 ×

Ausführung

- Den Rücken vom Boden abheben
- Nun den Rücken von der Brustwirbelsäule, Lendenwirbelsäule, zum Kreuzbein und Gesäß auf den Boden zurück abrollen

! Bitte beachten

- Den Rücken nicht ins Hohlkreuz drücken

6. Übung

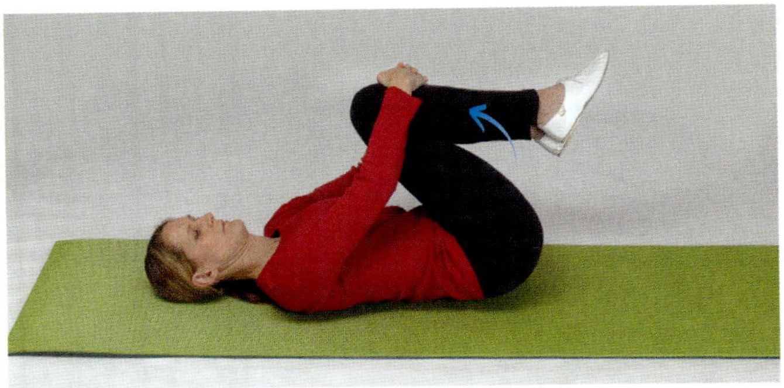

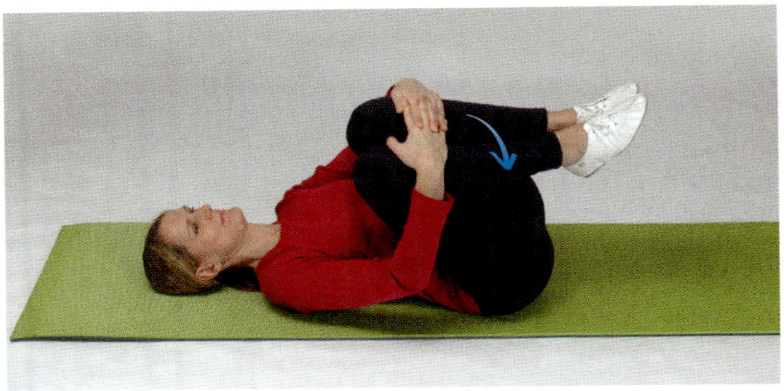

Ausgangsstellung

- Sie liegen auf dem Rücken
- Beine sind gebeugt
- Füße am Boden
- Arme liegen neben dem Körper

Wiederholungen

- Einige Male hin- und herwiegen

Ausführung

- Beide Knie an den Bauch ziehen
- Mit beiden Händen die Knie fassen
- Bei Kniebeschwerden die Beine unter den Knien halten
- Auf dem Rücken leicht zur Seite nach rechts und links wiegen

! Bitte beachten

- Nicht zur Seite umfallen
- Der Kopf bleibt liegen

7. Übung

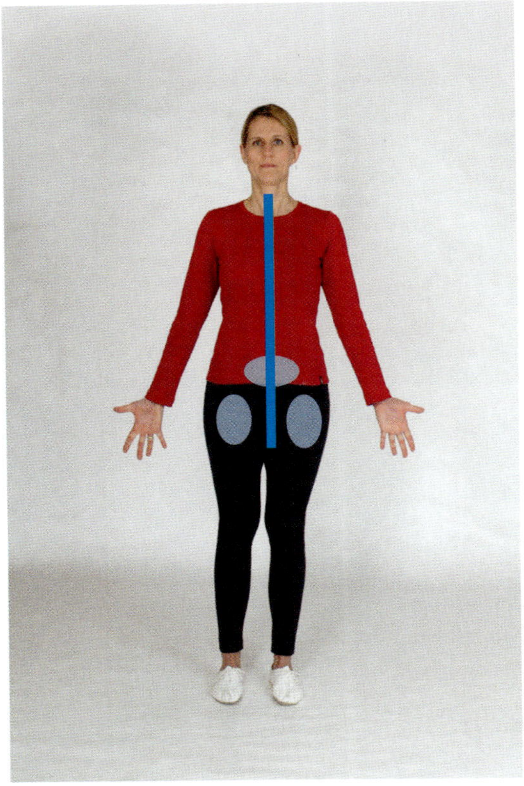

Ausgangsstellung

- Sie stehen und kontrollieren dabei Ihre Haltung
- Füße sind hüftbreit auseinander
- Zehen zeigen nach vorne

Wiederholungen

- 3 ×

Ausführung

- Bauch- und Gesäßmuskeln anspannen
- Beinmuskeln anspannen
- Schultern etwas zurücknehmen
- Rücken strecken
- Arme nach außen drehen
- Leicht vom Körper abspreizen
- Finger spreizen
- Kopf und Nacken lang herausstrecken
- Spannung halten, bis 10 zählen
- Spannung lösen

! Bitte beachten

- Kopf nicht nach hinten beugen
- Kinn leicht zum Brustkorb ziehen
- Weiteratmen

KAPITEL

19 Übungstag 19

Übung 1

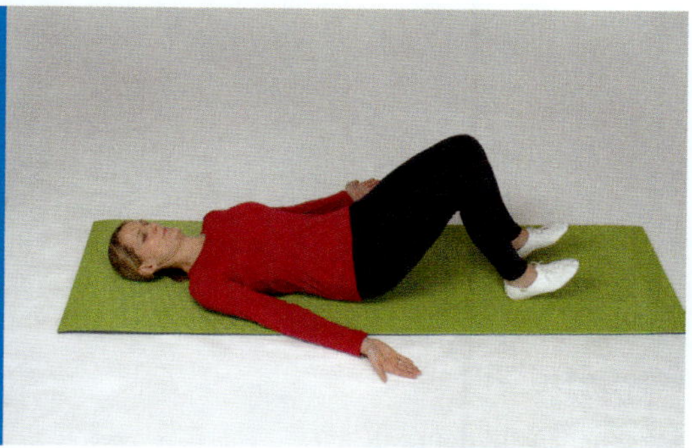

Übung 2

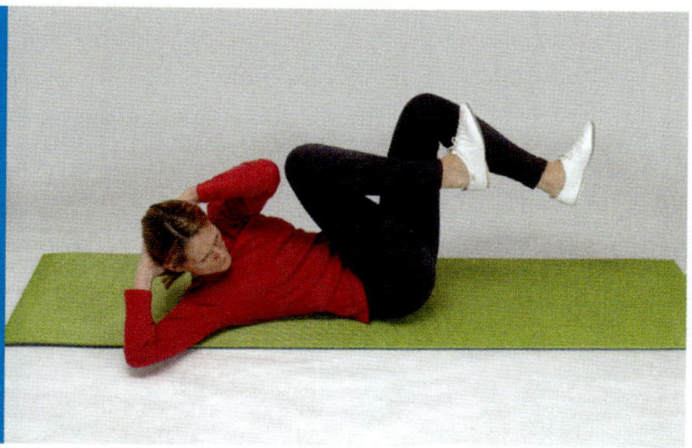

Übung 3

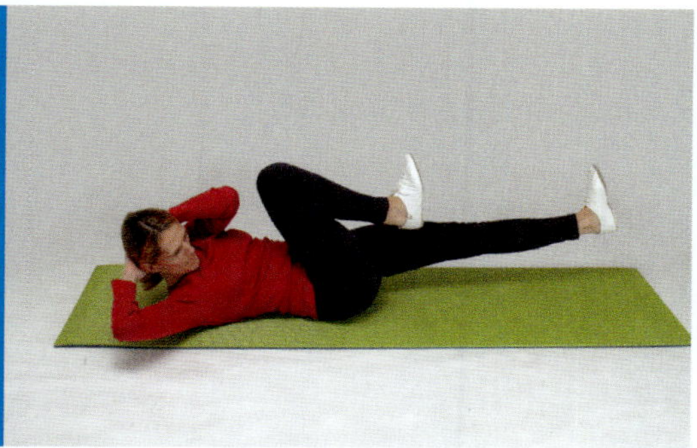

Übung 4

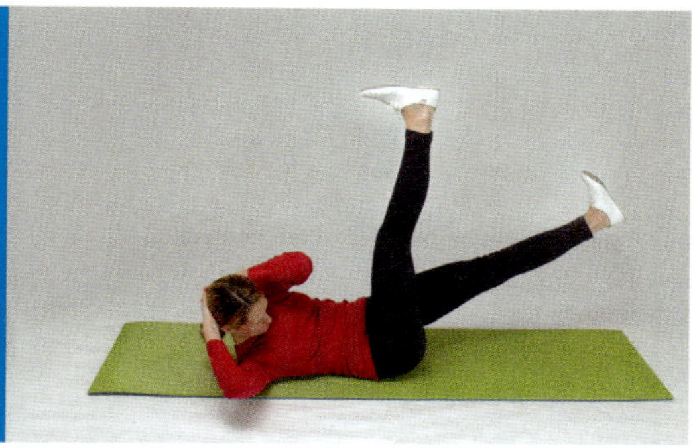

Übung 5

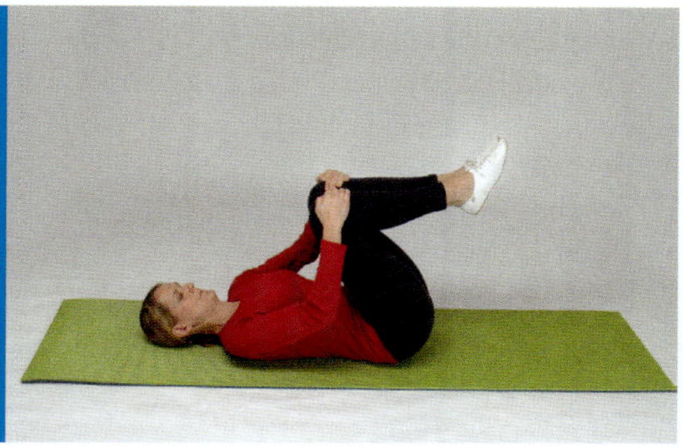

Übung 6

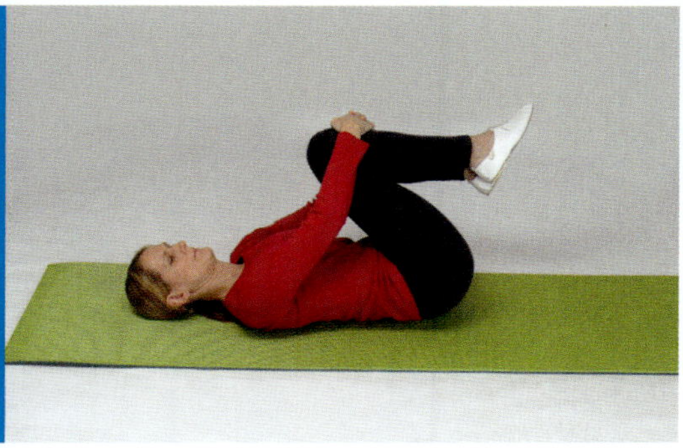

Übung 7

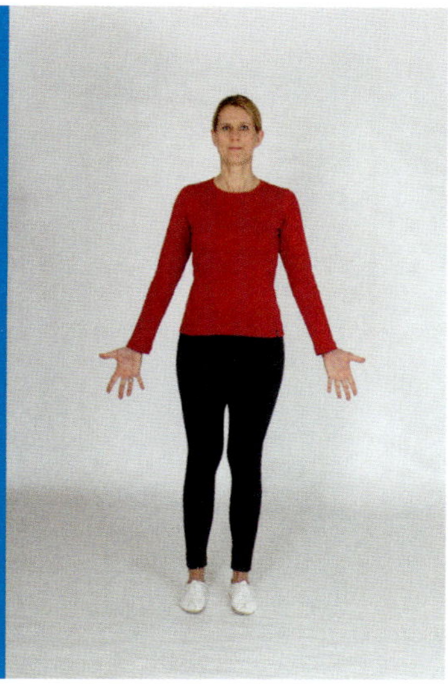

Wirkungen

Übung	Wirkungen
1	**Grundspannung:** • Bauchmuskeln werden gekräftigt • Streck- und Stützmuskeln der Wirbelsäule werden gedehnt • Bandscheiben werden von Druck entlastet • Bein-, Arm-, Schulter- und Nackenmuskeln werden gekräftigt
2	• Schräge Bauchmuskeln werden gekräftigt • Hüftgelenke werden mobilisiert
3	• *Anspruchsvolle Übung:* Schräge Bauchmuskeln sowie Hüft- und Beinmuskeln werden gekräftigt
4	• *Sehr anspruchsvolle Übung:* Schräge Bauchmuskeln sowie Hüft- und Beinmuskeln werden gekräftigt
5	• Rückenmuskeln im unteren Rücken werden intensiv gedehnt
6	• Rückenmuskeln und Wirbelsäule werden entspannt mobilisiert
7	• Spannung für den ganzen Körper wird aufgebaut • Bewusst die aufrechte Haltung erleben

1. Übung

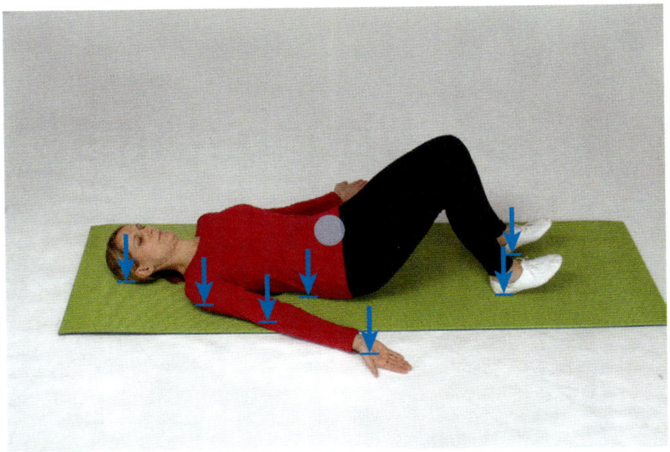

Ausgangsstellung

- Sie liegen auf dem Rücken
- Beine sind gebeugt
- Fersen am Boden
- Arme sind gestreckt, leicht abgespreizt neben dem Körper
- Handflächen zeigen nach oben

Wiederholungen

- 3 ×

Ausführung

- Bauchmuskeln anspannen
- Unteren Rücken in den Boden drücken
- Fersen in den Boden drücken
- Arme und Hände in den Boden drücken
- Hinterkopf in den Boden drücken
- Spannung halten, bis 10 zählen
- Spannung lösen, bis 5 zählen
- Übung wiederholen

! Bitte beachten

- Weiteratmen

2. Übung

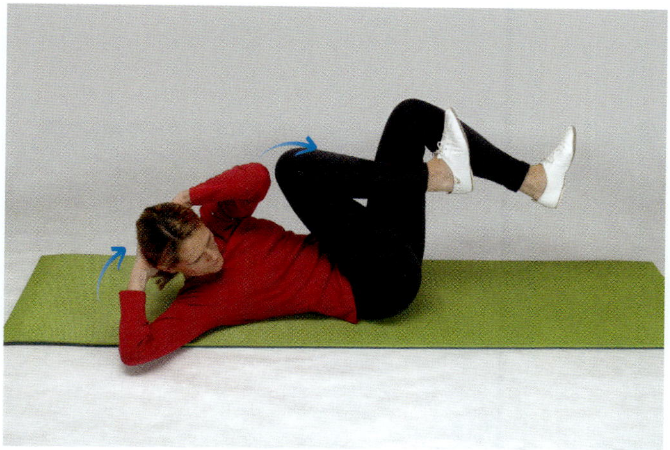

Ausgangsstellung

- Sie liegen auf dem Rücken
- Beine sind gebeugt
- Füße am Boden
- Hände liegen unter dem Kopf

Wiederholungen

- Einige Male

Ausführung

- Beide Knie an den Bauch heranbeugen
- Nun linken Ellbogen in Richtung rechtes Knie führen
- Ellbogen zurücknehmen
- Rechten Ellbogen in Richtung linkes Knie führen
- Ellbogen zurücknehmen
- Im Wechsel üben

! Bitte beachten

- Nicht zu schnell werden
- Weiteratmen

3. Übung

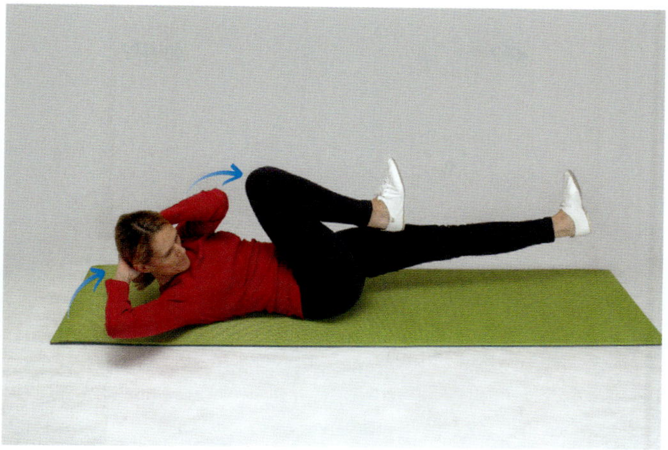

Ausgangsstellung

- Sie liegen auf dem Rücken
- Beine sind gebeugt
- Füße am Boden
- Hände liegen unter dem Kopf

Wiederholungen

- Einige Male

Ausführung

- Linken Ellbogen in Richtung rechtes Knie führen
- Ellbogen zurücknehmen, aber nicht ablegen
- Das rechte Bein strecken
- Knapp über dem Boden halten
- Fußspitze anschauen
- Gleichzeitig das linke Knie in Richtung rechten Ellbogen führen
- Im Wechsel üben

! Bitte beachten

- Nicht zu schnell werden
- Die Beine immer gut strecken
- Weiteratmen

4. Übung

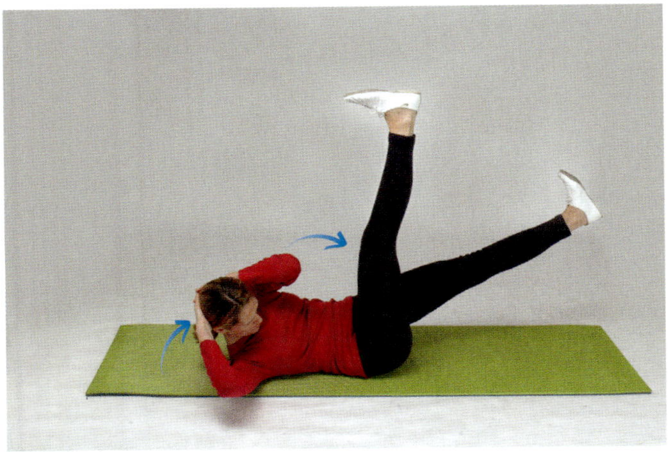

Ausgangsstellung

- Sie liegen auf dem Rücken
- Beine sind gebeugt
- Füße am Boden
- Hände liegen unter dem Kopf

Wiederholungen

- Einige Male

Ausführung

- Das rechte Bein gerade nach oben strecken
- Den linken Ellbogen in Richtung rechtes Knie führen
- Ellbogen zurücknehmen, aber nicht ablegen
- Nun das rechte Bein gestreckt senken und knapp über dem Boden halten
- Nun das linke Bein nach oben strecken
- Den rechten Ellbogen in Richtung linkes Knie führen
- Ellbogen zurücknehmen, aber nicht ablegen
- Nun das linke Bein gestreckt senken und knapp über dem Boden halten
- Gleichzeitig das rechte Bein gestreckt nach oben anheben
- Im Wechsel üben

! Bitte beachten

- Schwere Übung
- Nicht zu schnell werden
- Weiteratmen

5. Übung

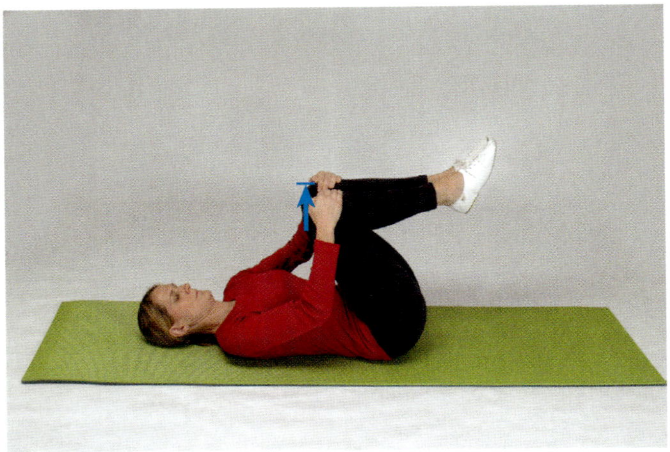

Ausgangsstellung

- Sie liegen auf dem Rücken
- Beine sind gebeugt
- Füße am Boden
- Arme sind gestreckt neben dem Körper

Wiederholungen

- Einige Male üben

Ausführung

- Beide Knie an den Bauch heranbeugen
- Beide Hände umfassen die Knie
- Nun langsam und vorsichtig beide Knie in die Hände drücken
- Einen Augenblick diese Position halten
- Spannung langsam lösen

! Bitte beachten

- Der Kopf bleibt am Boden
- Weiteratmen

6. Übung

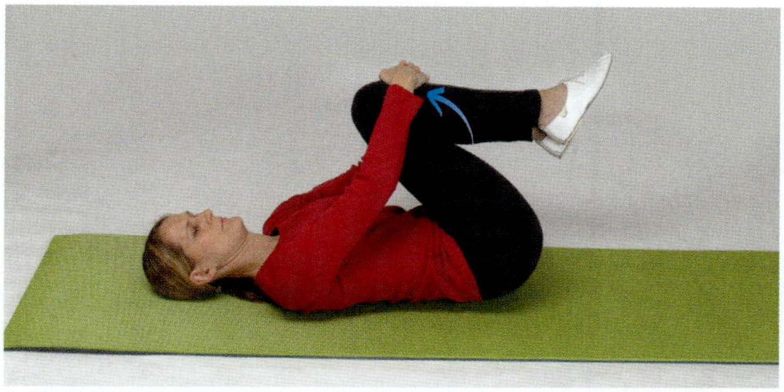

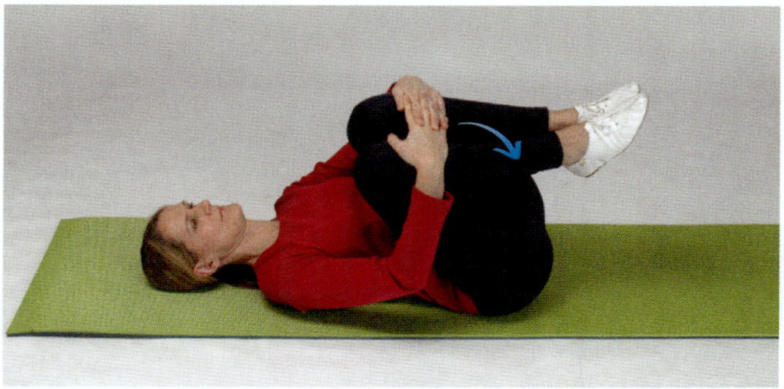

Ausgangsstellung

- Sie liegen auf dem Rücken
- Beine sind gebeugt
- Füße am Boden
- Arme liegen neben dem Körper

Wiederholungen

- Einige Male hin- und herwiegen

Ausführung

- Beide Knie an den Bauch ziehen
- Mit beiden Händen die Knie fassen
- Bei Kniebeschwerden die Beine unter den Knien halten
- Auf dem Rücken leicht zur Seite nach rechts und links wiegen

! Bitte beachten

- Nicht zur Seite umfallen
- Der Kopf bleibt liegen

7. Übung

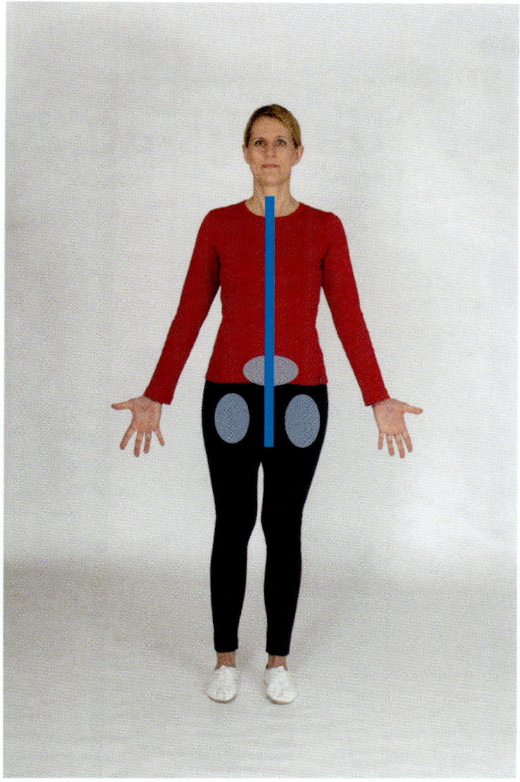

Ausgangsstellung

- Sie stehen und kontrollieren dabei Ihre Haltung
- Füße sind hüftbreit auseinander
- Zehen zeigen nach vorne

Wiederholungen

- 3 ×

Ausführung

- Bauch- und Gesäßmuskeln anspannen
- Beinmuskeln anspannen
- Schultern etwas zurücknehmen
- Rücken strecken
- Arme nach außen drehen
- Leicht vom Körper abspreizen
- Finger spreizen
- Kopf und Nacken lang herausstrecken
- Spannung halten, bis 10 zählen
- Spannung lösen

! Bitte beachten

- Kopf nicht nach hinten beugen
- Kinn leicht zum Brustkorb ziehen
- Weiteratmen

KAPITEL

20 Übungstag 20

Übung 1

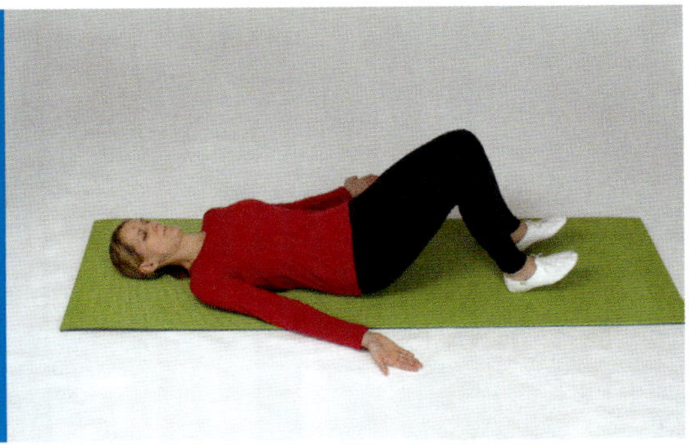

Übung 2

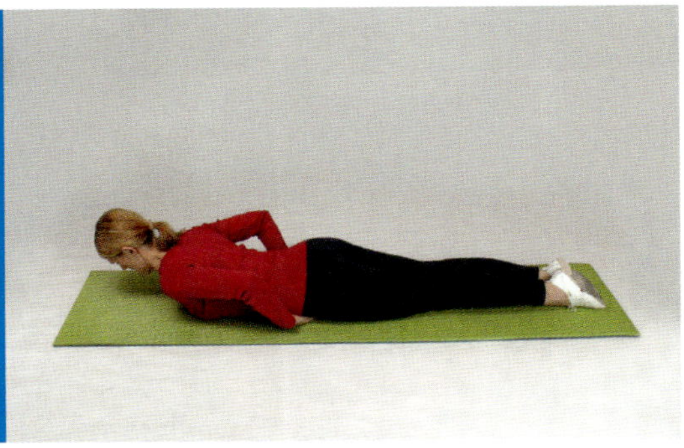

Übung 3

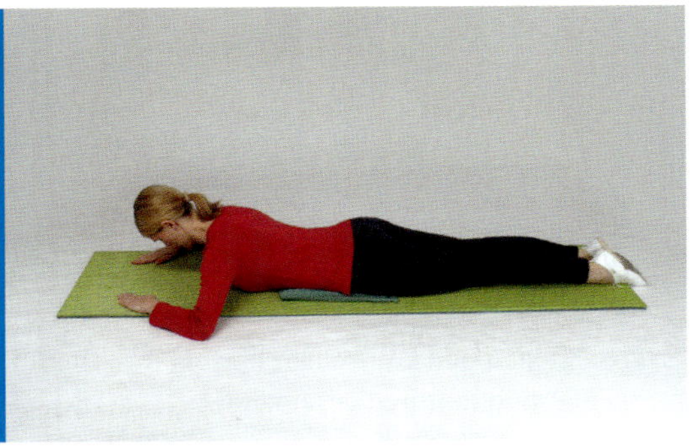

Übung 4

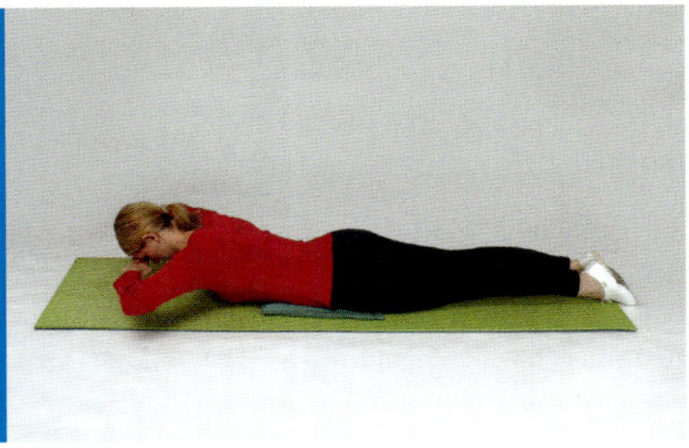

Übung 5

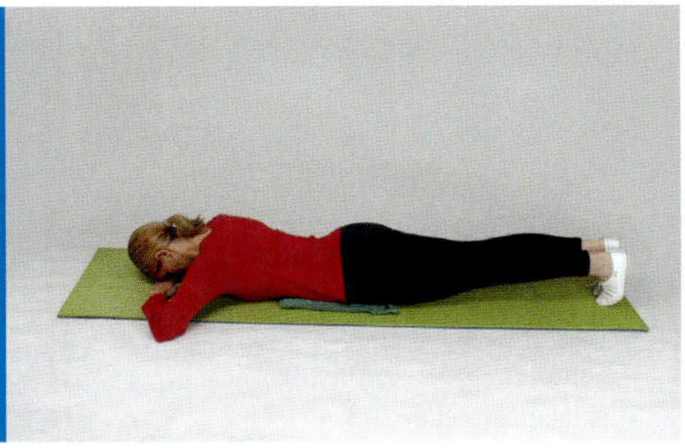

Übung 6

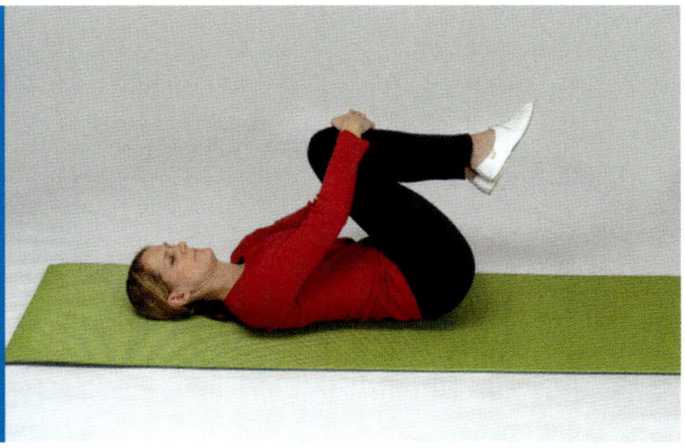

Übung 7

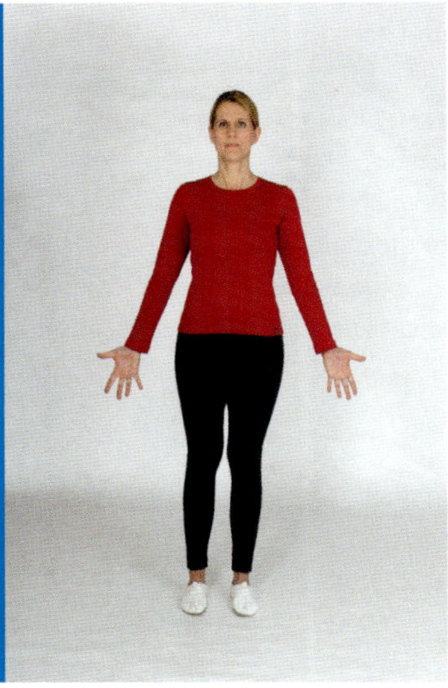

Wirkungen

Übung	Wirkungen
1	**Grundspannung:** • Bauchmuskeln werden gekräftigt • Streck- und Stützmuskeln der Wirbelsäule werden gedehnt • Bandscheiben werden von Druck entlastet • Bein-, Arm-, Schulter- und Nackenmuskeln werden gekräftigt
2	• Bein-, Bauch- und **Gesäßmuskeln** werden gekräftigt • Rücken-, Nacken- und Halsmuskeln werden gekräftigt
3	• Bein-, Bauch- und Gesäßmuskeln werden gekräftigt • Rücken-, Arm-, Schulter-, Nacken- und Halsmuskeln werden gekräftigt
4	• Bein-, Bauch- und Gesäßmuskeln werden gekräftigt • Kräftigung der Rücken-, Schulter-, Nacken- und Armmuskeln
5	• Bein-, Bauch- und Gesäßmuskeln werden gekräftigt
6	• Rückenmuskeln und Wirbelsäule werden entspannt mobilisiert
7	• Spannung für den ganzen Körper wird aufgebaut • Bewusst die aufrechte Haltung erleben

Hinweis für Übung 2: Kräftigung der Gesäßmuskeln

Die großen Gesäßmuskeln strecken die Hüftgelenke. Sie richten zusammen mit den Muskeln an der Rückseite der Oberschenkel (sog. „Hamstrings") das Becken auf und halten es in der Position.

Ganz wichtig ist die Zusammenarbeit der großen Gesäßmuskeln mit den geraden Bauchmuskeln. Ihre gemeinsame Muskelspannung korrigiert ein verstärktes Hohlkreuz; und dadurch, dass sich diese Spannung im Lendenbereich in den langen Rückenmuskel fortsetzt, wird auch der Bogen der Brustwirbelsäule vermindert.

Allgemeiner Hinweis

Jeder Muskel unseres Körpers hat eine Aufgabe und Wirkung. Wir können ihre Namen und Funktionen einzeln erlernen, müssen sie aber immer als zusammengehörendes Ganzes begreifen. Jede auch noch so kleine Bewegung ist die Vielzahl von Muskelspannungen und -entspannungen. So werden Bewegungen gewollt weich und harmonisch oder schnell, abrupt und hart.

1. Übung

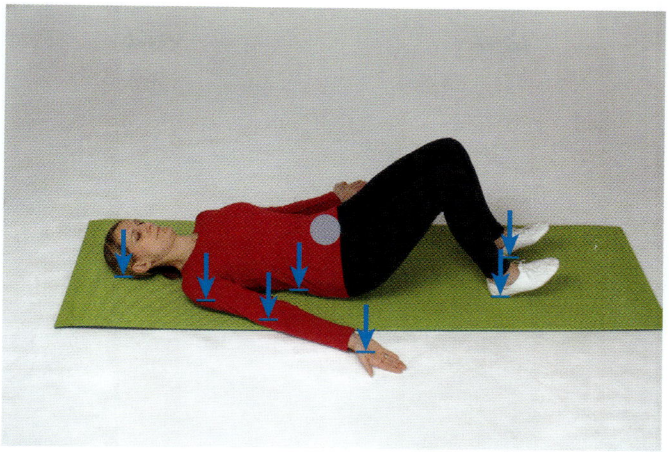

Ausgangsstellung

- Sie liegen auf dem Rücken
- Beine sind gebeugt
- Fersen am Boden
- Arme sind gestreckt, leicht abgespreizt neben dem Körper
- Handflächen zeigen nach oben

Wiederholungen

- 3 ×

Ausführung

- Bauchmuskeln anspannen
- Unteren Rücken in den Boden drücken
- Fersen in den Boden drücken
- Arme und Hände in den Boden drücken
- Hinterkopf in den Boden drücken
- Spannung halten, bis 10 zählen
- Spannung lösen, bis 5 zählen
- Übung wiederholen

! Bitte beachten

- Weiteratmen

2. Übung

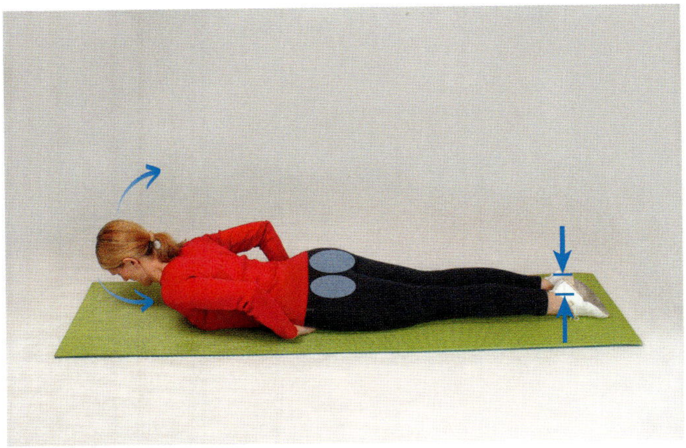

Ausgangsstellung

- Sie liegen auf dem Bauch, ein Kissen unter dem Bauch
- Beine sind gestreckt
- Füße liegen auf den Fußrücken am Boden
- Die Arme liegen gestreckt neben dem Körper
- Die Stirn liegt am Boden

Wiederholungen

- 3 ×

Ausführung

- Beide Hände unter die Leisten legen
- Beide Füße aneinanderdrücken
- Beine anspannen
- Gesäßmuskeln anspannen
- Die Leisten in die Hände drücken
- Bauch einziehen
- Kopf anheben und Kinn in Richtung Brust ziehen
- Einen Augenblick diese Position halten
- Kopf zurücklegen
- Spannung langsam lösen

! Bitte beachten

- Weiteratmen

3. Übung

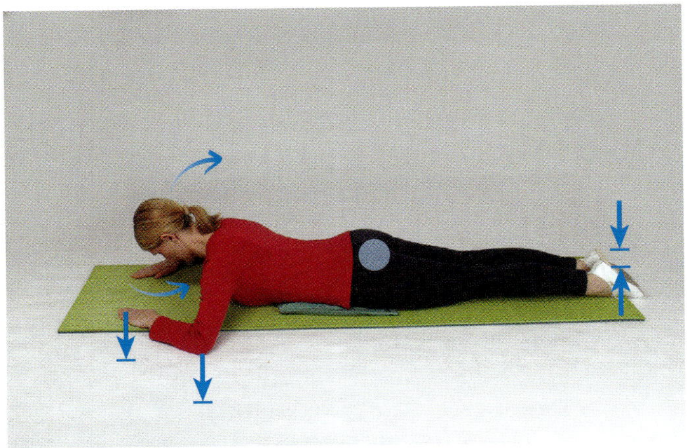

Ausgangsstellung

- Sie liegen auf dem Bauch, ein Kissen unter dem Bauch
- Beine sind gestreckt
- Füße liegen auf den Fußrücken am Boden
- Die Arme liegen leicht angewinkelt neben dem Kopf

Wiederholungen

- 3 ×

Ausführung

- Beide Füße aneinanderdrücken
- Beine anspannen
- Gesäßmuskeln anspannen
- Beide Hände und Unterarme in den Boden drücken
- Bauch einziehen
- Kopf anheben und Kinn in Richtung Brust ziehen
- Einen Augenblick diese Position halten
- Kopf zurücklegen
- Spannung langsam lösen

! Bitte beachten

- Weiteratmen

4. Übung

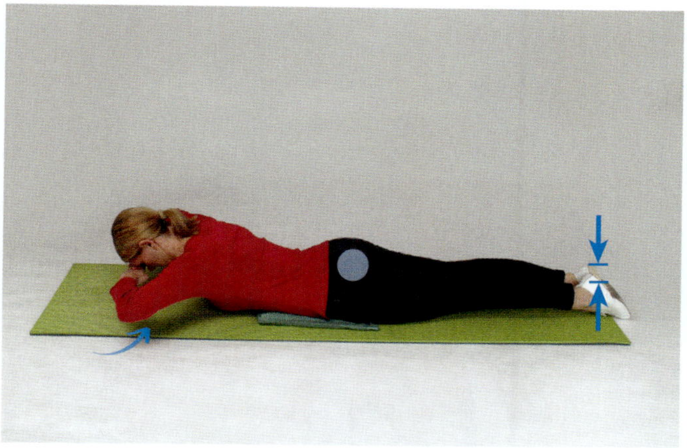

Ausgangsstellung

- Sie liegen auf dem Bauch, ein Kissen unter dem Bauch
- Beine sind gestreckt
- Füße liegen auf den Fußrücken am Boden
- Hände liegen unter der Stirn am Boden

Wiederholungen

- 3 ×

Ausführung

- Beide Füße aneinanderdrücken
- Beine anspannen
- Gesäßmuskeln anspannen
- Bauch einziehen
- Beide Arme und Hände anheben
- Die Stirn bleibt auf den Händen liegen
- Einen Augenblick diese Position halten
- Beide Arme, Hände und Kopf zurücklegen
- Spannung langsam lösen

! Bitte beachten

- Arme nur in Schulterhöhe anheben
- Weiteratmen

5. Übung

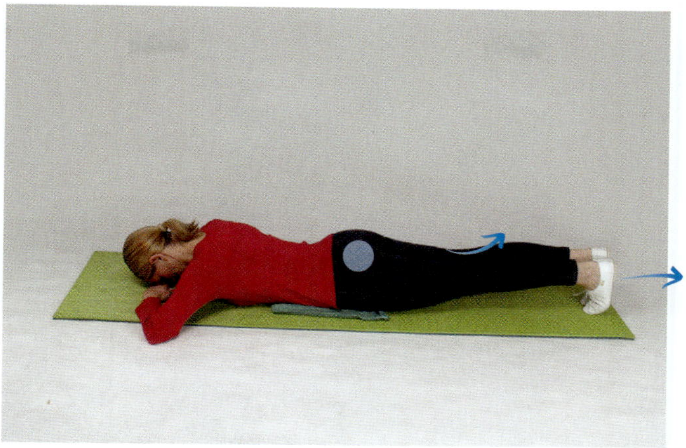

Ausgangsstellung

- Sie liegen auf dem Bauch, ein Kissen unter dem Bauch
- Beine sind gestreckt
- Die Zehen stehen gebeugt am Boden
- Hände liegen unter der Stirn am Boden

Wiederholungen

- 5 ×

Ausführung

- Beide Fersen nach unten ziehen
- Die Knie heben vom Boden ab
- Die Beine sind gestreckt
- Gesäßmuskeln anspannen
- Bauch einziehen
- Einen Augenblick diese Position halten
- Spannung langsam lösen

! Bitte beachten

- Weiteratmen

6. Übung

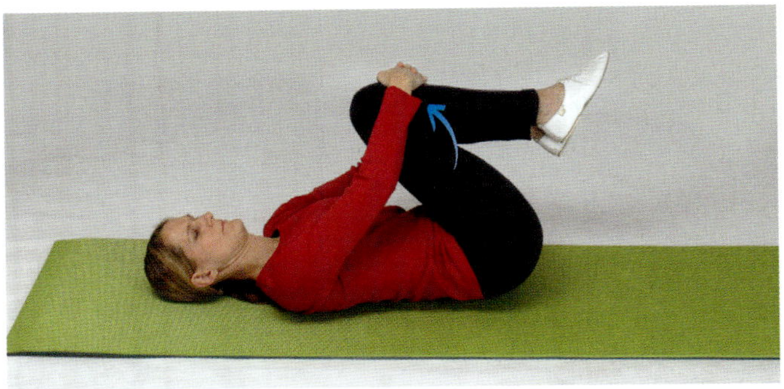

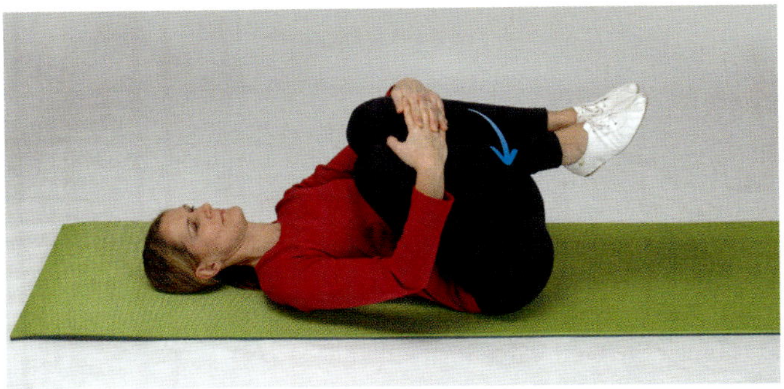

Ausgangsstellung

- Sie liegen auf dem Rücken
- Beine sind gebeugt
- Füße am Boden
- Arme liegen neben dem Körper

Wiederholungen

- Einige Male hin- und herwiegen

Ausführung

- Beide Knie an den Bauch ziehen
- Mit beiden Händen die Knie fassen
- Bei Kniebeschwerden die Beine unter den Knien halten
- Auf dem Rücken leicht zur Seite nach rechts und links wiegen

! Bitte beachten

- Nicht zur Seite umfallen
- Der Kopf bleibt liegen

7. Übung

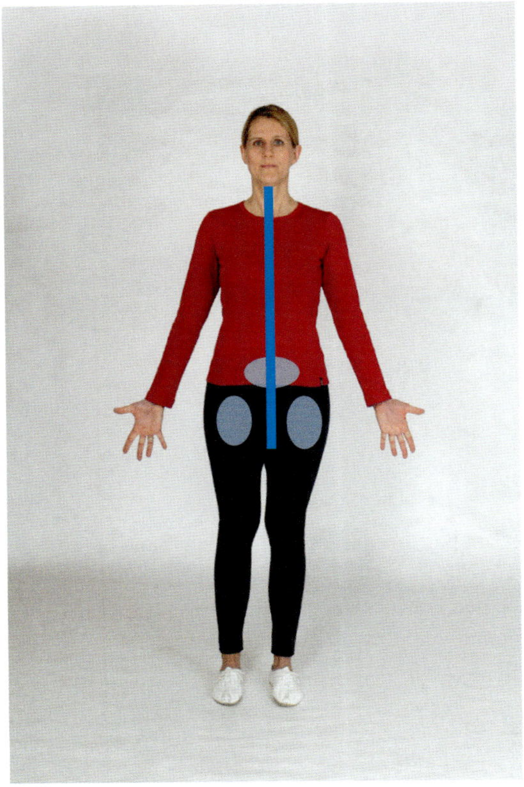

Ausgangsstellung

- Sie stehen und kontrollieren dabei Ihre Haltung
- Füße sind hüftbreit auseinander
- Zehen zeigen nach vorne

Wiederholungen

- 3 ×

Ausführung

- Bauch- und Gesäßmuskeln anspannen
- Beinmuskeln anspannen
- Schultern etwas zurücknehmen
- Rücken strecken
- Arme nach außen drehen
- Leicht vom Körper abspreizen
- Finger spreizen
- Kopf und Nacken lang herausstrecken
- Spannung halten, bis 10 zählen
- Spannung lösen

! Bitte beachten

- Kopf nicht nach hinten beugen
- Kinn leicht zum Brustkorb ziehen
- Weiteratmen

KAPITEL

21 Übungstag 21

Übung 1

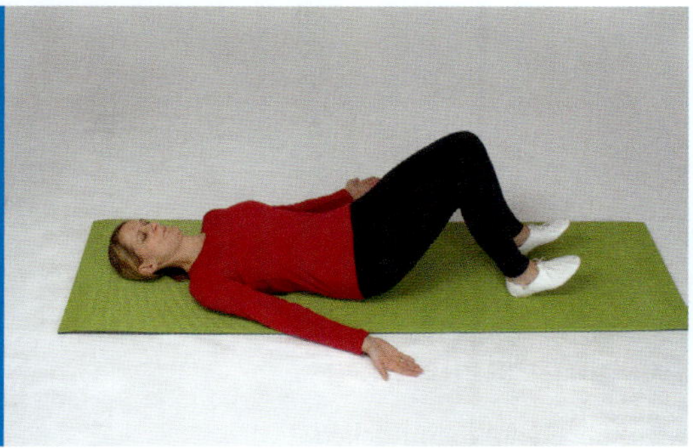

Übung 2

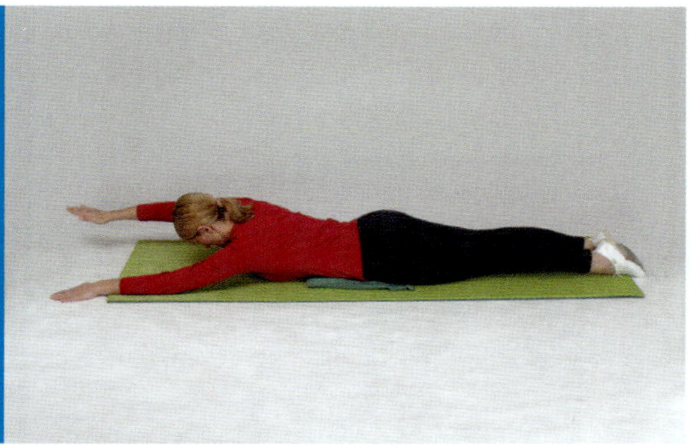

Übung 3

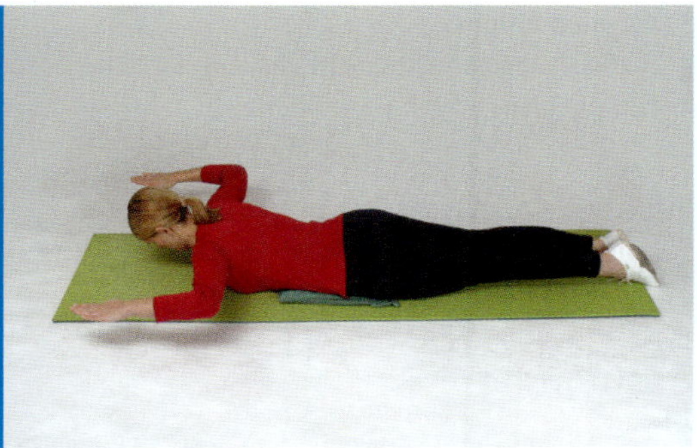

Übung 4

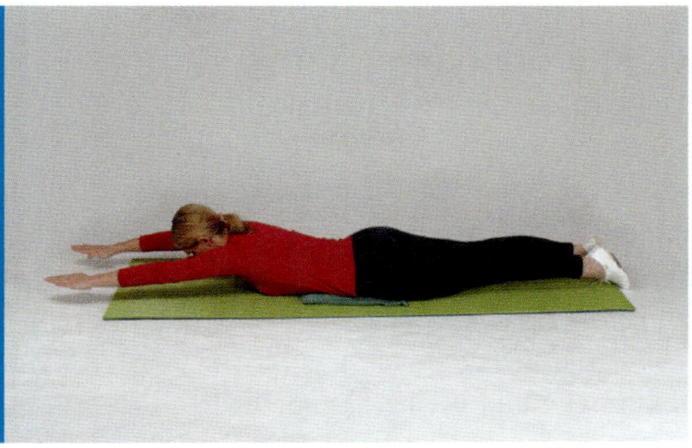

Übung 5

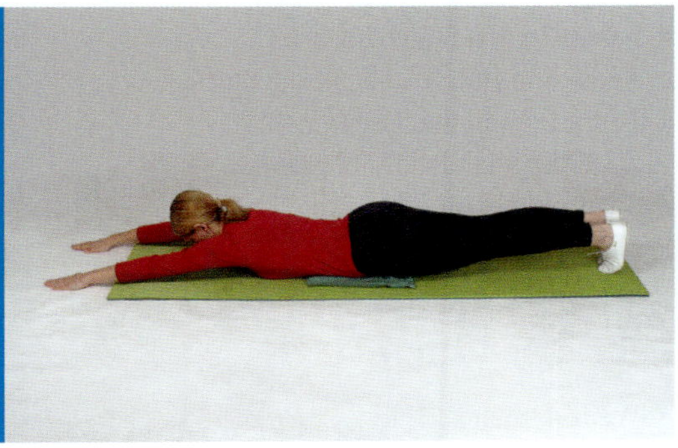

Übung 6

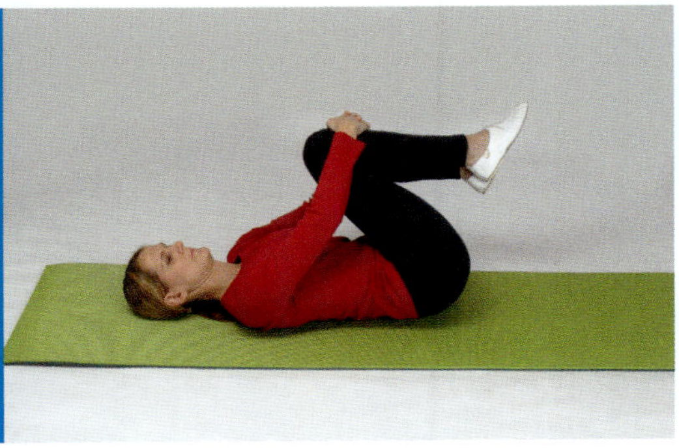

Übung 7

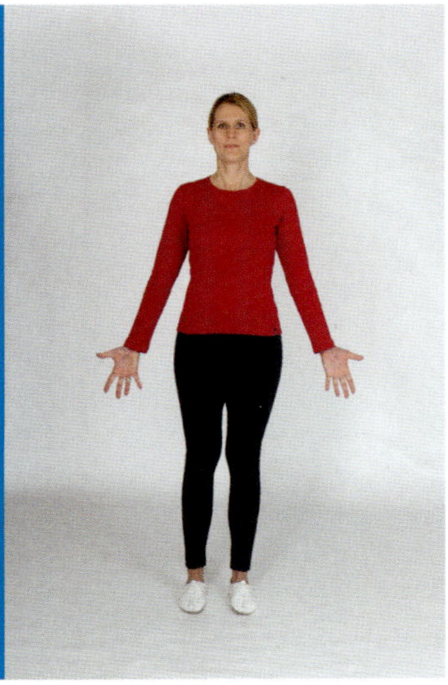

Wirkungen

Übung	Wirkungen
1	**Grundspannung:** • Bauchmuskeln werden gekräftigt • Streck- und Stützmuskeln der Wirbelsäule werden gedehnt • Bandscheiben werden von Druck entlastet • Bein-, Arm-, Schulter- und Nackenmuskeln werden gekräftigt
2	• Bein-, Bauch- und Gesäßmuskeln werden gekräftigt • Rücken-, Nacken- und Armmuskeln werden gekräftigt
3	• Bein-, Bauch- und Gesäßmuskeln werden gekräftigt • Schulter-, Nacken-, Arm- und **Rückenmuskeln** werden gekräftigt
4	• Bein-, Bauch- und Gesäßmuskeln werden gekräftigt • Schulter-, Nacken-, Arm- und **Rückenmuskeln** werden gekräftigt
5	• Rücken-, Schulter- und Armmuskeln werden gedehnt
6	• Rückenmuskeln und Wirbelsäule werden entspannt mobilisiert
7	• Spannung für den ganzen Körper wird aufgebaut • Bewusst die aufrechte Haltung erleben

Hinweis für Übungen 3 und 4: Kräftigung der Rückenmuskeln

Der **lange Rückenmuskel** *(M. erector spinae)* setzt sich aus mehreren, unterschiedlich langen Muskeln mit verschiedenem Ursprung und Ansatz zusammen. Diese strecken die Wirbelsäule und sind – zusammen mit den Bauchmuskeln – an fast allen Rumpfbewegungen (außer der Beugung nach vorne) beteiligt. Sie neigen den Rumpf zur Seite und drehen ihn. Sie halten den Rumpf mit dem Becken und Beinen im Gleichgewicht.

1. Übung

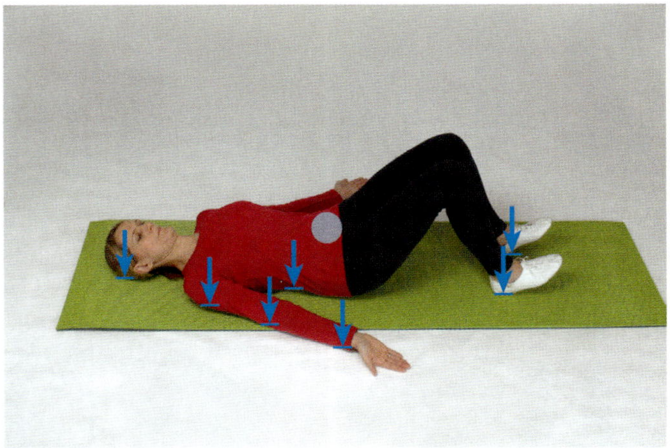

Ausgangsstellung

- Sie liegen auf dem Rücken
- Beine sind gebeugt
- Fersen am Boden
- Arme sind gestreckt, leicht abgespreizt neben dem Körper
- Handflächen zeigen nach oben

Wiederholungen

- 3 ×

Ausführung

- Bauchmuskeln anspannen
- Unteren Rücken in den Boden drücken
- Fersen in den Boden drücken
- Arme und Hände in den Boden drücken
- Hinterkopf in den Boden drücken
- Spannung halten, bis 10 zählen
- Spannung lösen, bis 5 zählen
- Übung wiederholen

! Bitte beachten

- Weiteratmen

2. Übung

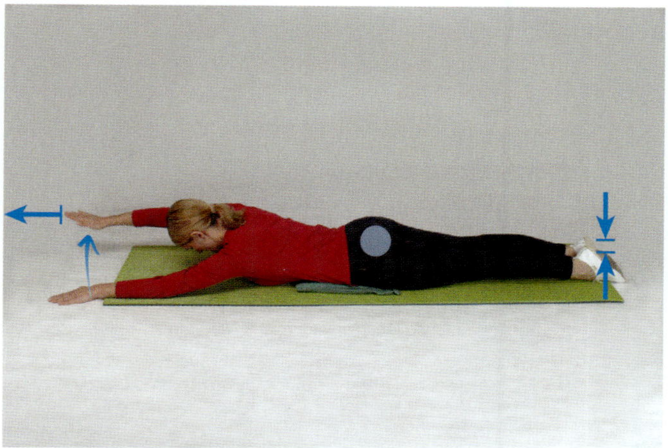

Ausgangsstellung

- Sie liegen auf dem Bauch, ein Kissen unter dem Bauch
- Beine sind gestreckt
- Füße liegen auf den Fußrücken am Boden
- Die Arme liegen nach vorne gestreckt am Boden

Wiederholungen

- 2 × mit jedem Arm üben

Ausführung

- Beide Füße aneinanderdrücken
- Beine anspannen
- Gesäßmuskeln anspannen
- Bauch einziehen
- Rechten Arm am Boden herausschieben
- Den Arm anheben
- Kopf nasefrei vom Boden abheben
- Blick bleibt zum Boden gerichtet
- Einen Augenblick diese Position halten
- Kopf und Arm zurücklegen
- Spannung langsam lösen

! Bitte beachten

- Arm nur in Schulterhöhe anheben
- Zum Boden schauen
- Weiteratmen

3. Übung

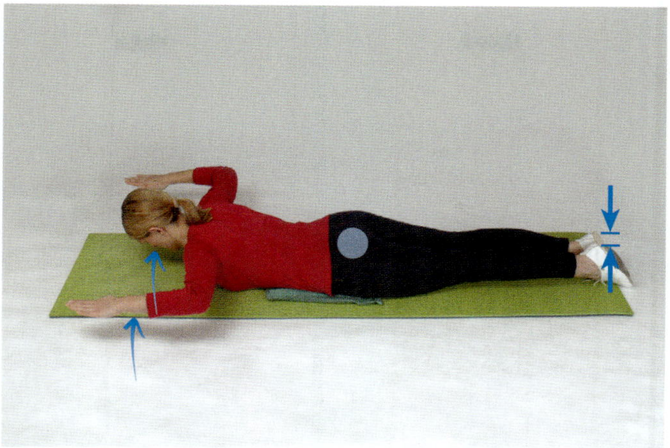

Ausgangsstellung

- Sie liegen auf dem Bauch, ein Kissen unter dem Bauch
- Beine sind gestreckt
- Füße liegen auf den Fußrücken am Boden
- Arme sind in U-Halte, d. h., beide Arme liegen auf Schulterhöhe am Boden, die Unterarme sind rechtwinklig gebeugt

Wiederholungen

- 3 ×

Ausführung

- Beide Füße aneinanderdrücken
- Beine anspannen
- Gesäßmuskeln anspannen
- Bauch einziehen
- Beide Arme in U-Halte anheben
- Kopf nasefrei vom Boden abheben
- Blick bleibt zum Boden gerichtet
- Einen Augenblick diese Position halten
- Kopf und Arme zurücklegen
- Spannung langsam lösen

! Bitte beachten

- Arme nur in Schulterhöhe anheben
- Zum Boden schauen
- Weiteratmen

4. Übung

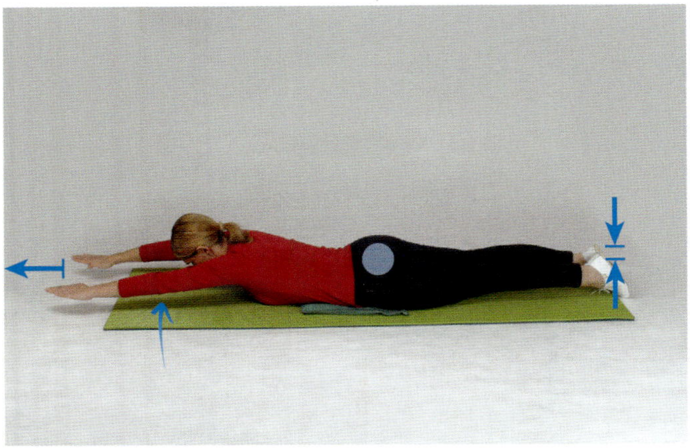

Ausgangsstellung

- Sie liegen auf dem Bauch, ein Kissen unter dem Bauch
- Beine sind gestreckt
- Füße liegen auf den Fußrücken am Boden
- Die Arme liegen nach vorne gestreckt am Boden

Wiederholungen

- 3 ×

Ausführung

- Beide Füße aneinanderdrücken
- Beine anspannen
- Gesäßmuskeln anspannen
- Bauch einziehen
- Beide Arme gestreckt am Boden lang herausschieben
- Beide Arme anheben
- Kopf nasefrei vom Boden abheben
- Blick bleibt zum Boden gerichtet
- Einen Augenblick diese Position halten
- Kopf und Arme zurücklegen
- Spannung langsam lösen

! Bitte beachten

- Arme nur in Schulterhöhe anheben
- Zum Boden schauen
- Weiteratmen

5. Übung

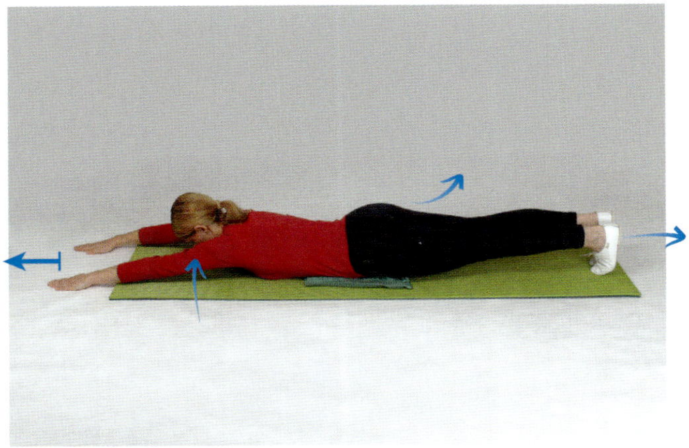

Ausgangsstellung

- Sie liegen auf dem Bauch, ein Kissen unter dem Bauch
- Beine sind gestreckt
- Zehen stehen gebeugt am Boden
- Die Arme liegen nach vorne gestreckt am Boden

Wiederholungen

- 3 ×

Ausführung

Dehnübung
- Beide Fersen nach unten ziehen
- Die Knie heben vom Boden ab
- Beine sind gestreckt
- Beide Arme gestreckt am Boden lang herausschieben
- Kopf nasefrei vom Boden abheben
- Beim Einatmen dehnen
- Beim Ausatmen lösen

! Bitte beachten

- Vorsichtig dehnen

6. Übung

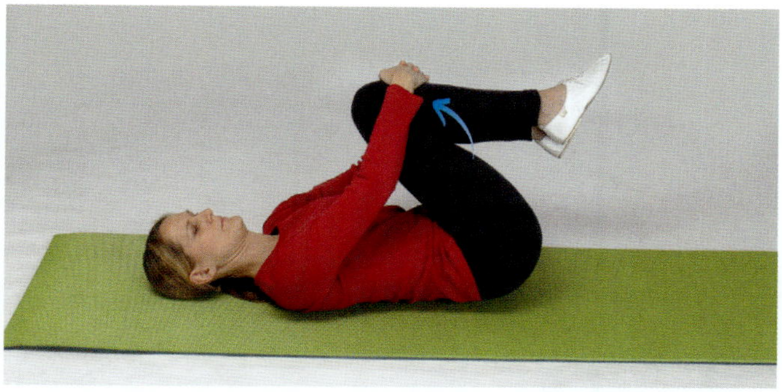

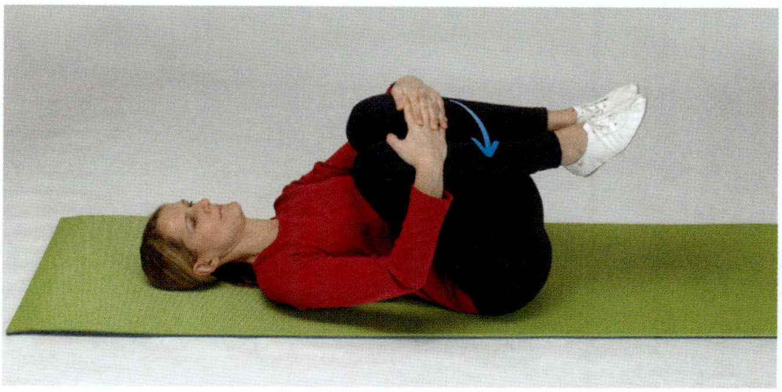

Ausgangsstellung

- Sie liegen auf dem Rücken
- Beine sind gebeugt
- Füße am Boden
- Arme liegen neben dem Körper

Wiederholungen

- Einige Male hin- und herwiegen

Ausführung

- Beide Knie an den Bauch ziehen
- Mit beiden Händen die Knie fassen
- Bei Kniebeschwerden die Beine unter den Knien halten
- Auf dem Rücken leicht zur Seite nach rechts und links wiegen

! Bitte beachten

- Nicht zur Seite umfallen
- Der Kopf bleibt liegen

7. Übung

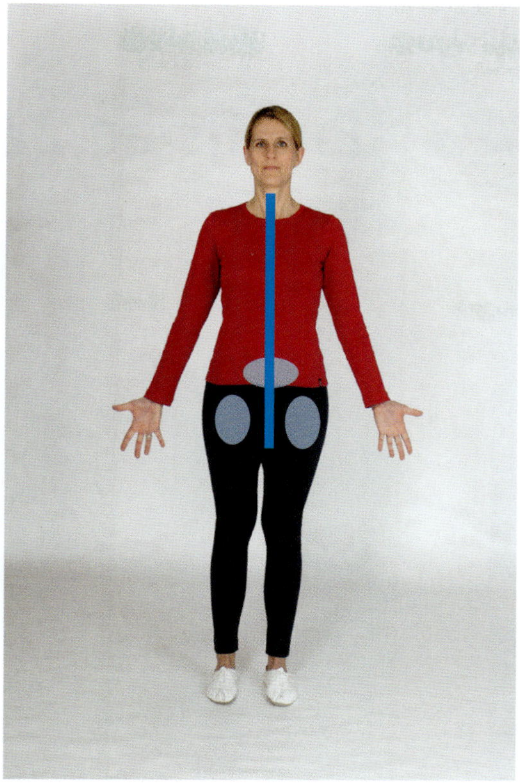

Ausgangsstellung

- Sie stehen und kontrollieren dabei Ihre Haltung
- Füße sind hüftbreit auseinander
- Zehen zeigen nach vorne

Wiederholungen

- 3 ×

Ausführung

- Bauch- und Gesäßmuskeln anspannen
- Beinmuskeln anspannen
- Schultern etwas zurücknehmen
- Rücken strecken
- Arme nach außen drehen
- Leicht vom Körper abspreizen
- Finger spreizen
- Kopf und Nacken lang herausstrecken
- Spannung halten, bis 10 zählen
- Spannung lösen

! Bitte beachten

- Kopf nicht nach hinten beugen
- Kinn leicht zum Brustkorb ziehen
- Weiteratmen

KAPITEL

22 Übungstag 22

Übung 1

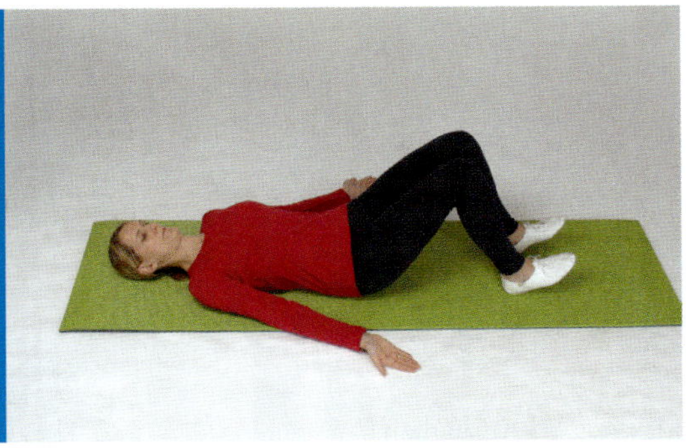

Übung 2

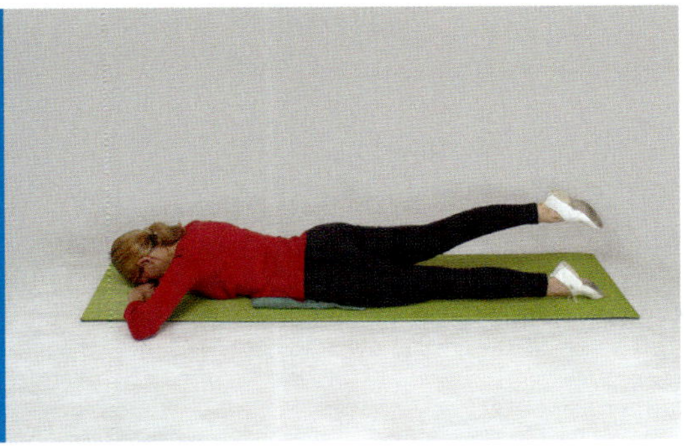

Übung 3

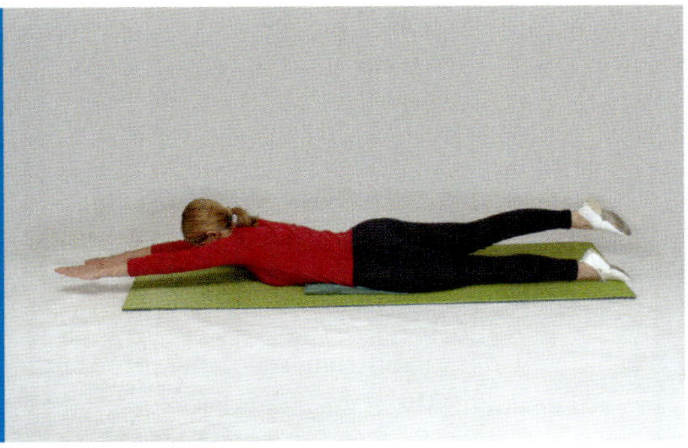

Übung 4

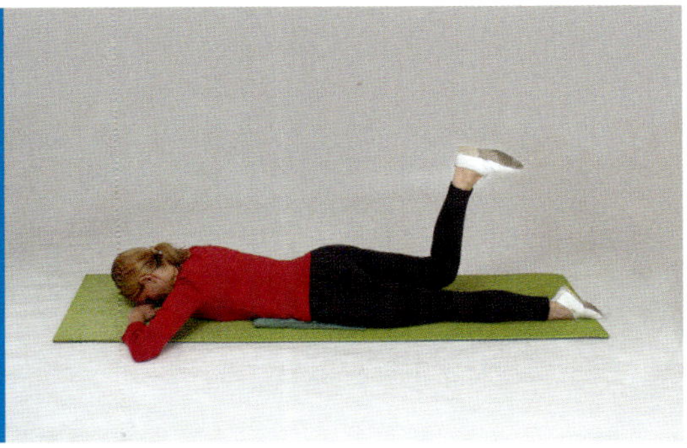

Übung 5

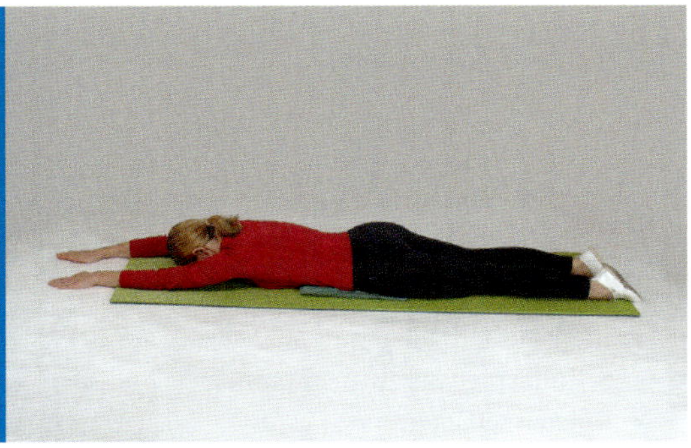

Übung 7

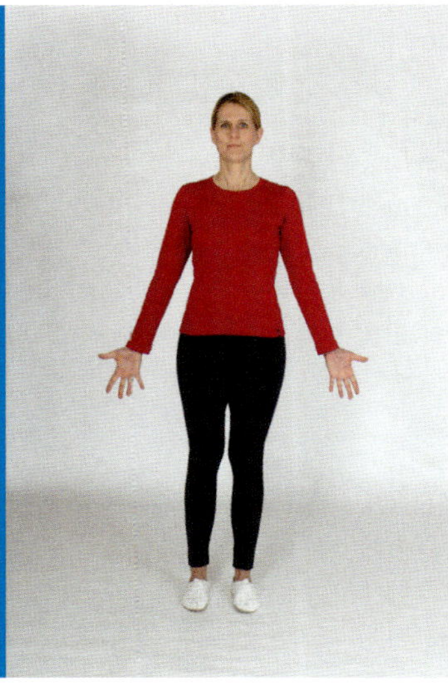

Übung 6

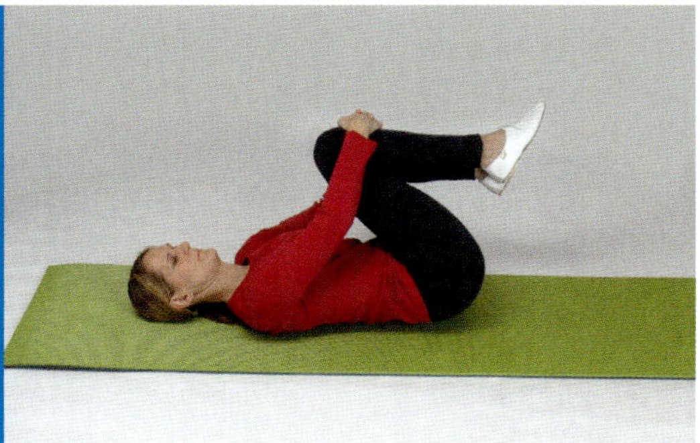

Wirkungen

Übung	Wirkungen
1	**Grundspannung:** • Bauchmuskeln werden gekräftigt • Streck- und Stützmuskeln der Wirbelsäule werden gedehnt • Bandscheiben werden von Druck entlastet • Bein-, Arm-, Schulter- und Nackenmuskeln werden gekräftigt
2	• Bein- und Gesäßmuskeln werden gekräftigt
3	• Bein-, Gesäß-, Rücken-, Schulter-, Nacken- und Armmuskeln werden gekräftigt
4	• Bein- und **Gesäßmuskeln** werden gekräftigt
5	• Körper wird diagonal gedehnt
6	• Rückenmuskeln und Wirbelsäule werden entspannt mobilisiert
7	• Spannung für den ganzen Körper wird aufgebaut • Bewusst die aufrechte Haltung erleben

1. Übung

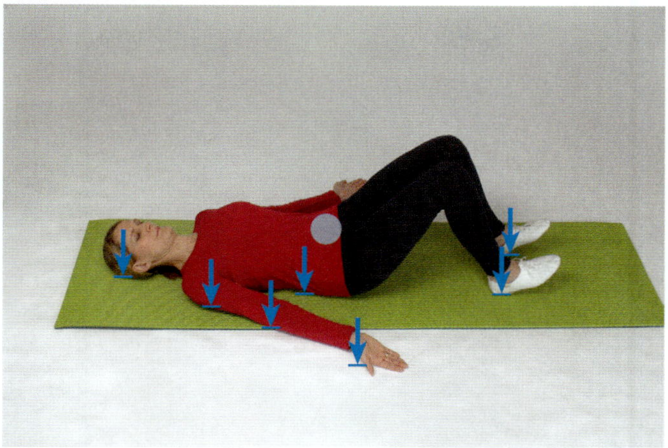

Ausgangsstellung

- Sie liegen auf dem Rücken
- Beine sind gebeugt
- Fersen am Boden
- Arme sind gestreckt, leicht abgespreizt neben dem Körper
- Handflächen zeigen nach oben

Wiederholungen

- 3 ×

Ausführung

- Bauchmuskeln anspannen
- Unteren Rücken in den Boden drücken
- Fersen in den Boden drücken
- Arme und Hände in den Boden drücken
- Hinterkopf in den Boden drücken
- Spannung halten, bis 10 zählen
- Spannung lösen, bis 5 zählen
- Übung wiederholen

! Bitte beachten

- Weiteratmen

2. Übung

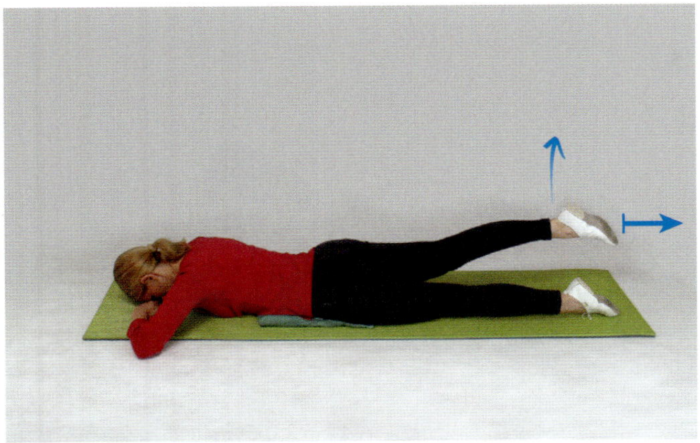

Ausgangsstellung

- Sie liegen auf dem Bauch, ein Kissen unter dem Bauch
- Beine sind gestreckt
- Füße liegen auf den Fußrücken am Boden
- Hände liegen unter der Stirn am Boden

Wiederholungen

- 2 × mit jedem Bein üben

Ausführung

- Rechtes Bein am Boden herausschieben
- Das Bein anheben
- Einen Augenblick diese Position halten
- Bein zurücklegen
- Spannung langsam lösen

! Bitte beachten

- Das Bein nur in Körperhöhe anheben
- Weiteratmen

3. Übung

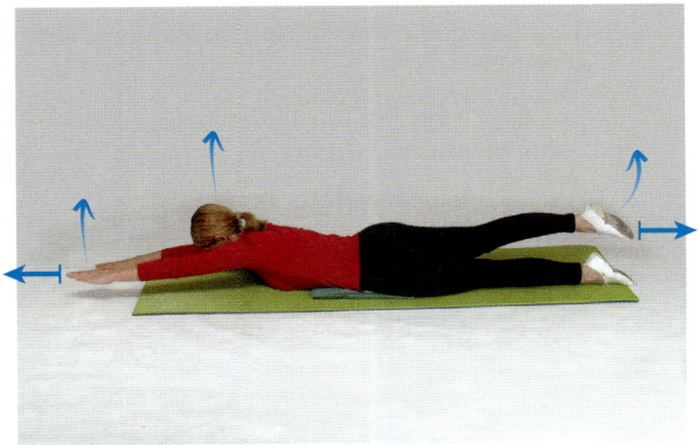

Ausgangsstellung

- Sie liegen auf dem Bauch, ein Kissen unter dem Bauch
- Beine sind gestreckt
- Füße liegen auf den Fußrücken am Boden
- Arme liegen nach vorne gestreckt am Boden

Wiederholungen

- 2 × jede Seite üben

Ausführung

- Linken Arm und rechtes Bein gestreckt am Boden herausschieben
- Arm und Bein anheben
- Kopf nasefrei vom Boden abheben
- Blick bleibt zum Boden gerichtet
- Einen Augenblick in dieser Position bleiben
- Kopf, Arm und Bein zurücklegen
- Spannung langsam lösen

! Bitte beachten

- Arm und Bein nur in Körperhöhe anheben
- Weiteratmen

4. Übung

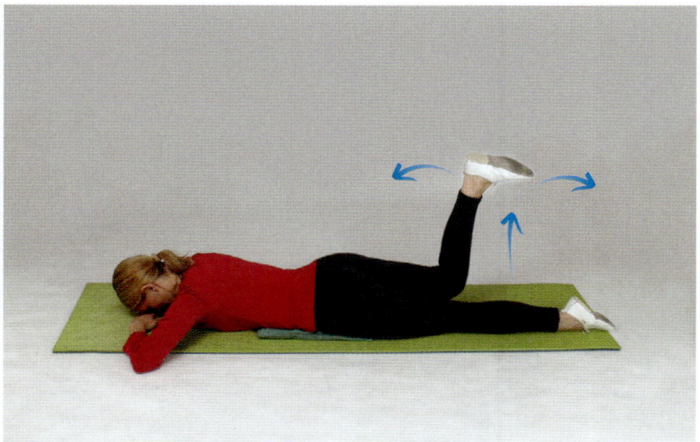

Ausgangsstellung

- Sie liegen auf dem Bauch, ein Kissen unter dem Bauch
- Beine sind gestreckt
- Füße liegen auf den Fußrücken am Boden
- Hände liegen unter der Stirn am Boden

Wiederholungen

- Mit jedem Bein mehrere Male üben

Ausführung

- Rechtes Bein in Körperhöhe anheben
- Das Bein langsam im Knie beugen und wieder strecken
- Diese Übung mehrere Male wiederholen, ohne das Bein abzulegen

! Bitte beachten

- Das Bein nur in Körperhöhe anheben
- Weiteratmen

5. Übung

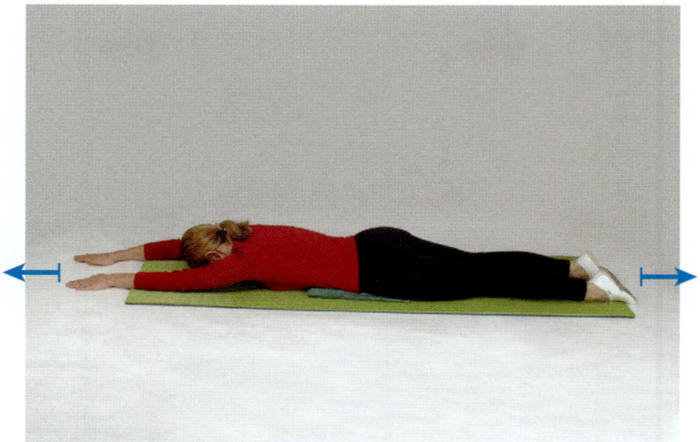

Ausgangsstellung

- Sie liegen auf dem Bauch, ein Kissen unter dem Bauch
- Beine sind gestreckt
- Füße liegen auf den Fußrücken am Boden
- Arme liegen nach vorne gestreckt am Boden

Wiederholungen

- 2 × jede Seite üben

Ausführung

Dehnübung

- Rechten Arm und linkes Bein gestreckt am Boden herausschieben
- Stirn bleibt am Boden
- Beim Einatmen dehnen
- Beim Ausatmen lösen

! Bitte beachten

- Vorsichtig dehnen

6. Übung

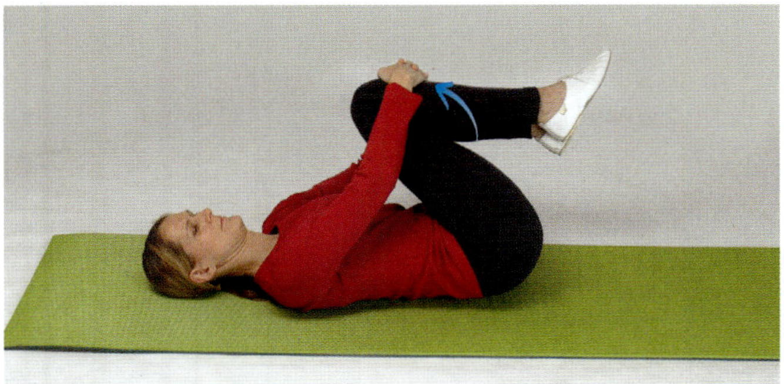

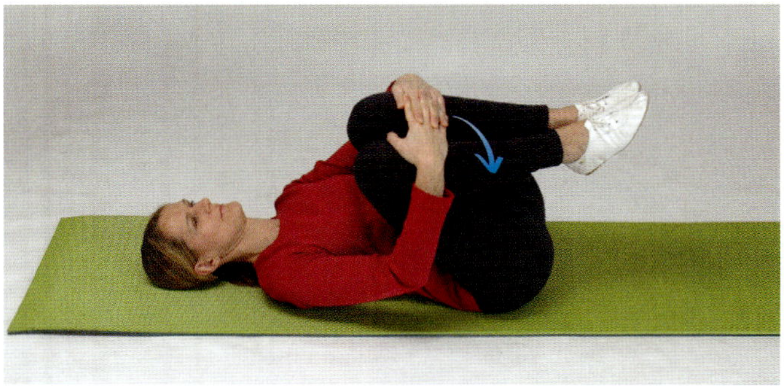

Ausgangsstellung

- Sie liegen auf dem Rücken
- Beine sind gebeugt
- Füße am Boden
- Arme liegen neben dem Körper

Wiederholungen

- Einige Male hin- und herwiegen

Ausführung

- Beide Knie an den Bauch ziehen
- Mit beiden Händen die Knie fassen
- Bei Kniebeschwerden die Beine unter den Knien halten
- Auf dem Rücken leicht zur Seite nach rechts und links wiegen

! Bitte beachten

- Nicht zur Seite umfallen
- Der Kopf bleibt liegen

7. Übung

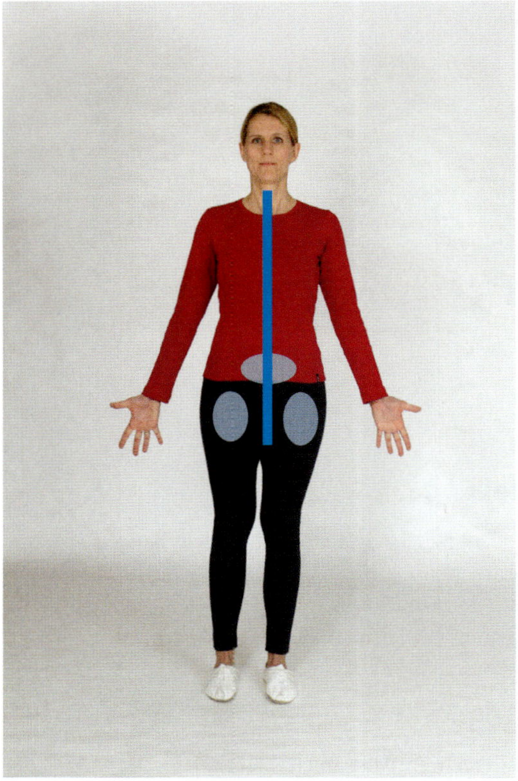

Ausgangsstellung

- Sie stehen und kontrollieren dabei Ihre Haltung
- Füße sind hüftbreit auseinander
- Zehen zeigen nach vorne

Wiederholungen

- 3 ×

Ausführung

- Bauch- und Gesäßmuskeln anspannen
- Beinmuskeln anspannen
- Schultern etwas zurücknehmen
- Rücken strecken
- Arme nach außen drehen
- Leicht vom Körper abspreizen
- Finger spreizen
- Kopf und Nacken lang herausstrecken
- Spannung halten, bis 10 zählen
- Spannung lösen

! Bitte beachten

- Kopf nicht nach hinten beugen
- Kinn leicht zum Brustkorb ziehen
- Weiteratmen

KAPITEL

23 Übungstag 23

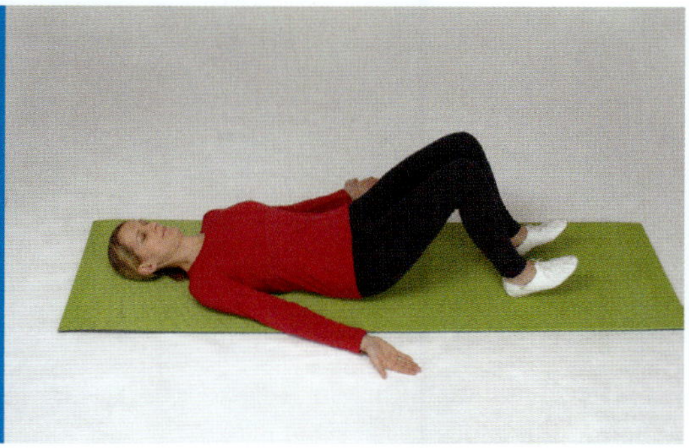

Übung 1

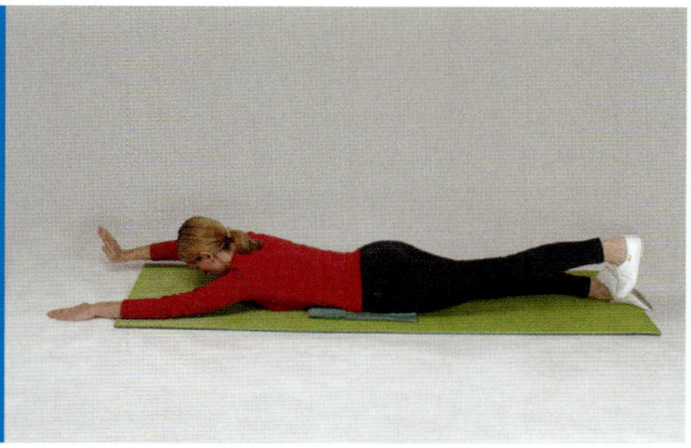

Übung 2

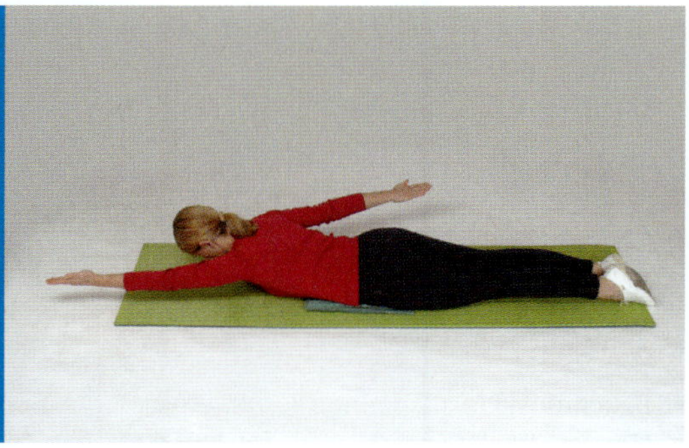

Übung 3

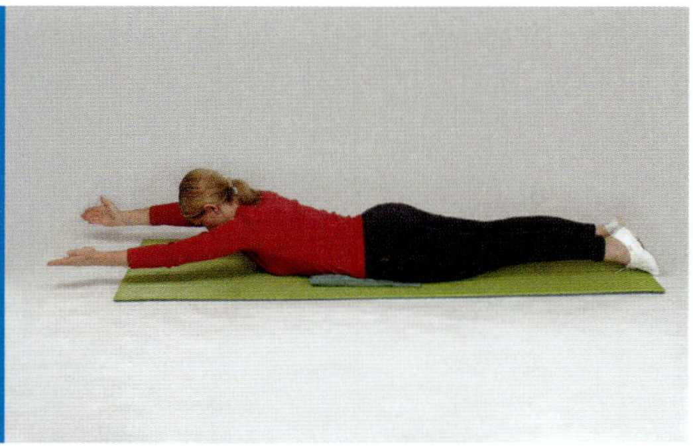

Übung 4

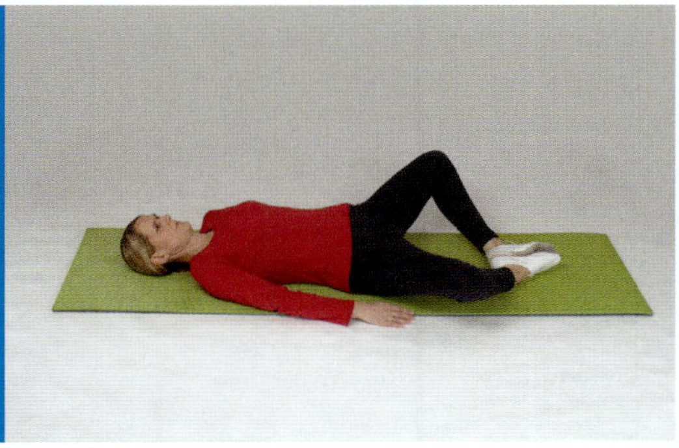

Übung 5

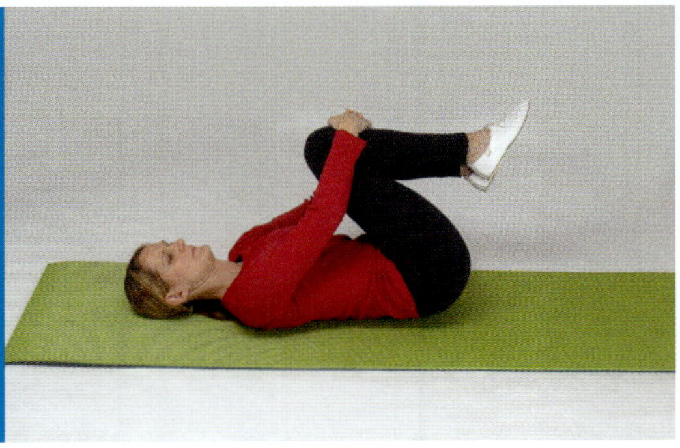

Übung 6

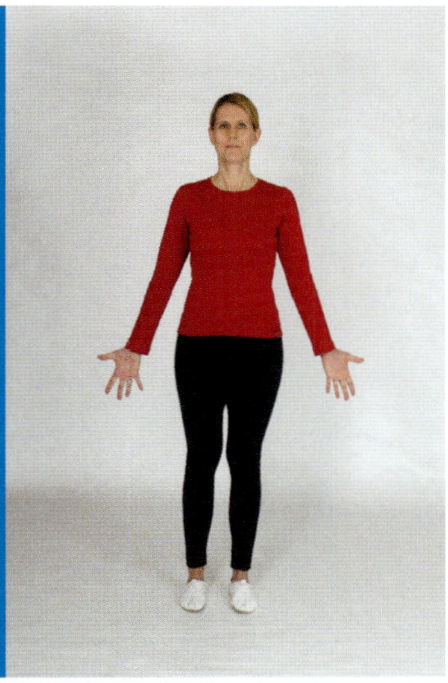

Übung 7

Wirkungen

Übung	Wirkungen
1	**Grundspannung:** • Bauchmuskeln werden gekräftigt • Streck- und Stützmuskeln der Wirbelsäule werden gedehnt • Bandscheiben werden von Druck entlastet • Bein-, Arm-, Schulter- und Nackenmuskeln werden gekräftigt
2	• Bein- und Armmuskeln werden diagonal gekräftigt • Rücken-, Schulter- und Nackenmuskeln werden gekräftigt
3	• Bein-, Gesäß- und Bauchmuskeln werden gekräftigt • Rücken-, Nacken- und Armmuskeln werden gekräftigt
4	• Bein-, Gesäß- und Bauchmuskeln werden gekräftigt • Rücken-, Nacken- und Armmuskeln werden gekräftigt
5	• Muskeln an den Oberschenkelinnenseiten (Adduktoren) werden gedehnt
6	• Rückenmuskeln und Wirbelsäule werden entspannt mobilisiert
7	• Spannung für den ganzen Körper wird aufgebaut • Bewusst die aufrechte Haltung erleben

1. Übung

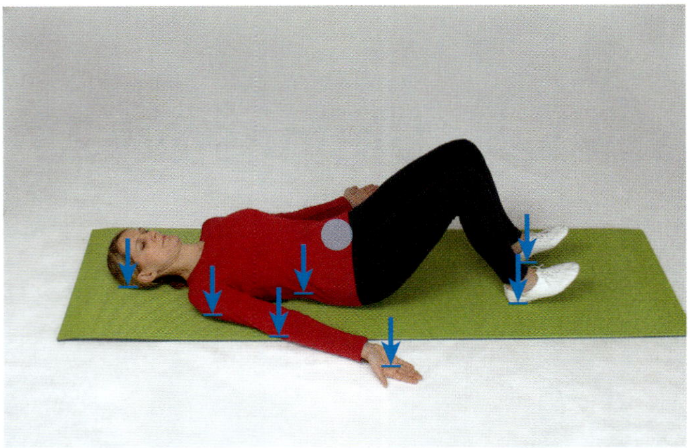

Ausgangsstellung

- Sie liegen auf dem Rücken
- Beine sind gebeugt
- Fersen am Boden
- Arme sind gestreckt, leicht abgespreizt neben dem Körper
- Handflächen zeigen nach oben

Wiederholungen

- 3 ×

Ausführung

- Bauchmuskeln anspannen
- Unteren Rücken in den Boden drücken
- Fersen in den Boden drücken
- Arme und Hände in den Boden drücken
- Hinterkopf in den Boden drücken
- Spannung halten, bis 10 zählen
- Spannung lösen, bis 5 zählen
- Übung wiederholen

! Bitte beachten

- Weiteratmen

2. Übung

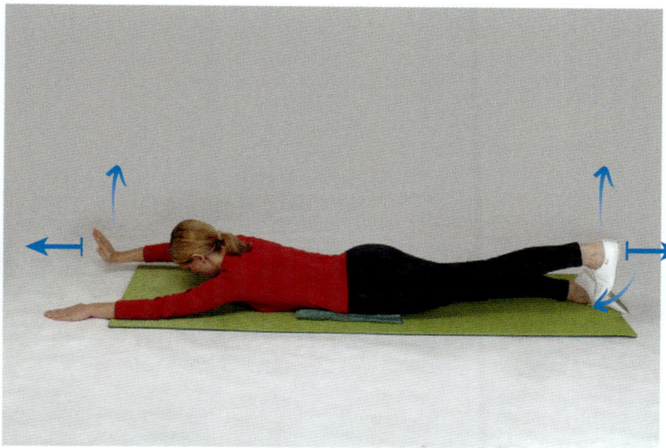

Ausgangsstellung

- Sie liegen auf dem Bauch, ein Kissen unter dem Bauch
- Beine sind gestreckt
- Füße liegen auf den Fußrücken am Boden
- Arme liegen nach vorne gestreckt am Boden

Wiederholungen

- 2 × jede Seite üben

Ausführung

- Linkes Bein anheben, den Fuß in Richtung Körper ziehen
- Rechten Arm anheben, die Hand in Richtung Unterarm ziehen
- Kopf vom Boden abheben, sodass die Nase nicht aufliegt
- Nun die linke Ferse nach unten dehnen und gleichzeitig die rechte Hand nach vorne schieben
- Einen Augenblick diese Position halten
- Kopf, Arm und Bein zurücklegen
- Spannung langsam lösen

! Bitte beachten

- Arm und Bein nur in Körperhöhe anheben
- Vorsichtig dehnen
- Weiteratmen

3. Übung

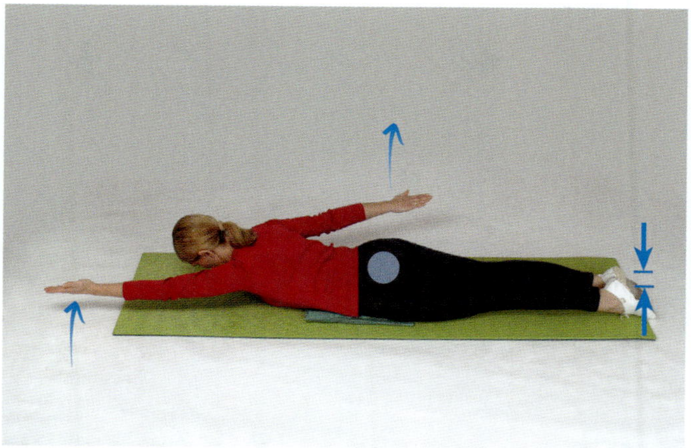

Ausgangsstellung

- Sie liegen auf dem Bauch, ein Kissen unter dem Bauch
- Beine sind gestreckt
- Füße liegen auf den Fußrücken am Boden
- Rechter Arm liegt gestreckt neben dem Körper auf der Handfläche
- Linker Arm liegt nach vorne gestreckt am Boden, die Handfläche zeigt nach oben

Wiederholungen

- 3 × jede Seite üben

Ausführung

- Beide Füße aneinanderdrücken
- Beine anspannen
- Gesäßmuskeln anspannen
- Bauch einziehen
- Beide Arme anheben
- Kopf nasefrei vom Boden abheben
- Einen Augenblick diese Position halten
- Kopf und Arme zurücklegen
- Spannung langsam lösen

! Bitte beachten

- Arme nur in Körperhöhe anheben
- Weiteratmen

4. Übung

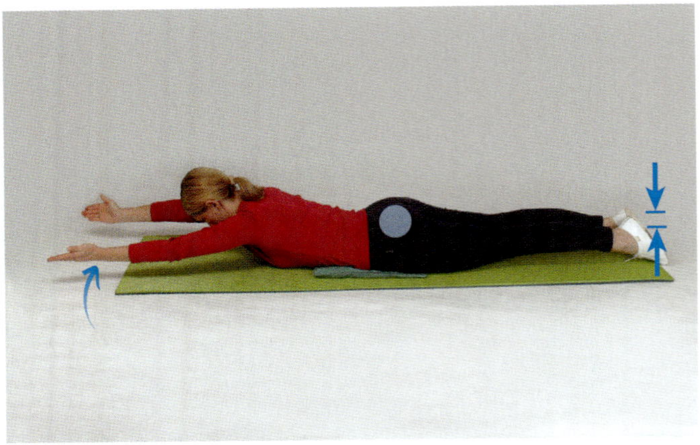

Ausgangsstellung

- Sie liegen auf dem Bauch, ein Kissen unter dem Bauch
- Beine sind gestreckt
- Füße liegen auf den Fußrücken am Boden
- Arme liegen nach vorne gestreckt am Boden
- Die Handflächen zeigen nach oben

Wiederholungen

- 3 ×

Ausführung

- Beide Füße aneinanderdrücken
- Beine anspannen
- Gesäßmuskeln anspannen
- Bauch einziehen
- Beide Arme anheben
- Kopf nasefrei vom Boden abheben
- Blick bleibt zum Boden gerichtet
- Einen Augenblick diese Position halten
- Kopf und Arme zurücklegen
- Spannung langsam lösen

! Bitte beachten

- Arme nur in Körperhöhe anheben
- Zum Boden schauen
- Weiteratmen

5. Übung

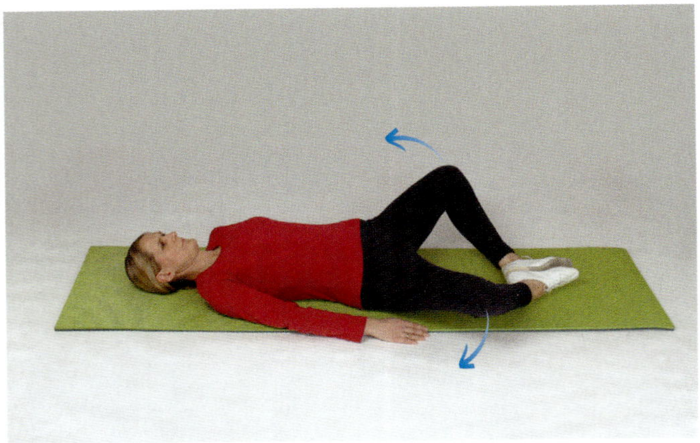

Ausgangsstellung

- Sie liegen auf dem Rücken
- Beine sind gestreckt
- Arme liegen neben dem Körper

Wiederholungen

- 2 ×

Ausführung

Dehnübung

- Beide Beine beugen
- Fußsohlen aneinanderlegen
- Beide Knie ohne Gewalt zur Seite spreizen
- Einen Augenblick diese Position halten
- Beide Knie langsam schließen
- Beide Beine strecken
- Spannung langsam lösen

! Bitte beachten

- Vorsichtig dehnen
- Weiteratmen

6. Übung

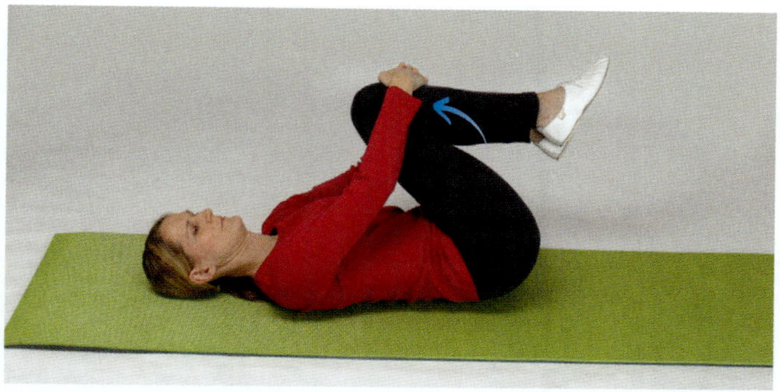

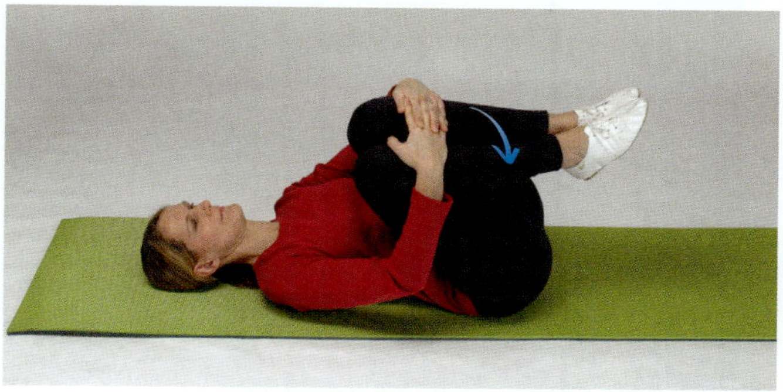

Ausgangsstellung

- Sie liegen auf dem Rücken
- Beine sind gebeugt
- Füße am Boden
- Arme liegen neben dem Körper

Wiederholungen

- Einige Male hin- und herwiegen

Ausführung

- Beide Knie an den Bauch ziehen
- Mit beiden Händen die Knie fassen
- Bei Kniebeschwerden die Beine unter den Knien halten
- Auf dem Rücken leicht zur Seite nach rechts und links wiegen

! Bitte beachten

- Nicht zur Seite umfallen
- Der Kopf bleibt liegen

7. Übung

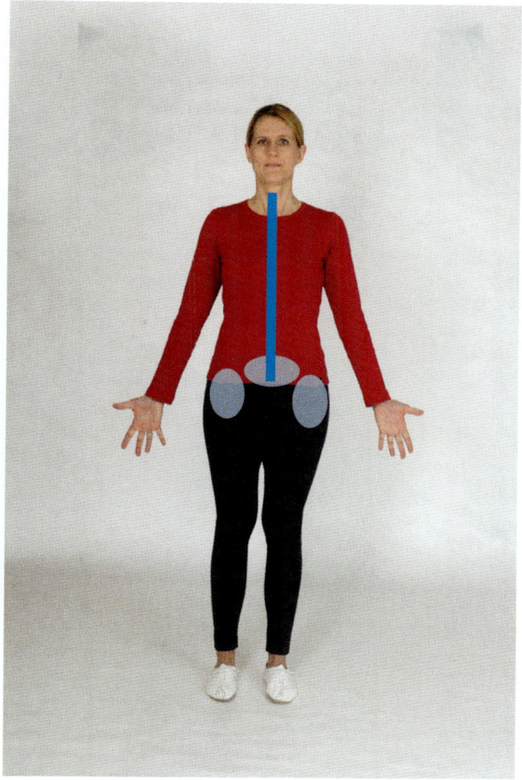

Ausgangsstellung

- Sie stehen und kontrollieren dabei Ihre Haltung
- Füße sind hüftbreit auseinander
- Zehen zeigen nach vorne

Wiederholungen

- 3 ×

Ausführung

- Bauch- und Gesäßmuskeln anspannen
- Beinmuskeln anspannen
- Schultern etwas zurücknehmen
- Rücken strecken
- Arme nach außen drehen
- Leicht vom Körper abspreizen
- Finger spreizen
- Kopf und Nacken lang herausstrecken
- Spannung halten, bis 10 zählen
- Spannung lösen

! Bitte beachten

- Kopf nicht nach hinten beugen
- Kinn leicht zum Brustkorb ziehen
- Weiteratmen

KAPITEL

24 Übungstag 24

Übung 1

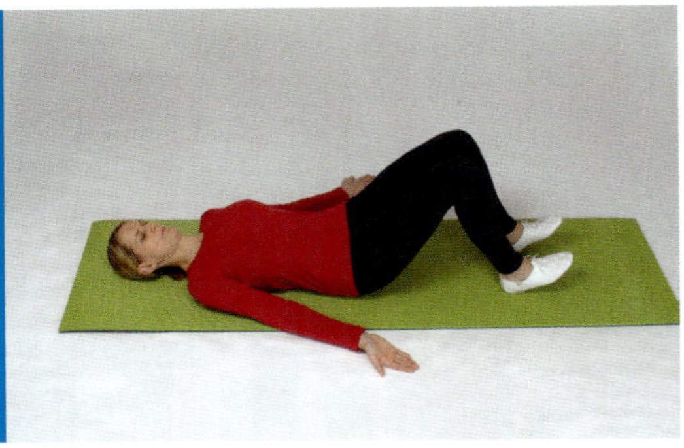

Übung 2

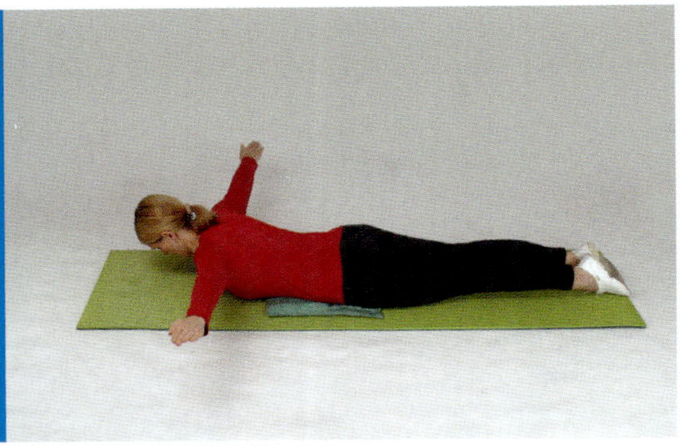

Übung 3

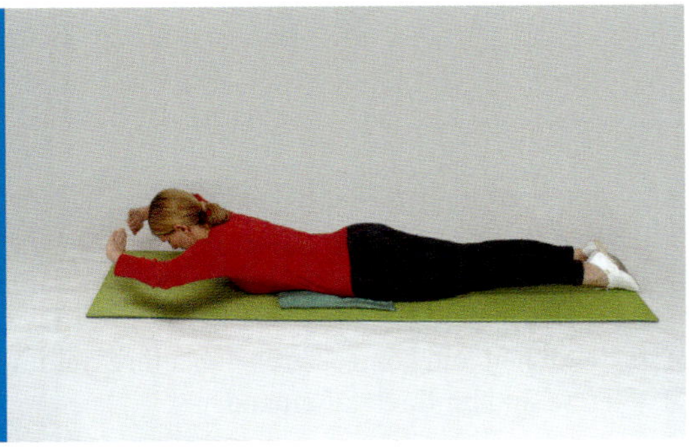

Übung 4

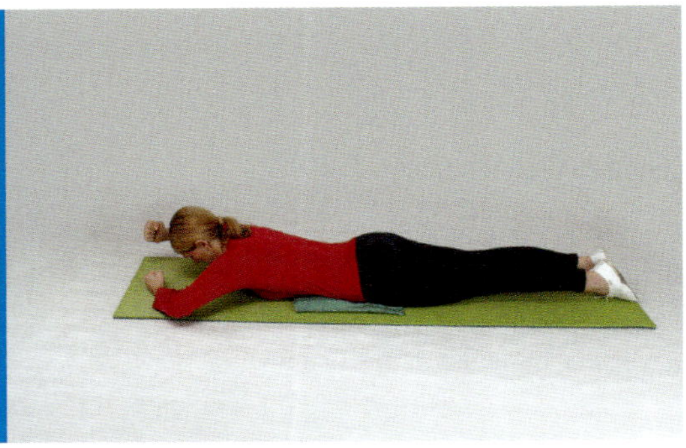

Übung 5

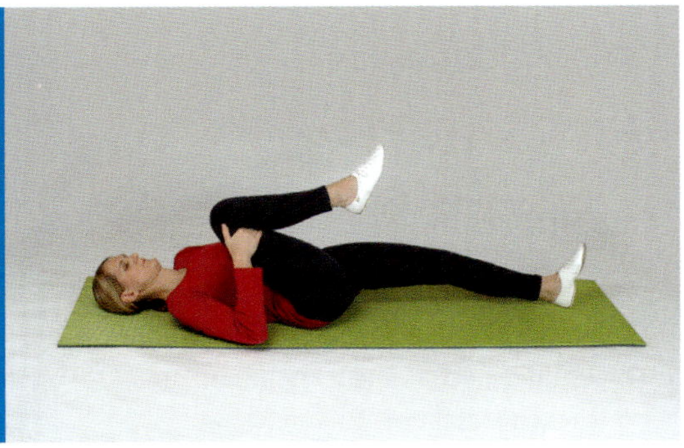

Übung 7

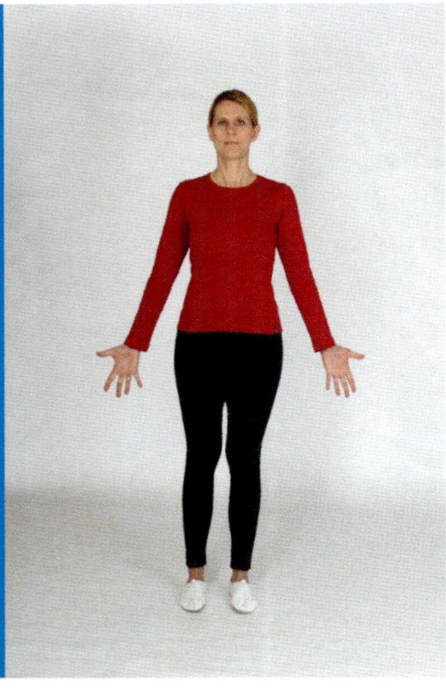

Übung 6

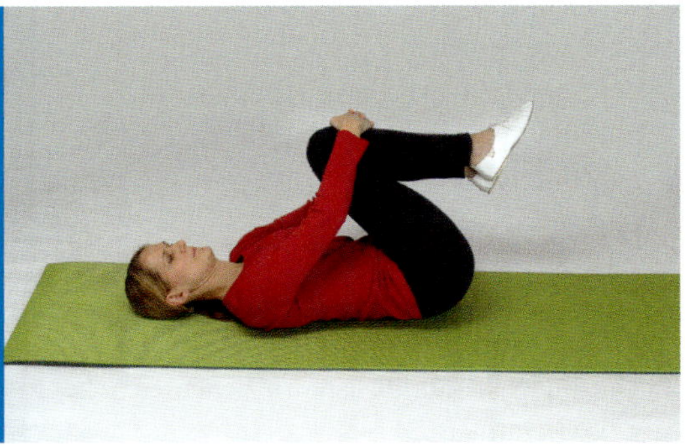

Wirkungen

Übung	Wirkungen
1	**Grundspannung:** • Bauchmuskeln werden gekräftigt • Streck- und Stützmuskeln der Wirbelsäule werden gedehnt • Bandscheiben werden von Druck entlastet • Bein-, Arm-, Schulter- und Nackenmuskeln werden gekräftigt
2	• Bein-, Gesäß- und Bauchmuskeln werden gekräftigt • Rücken-, Schulter-, Nacken- und Armmuskeln werden gekräftigt
3	• Bein-, Gesäß- und Bauchmuskeln werden gekräftigt • Rücken-, Schulter-, Nacken- und Armmuskeln werden gekräftigt
4	• Bein-, Gesäß- und Bauchmuskeln werden gekräftigt • Rücken-, Schulter-, Nacken- und Armmuskeln werden gekräftigt
5	• Rückenmuskeln und Muskeln an der Rückseite der Oberschenkel (sog. „Hamstrings") werden gedehnt
6	• Rückenmuskeln und Wirbelsäule werden entspannt mobilisiert
7	• Spannung für den ganzen Körper wird aufgebaut • Bewusst die aufrechte Haltung erleben

Hinweis für Übung 5

Hebt sich beim Heranziehen des gebeugten Beines das gestreckte Bein vom Boden leicht ab, so ist dies ein Zeichen für verkürzte Hüftbeugemuskeln *(M. iliopsoas).*

Hinweis für den Hüftmuskel: *M. iliopsoas*

Der Iliopsoas setzt sich aus zwei Muskeln zusammen, dem *M. psoas* (aus dem Griech. = Lende) und dem *M. iliacus.*

Der Iliopsoas befindet sich zum größten Teil in der Bauchhöhle. Er hat seinen Ursprung am 12. Brustwirbel und allen 1–5 Lendenwirbeln. Seinen Ansatz hat er an einem kleinen Knochenvorsprung (Trochanter minor) am Oberschenkelknochen.

Seine Funktion: er beugt den Oberschenkel im Hüftgelenk, und er ist beteiligt an der Außenrotation und der Adduktion.

Bei Fixation beider Beine beugt der Iliopsoas das Becken in den Hüftgelenken und ermöglicht das Hochkommen aus der Rückenlage zum Sitzen.

1. Übung

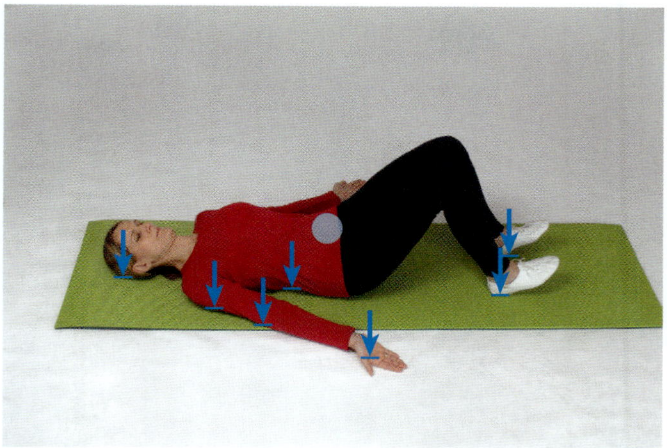

Ausgangsstellung

- Sie liegen auf dem Rücken
- Beine sind gebeugt
- Fersen am Boden
- Arme sind gestreckt, leicht abgespreizt neben dem Körper
- Handflächen zeigen nach oben

Wiederholungen

- 3 ×

Ausführung

- Bauchmuskeln anspannen
- Unteren Rücken in den Boden drücken
- Fersen in den Boden drücken
- Arme und Hände in den Boden drücken
- Hinterkopf in den Boden drücken
- Spannung halten, bis 10 zählen
- Spannung lösen, bis 5 zählen
- Übung wiederholen

! Bitte beachten

- Weiteratmen

2. Übung

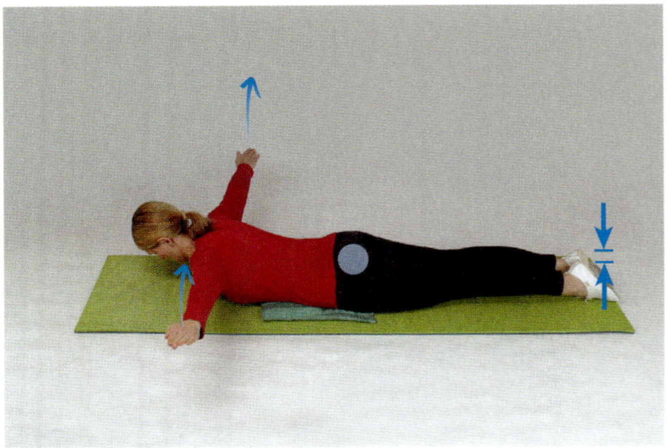

Ausgangsstellung

- Sie liegen auf dem Bauch, ein Kissen unter dem Bauch
- Beine sind gestreckt
- Füße liegen auf den Fußrücken am Boden
- Hände liegen unter der Stirn

Wiederholungen

- 3 ×

Ausführung

- Beide Füße aneinanderdrücken
- Beine anspannen
- Gesäßmuskeln anspannen
- Bauch einziehen
- Kopf und Arme anheben
- Blick bleibt zum Boden gerichtet
- Arme in Körperhöhe zur Seite strecken
- Beide Hände hinter den Kopf nehmen
- Die Arme wieder zur Seite strecken
- Die Hände unter die Stirn führen
- Kopf und Arme zurücklegen
- Spannung langsam lösen

! Bitte beachten

- Arme nur in Körperhöhe anheben
- Zum Boden schauen
- Weiteratmen

3. Übung

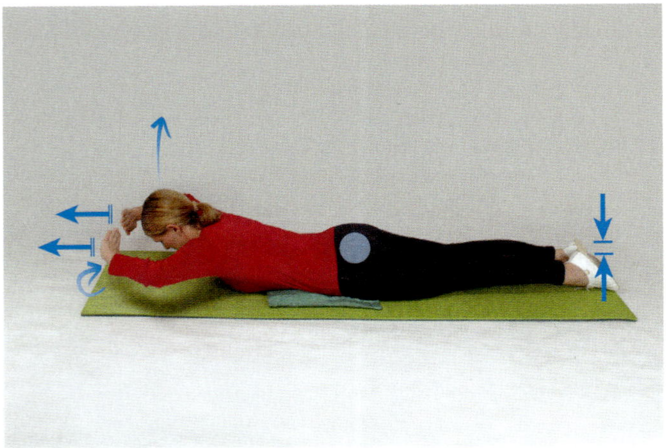

Ausgangsstellung

- Sie liegen auf dem Bauch, ein Kissen unter dem Bauch
- Beine sind gestreckt
- Füße liegen auf den Fußrücken am Boden
- Beide Arme liegen im Halbkreis vor dem Kopf

Wiederholungen

- 3 ×

Ausführung

- Beide Füße aneinanderdrücken
- Beine anspannen
- Gesäßmuskeln anspannen
- Bauch einziehen
- Beide Hände in Richtung Unterarme hochziehen
- Kopf und Arme anheben
- Nun die Hände nach vorne stemmen
- Etwas wegschieben wollen
- Die Ellbogen bleiben gebeugt
- Einen Augenblick diese Position halten
- Kopf und Arme zurücklegen
- Spannung langsam lösen

! Bitte beachten

- Zum Boden schauen
- Weiteratmen

4. Übung

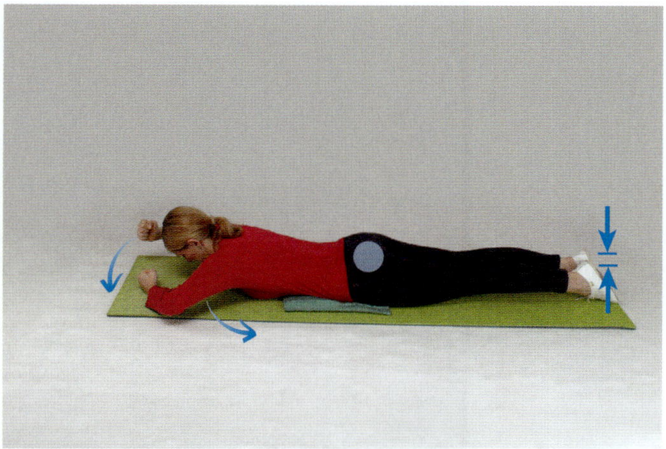

Ausgangsstellung

- Sie liegen auf dem Bauch, ein Kissen unter dem Bauch
- Beine sind gestreckt
- Füße liegen auf den Fußrücken am Boden
- Beide Arme liegen im Halbkreis vor dem Kopf

Wiederholungen

- 3 ×

Ausführung

- Beide Füße aneinanderdrücken
- Beine anspannen
- Gesäßmuskeln anspannen
- Bauch einziehen
- Beide Hände zu Fäusten ballen
- Nun mit den Fäusten auf den Boden trommeln
- Kopf nasefrei vom Boden abheben
- Kinn in Richtung Brust ziehen
- Kopf und Arme zurücklegen
- Spannung langsam lösen

! Bitte beachten

- Auf die Spannung der Beine achten
- Die Füße bleiben am Boden
- Weiteratmen

5. Übung

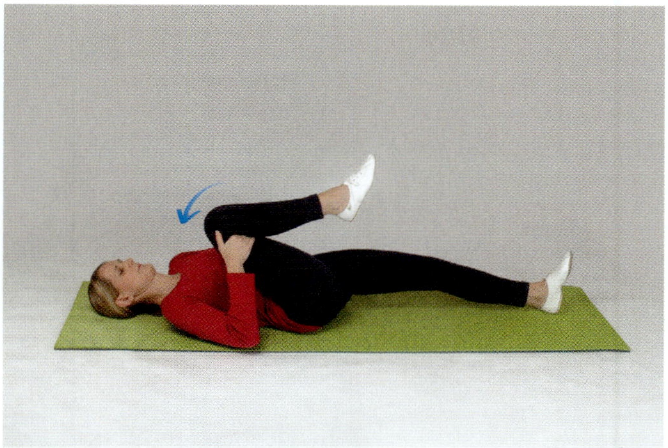

Ausgangsstellung

- Sie liegen auf dem Rücken
- Beine sind gestreckt
- Arme liegen neben dem Körper

Wiederholungen

- 2 × mit jedem Bein üben

Ausführung

Dehnübung

- Das rechte Bein an den Bauch heranbeugen
- Das Bein mit beiden Händen unter dem Knie fassen und leicht an den Bauch heranziehen
- Der Kopf bleibt am Boden liegen
- Einen Augenblick diese Position halten
- Die Hände lösen
- Das Bein und die Arme zurücklegen

! Bitte beachten

- Weiteratmen

6. Übung

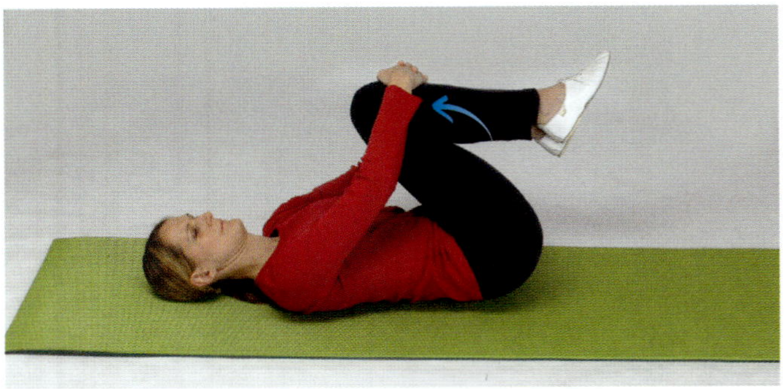

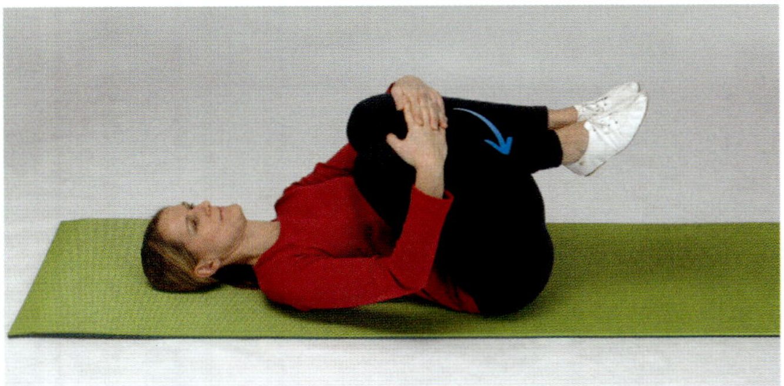

Ausgangsstellung

- Sie liegen auf dem Rücken
- Beine sind gebeugt
- Füße am Boden
- Arme liegen neben dem Körper

Wiederholungen

- Einige Male hin- und herwiegen

Ausführung

- Beide Knie an den Bauch ziehen
- Mit beiden Händen die Knie fassen
- Bei Kniebeschwerden die Beine unter den Knien halten
- Auf dem Rücken leicht zur Seite nach rechts und links wiegen

! Bitte beachten

- Nicht zur Seite umfallen
- Der Kopf bleibt liegen

7. Übung

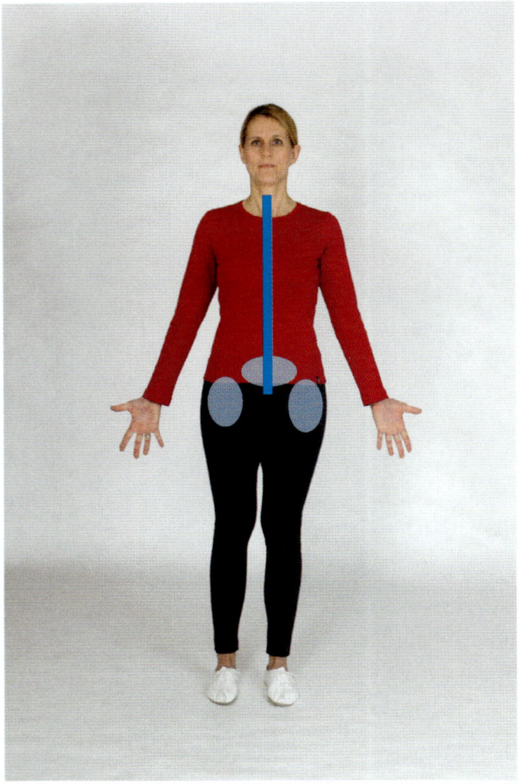

Ausgangsstellung

- Sie stehen und kontrollieren dabei Ihre Haltung
- Füße sind hüftbreit auseinander
- Zehen zeigen nach vorne

Wiederholungen

- 3 ×

Ausführung

- Bauch- und Gesäßmuskeln anspannen
- Beinmuskeln anspannen
- Schultern etwas zurücknehmen
- Rücken strecken
- Arme nach außen drehen
- Leicht vom Körper abspreizen
- Finger spreizen
- Kopf und Nacken lang herausstrecken
- Spannung halten, bis 10 zählen
- Spannung lösen

! Bitte beachten

- Kopf nicht nach hinten beugen
- Kinn leicht zum Brustkorb ziehen
- Weiteratmen

KAPITEL

25 Übungstag 25

Übung 1

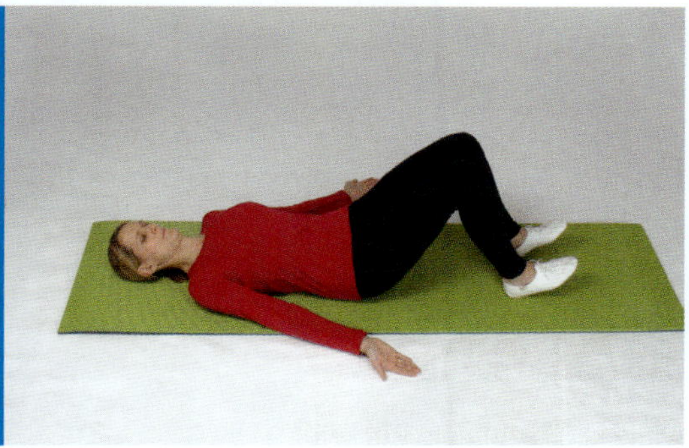

Übung 2

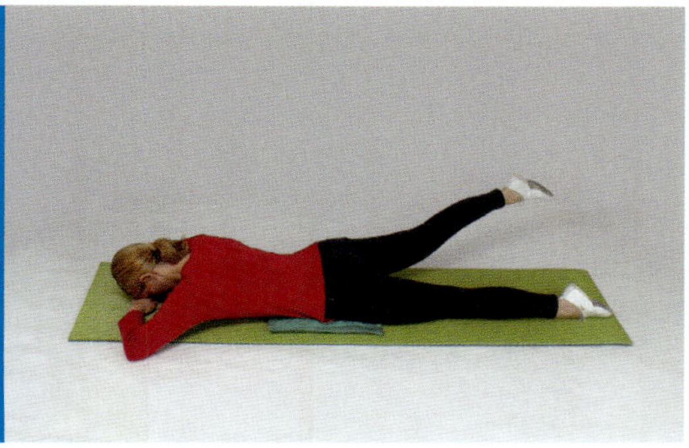

Übung 3

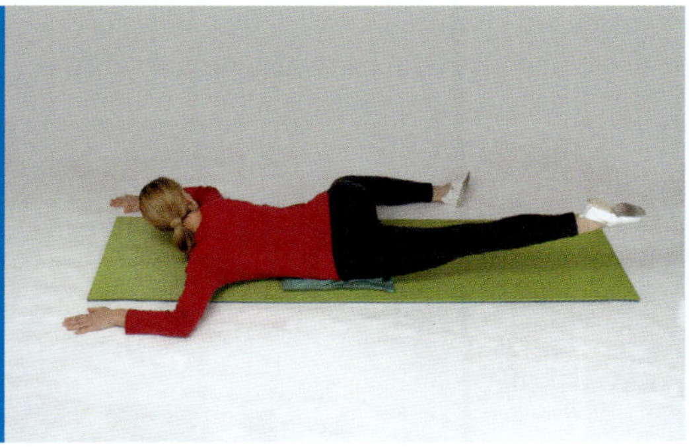

Übung 4

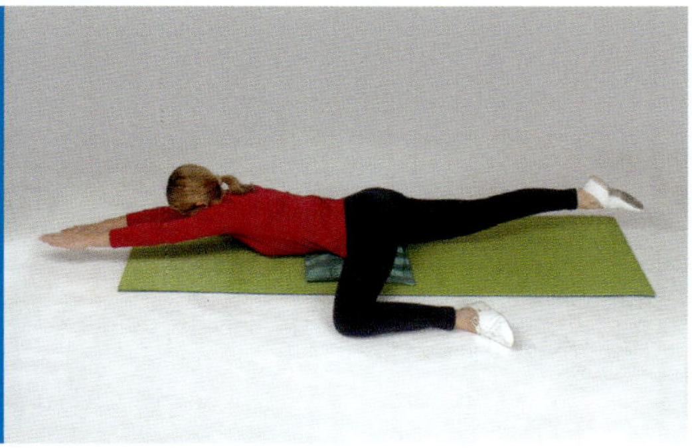

Übung 5

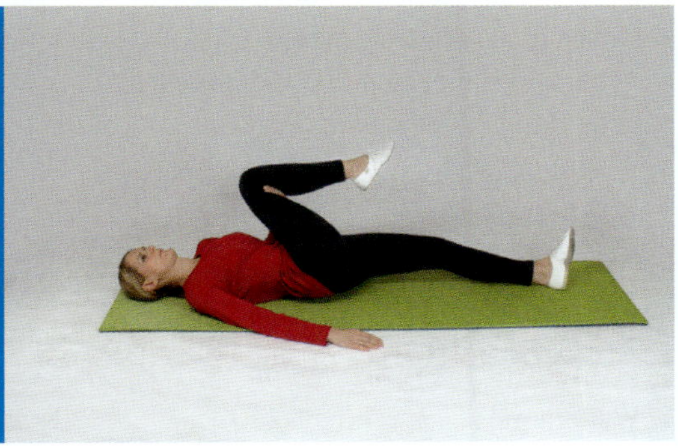

Übung 6

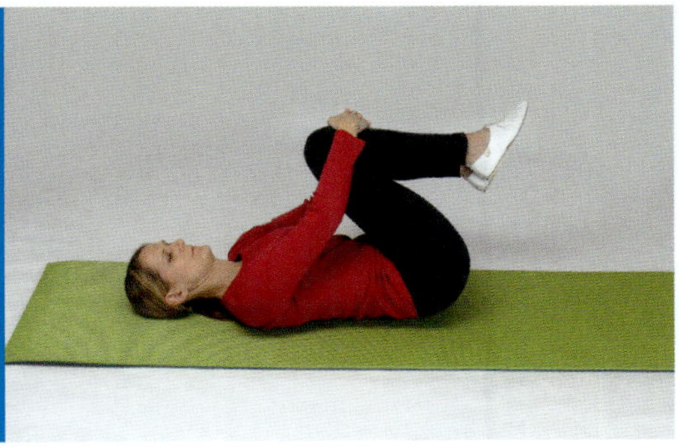

Übung 7

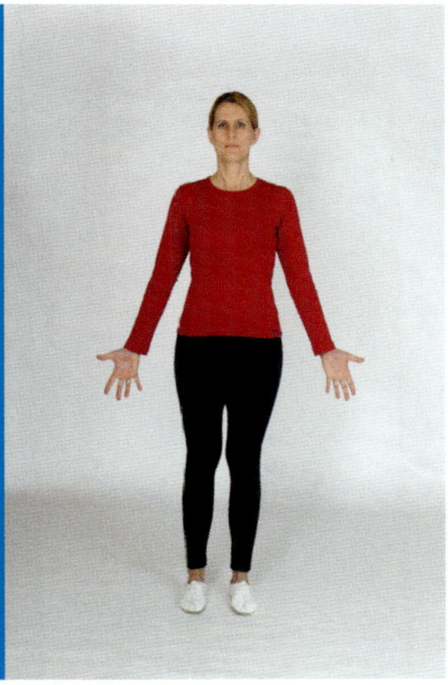

Wirkungen

Übung	Wirkungen
1	**Grundspannung:** • Bauchmuskeln werden gekräftigt • Streck- und Stützmuskeln der Wirbelsäule werden gedehnt • Bandscheiben werden von Druck entlastet • Bein-, Arm-, Schulter- und Nackenmuskeln werden gekräftigt
2	• Bein- und Gesäßmuskeln werden gekräftigt • Bauch-, Bein- und Rückenmuskeln werden leicht gedehnt
3	• Nacken-, Rücken-, Gesäß und Beinmuskeln werden gekräftigt • Hüfte sowie Oberschenkel des gebeugten Beines werden leicht gedehnt
4	• Arm-, Schulter-, Rücken- und Beinmuskeln werden diagonal gedehnt • Hüfte sowie Oberschenkel des gebeugten Beines werden leicht gedehnt
5	• Muskeln an der Außenseite des Oberschenkels werden gedehnt • Gesäßmuskeln und die Muskeln im unteren Rücken werden gedehnt
6	• Rückenmuskeln und Wirbelsäule werden entspannt mobilisiert
7	• Spannung für den ganzen Körper wird aufgebaut • Bewusst die aufrechte Haltung erleben

1. Übung

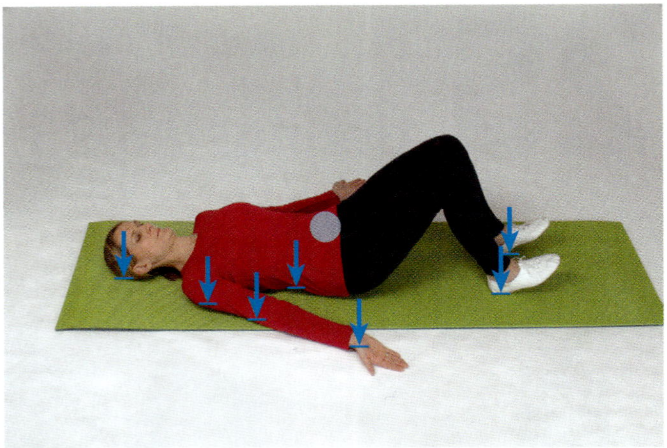

Ausgangsstellung

- Sie liegen auf dem Rücken
- Beine sind gebeugt
- Fersen am Boden
- Arme sind gestreckt, leicht abgespreizt neben dem Körper
- Handflächen zeigen nach oben

Wiederholungen

- 3 ×

Ausführung

- Bauchmuskeln anspannen
- Unteren Rücken in den Boden drücken
- Fersen in den Boden drücken
- Arme und Hände in den Boden drücken
- Hinterkopf in den Boden drücken
- Spannung halten, bis 10 zählen
- Spannung lösen, bis 5 zählen
- Übung wiederholen

! Bitte beachten

- Weiteratmen

2. Übung

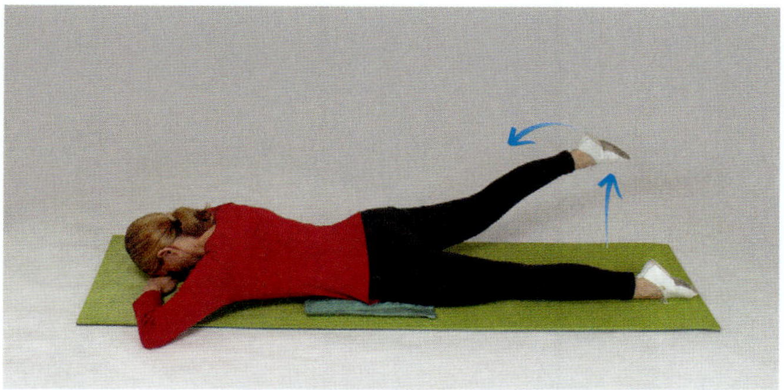

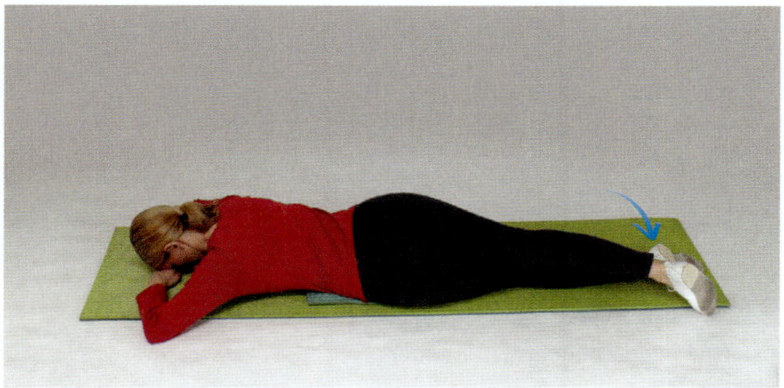

Ausgangsstellung

- Sie liegen auf dem Bauch, ein Kissen unter dem Bauch
- Beine sind gestreckt
- Füße liegen auf den Fußrücken am Boden
- Hände liegen unter der Stirn

Wiederholungen

- 4 × mit jedem Bein üben

Ausführung

- Rechtes Bein gestreckt in Körperhöhe anheben
- Das Bein langsam zur Seite abspreizen
- Das Bein zurückführen und gestreckt über das linke Bein legen
- Fußspitze berührt den Boden
- Das rechte Bein wieder anheben und neben das linke Bein zurücklegen
- Spannung langsam lösen

! Bitte beachten

- Das Bein nur in Körperhöhe anheben
- Weiteratmen

3. Übung

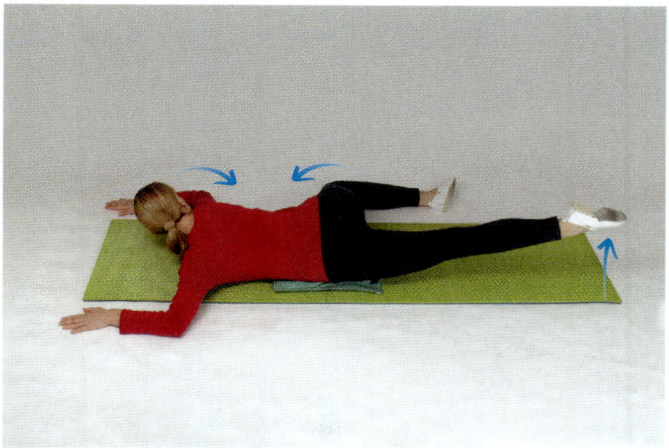

Ausgangsstellung

- Sie liegen auf dem Bauch, ein Kissen unter dem Bauch
- Beine sind gestreckt
- Füße liegen auf den Fußrücken am Boden
- Arme sind in U-Halte, d. h., beide Arme liegen auf Schulterhöhe am Boden, die Unterarme sind rechtwinklig gebeugt

Wiederholungen

- 4 × mit jedem Bein üben

Ausführung

- Rechtes Bein am Boden zur Seite anbeugen
- Vorfuß anbeugen
- Den Kopf anheben und über die rechte Schulter das rechte Knie und den Fuß ansehen
- Nun das linke Bein gestreckt in Körperhöhe anheben
- Einen Augenblick diese Position halten
- Kopf und Bein zurücklegen
- Spannung langsam lösen

! Bitte beachten

- Den Kopf vorsichtig zur Seite drehen
- Weiteratmen

4. Übung

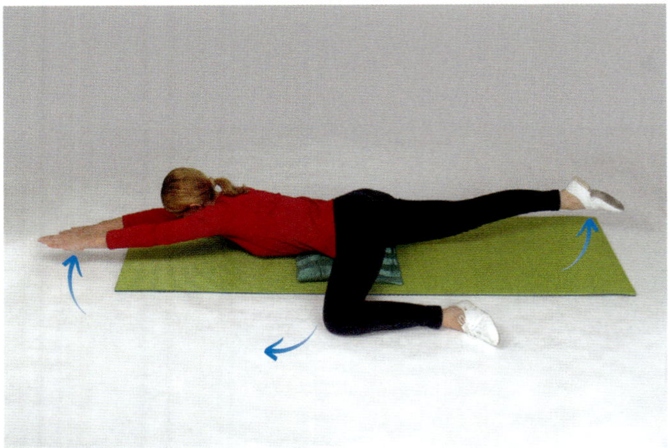

Ausgangsstellung

- Sie liegen auf dem Bauch, ein Kissen unter dem Bauch
- Beine sind gestreckt
- Füße liegen auf den Fußrücken am Boden
- Arme liegen nach vorne gestreckt am Boden

Wiederholungen

- 4 × jede Seite üben

Ausführung

- Linkes Bein am Boden zur Seite anbeugen
- Kopf nasefrei vom Boden abheben
- Linken Arm und rechtes Bein gestreckt in Körperhöhe anheben
- Einen Augenblick diese Position halten
- Kopf, Arm und Beine zurücklegen
- Spannung langsam lösen

! Bitte beachten

- Arm und Bein nur in Körperhöhe anheben
- Weiteratmen

5. Übung

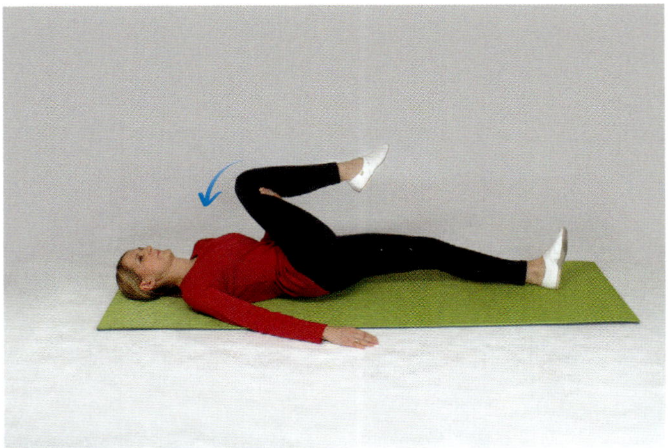

Ausgangsstellung

- Sie liegen auf dem Rücken
- Beine sind gestreckt
- Arme liegen neben dem Körper

Wiederholungen

- 4 × mit jedem Bein üben

Ausführung

Dehnübung

- Das rechte Bein an den Bauch heranbeugen
- Die linke Hand fasst das Bein unter dem Knie
- Das Bein vorsichtig in Richtung linke Schulter ziehen
- Einen Augenblick diese Position halten
- Die Hand lösen, das Bein zurücklegen
- Spannung langsam lösen

! Bitte beachten

- Vorsichtig dehnen
- Weiteratmen

6. Übung

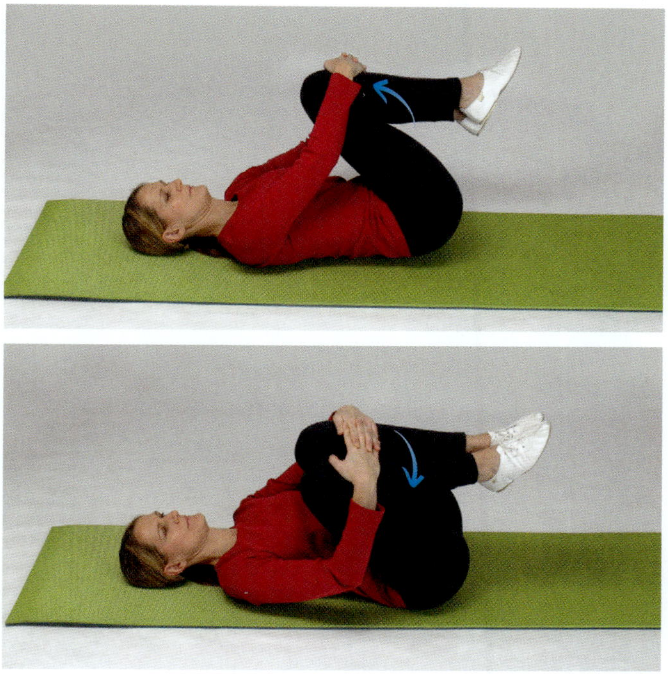

Ausgangsstellung

- Sie liegen auf dem Rücken
- Beine sind gebeugt
- Füße am Boden
- Arme liegen neben dem Körper

Wiederholungen

- Einige Male hin- und herwiegen

Ausführung

- Beide Knie an den Bauch ziehen
- Mit beiden Händen die Knie fassen
- Bei Kniebeschwerden die Beine unter den Knien halten
- Auf dem Rücken leicht zur Seite nach rechts und links wiegen

! Bitte beachten

- Nicht zur Seite umfallen
- Der Kopf bleibt liegen

7. Übung

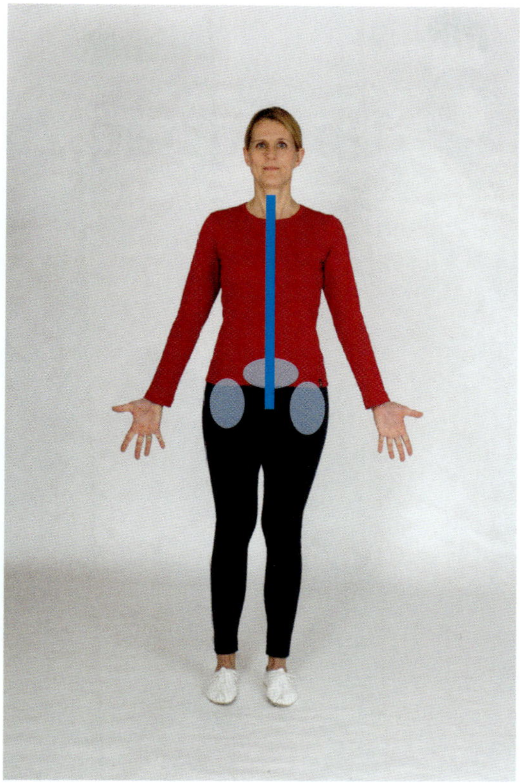

Ausgangsstellung

- Sie stehen und kontrollieren dabei Ihre Haltung
- Füße sind hüftbreit auseinander
- Zehen zeigen nach vorne

Wiederholungen

- 3 ×

Ausführung

- Bauch- und Gesäßmuskeln anspannen
- Beinmuskeln anspannen
- Schultern etwas zurücknehmen
- Rücken strecken
- Arme nach außen drehen
- Leicht vom Körper abspreizen
- Finger spreizen
- Kopf und Nacken lang herausstrecken
- Spannung halten, bis 10 zählen
- Spannung lösen

! Bitte beachten

- Kopf nicht nach hinten beugen
- Kinn leicht zum Brustkorb ziehen
- Weiteratmen

KAPITEL

26 Übungstag 26

Übung 1

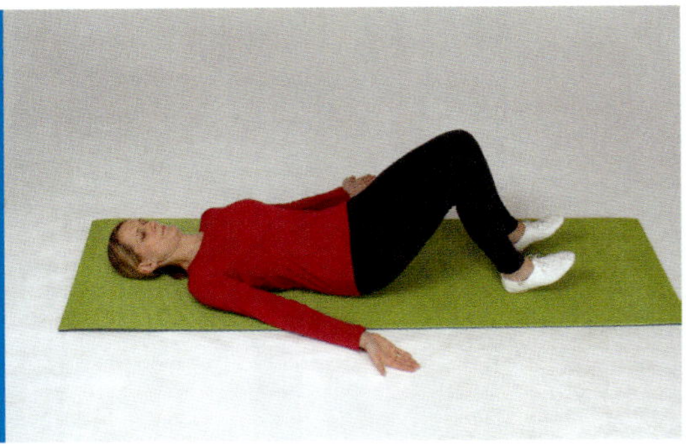

Übung 2

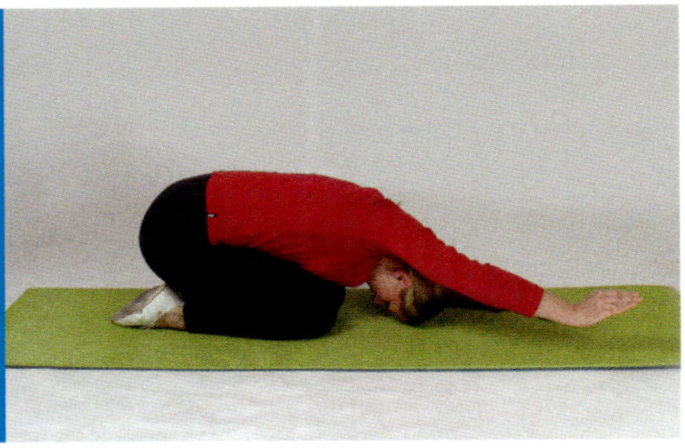

Übung 3

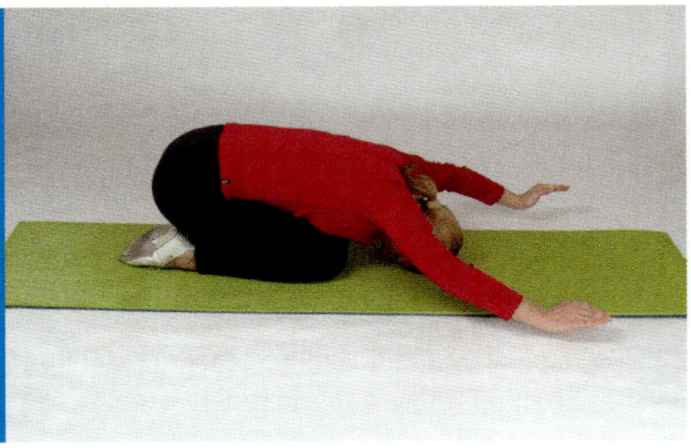

Übung 4

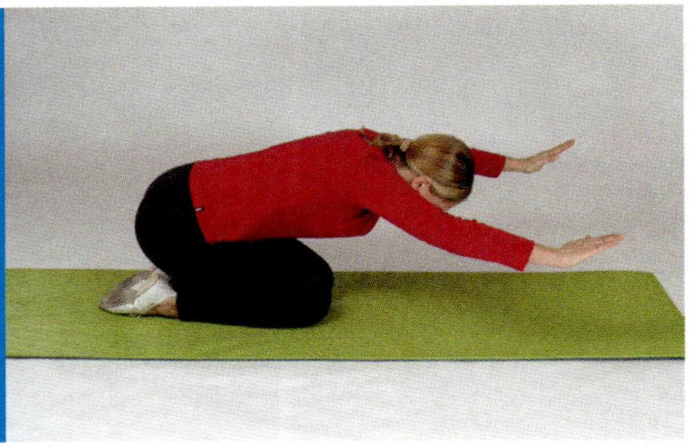

Übung 5

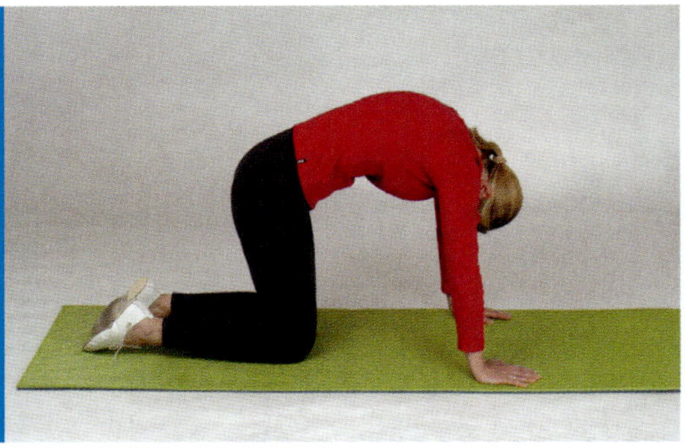

Übung 7

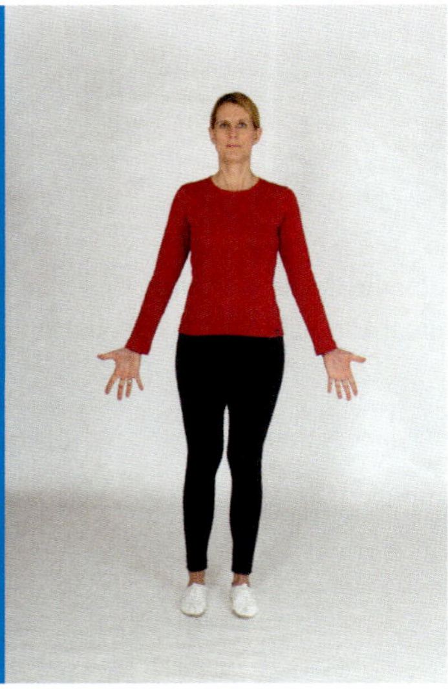

Übung 6

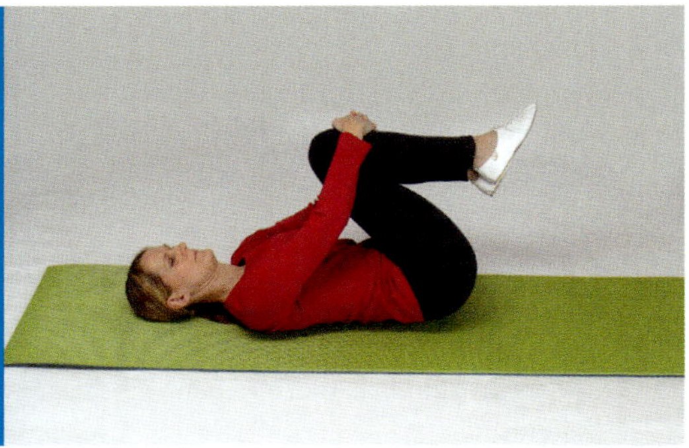

Wirkungen

Übung	Wirkungen
1	**Grundspannung:** • Bauchmuskeln werden gekräftigt • Streck- und Stützmuskeln der Wirbelsäule werden gedehnt • Bandscheiben werden von Druck entlastet • Bein-, Arm-, Schulter- und Nackenmuskeln werden gekräftigt
2	• Wirbelsäule und Rückenmuskeln werden bei fixiertem Becken gedehnt • Schulter- und Rückenmuskeln, besonders im Bereich der Brustwirbelsäule, werden gekräftigt (da in dieser Position keine Ausweichen ins Hohlkreuz möglich ist)
3	• Gleiche Wirkung wie Übung 2, nur intensiver, da beide Arme gestreckt werden
4	• Wirbelsäule und Rückenmuskeln werden bei fixiertem Becken gedehnt • Schulter-, Nacken-, Arm- und Rückenmuskeln werden gekräftigt (besonders im Bereich der Brustwirbelsäule)
5	• Wirbelsäule wird mobilisiert mithilfe der Atmung
6	• Rückenmuskeln und Wirbelsäule werden entspannt mobilisiert
7	• Spannung für den ganzen Körper wird aufgebaut • Bewusst die aufrechte Haltung erleben

Hinweis für Übung 5

Der **Vierfüßlerstand** ist eine Schonhaltung für die Wirbelsäule. Der Druck auf die Bandscheiben (wie er z. B. im Stand vorhanden ist) ist in dieser Position verringert.

1. Übung

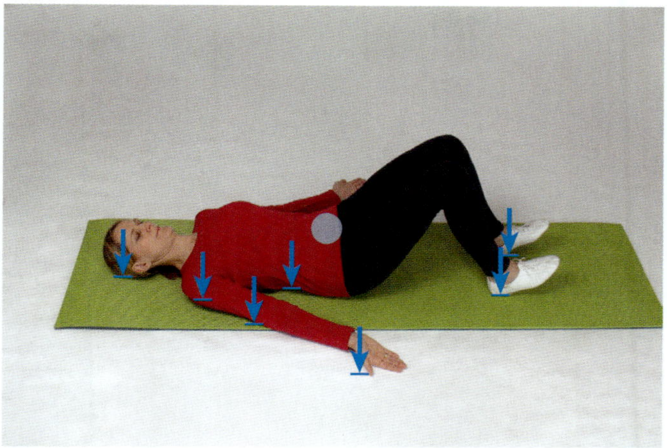

Ausgangsstellung

- Sie liegen auf dem Rücken
- Beine sind gebeugt
- Fersen am Boden
- Arme sind gestreckt, leicht abgespreizt neben dem Körper
- Handflächen zeigen nach oben

Wiederholungen

- 3 ×

Ausführung

- Bauchmuskeln anspannen
- Unteren Rücken in den Boden drücken
- Fersen in den Boden drücken
- Arme und Hände in den Boden drücken
- Hinterkopf in den Boden drücken
- Spannung halten, bis 10 zählen
- Spannung lösen, bis 5 zählen
- Übung wiederholen

! Bitte beachten

- Weiteratmen

2. Übung

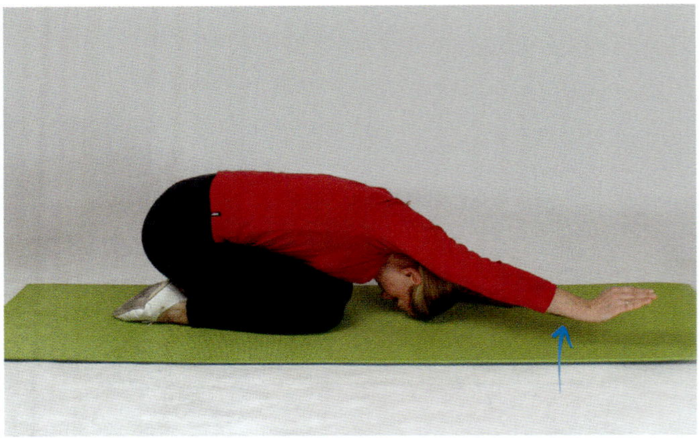

Ausgangsstellung

- Sie gehen in den Päckchensitz, d. h. aus dem Kniestand auf die Unterschenkel und Fersen zurücksetzen

Wiederholungen

- 4 × mit jedem Arm üben

Ausführung

- Oberkörper nach vorne beugen
- Die Stirn auf den Boden legen
- Beide Arme lang nach vorne strecken
- Rechten Arm gestreckt anheben
- Einen Augenblick diese Position halten
- Arm zurücklegen
- Spannung langsam lösen

! Bitte beachten

- Wenn die Füße schmerzen, Kissen unter die Füße legen
- Stirn bleibt am Boden
- Weiteratmen

3. Übung

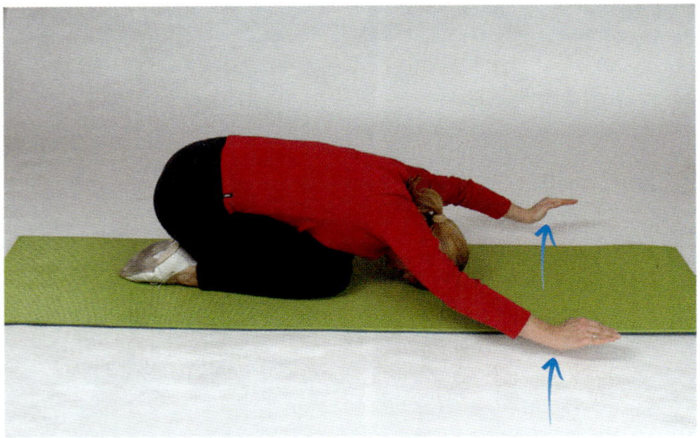

Ausgangsstellung

- Sie gehen in den Päckchensitz, d. h. aus dem Kniestand auf die Unterschenkel und Fersen zurücksetzen

Wiederholungen

- 4 ×

Ausführung

- Oberkörper nach vorne beugen
- Die Stirn auf den Boden legen
- Beide Arme lang nach vorne strecken
- Beide Arme gestreckt anheben
- Einen Augenblick diese Position halten
- Arme zurücklegen
- Spannung langsam lösen

! Bitte beachten

- Wenn die Füße schmerzen, Kissen unter die Füße legen
- Stirn bleibt am Boden
- Weiteratmen

4. Übung

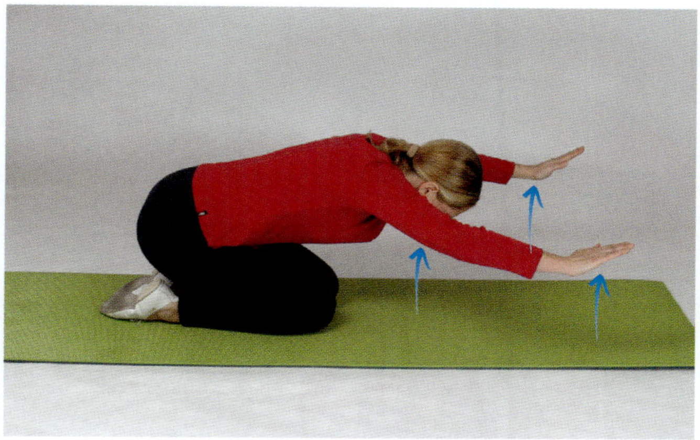

Ausgangsstellung

- Sie gehen in den Päckchensitz, d. h. aus dem Kniestand auf die Unterschenkel und Fersen zurücksetzen

Wiederholungen

- 4 ×

Ausführung

- Oberkörper nach vorne beugen
- Die Stirn auf den Boden legen
- Beide Arme lang nach vorne strecken
- Beide Arme gestreckt anheben
- Den Kopf abheben
- Einen Augenblick diese Position halten
- Kopf und Arme zurücklegen
- Spannung langsam lösen

! Bitte beachten

- Auf den Boden schauen
- Möglichst auf den Fersen sitzen bleiben
- Weiteratmen

5. Übung

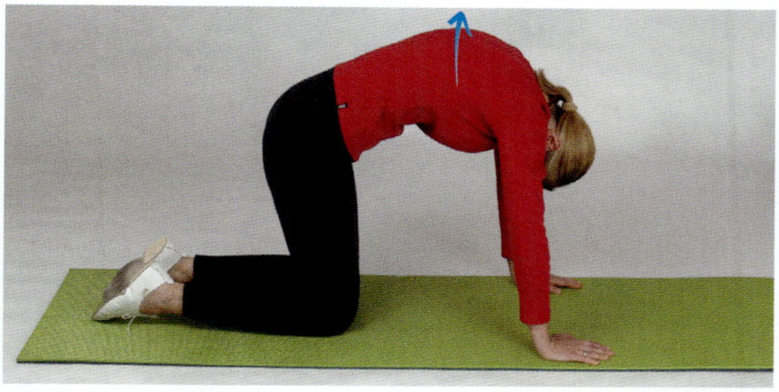

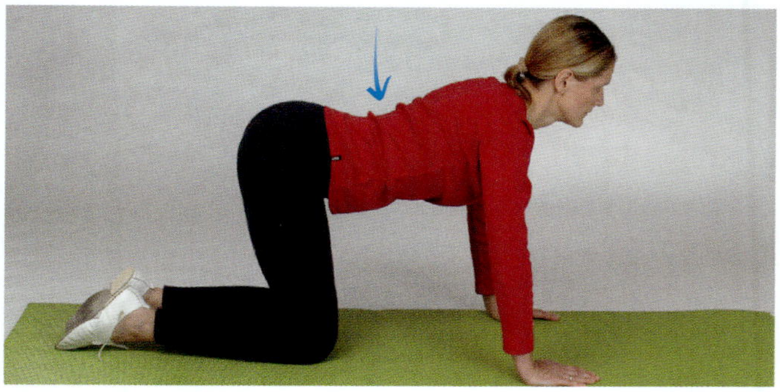

Ausgangsstellung

- Sie sind im Vierfüßlerstand, d. h. auf den Knien und Händen stehen
- Die Hände stehen unter den Schultergelenken
- Die Knie stehen unter den Hüftgelenken
- Der Kopf ist gerade
- Der Blick ist zum Boden gerichtet

Wiederholungen

- 3 × bis 5 ×

Ausführung

- Die Bauchmuskeln anspannen
- Den Bauch einziehen
- Den Rücken ein wenig rund machen
- Die Bauchmuskeln lösen
- Den Rücken weich durchhängen lassen
- Beim Durchhängen einatmen
- Beim Rundwerden ausatmen

! Bitte beachten

- Diese Bewegung sehr weich und fließend üben
- Die Bewegung der Atmung anpassen

6. Übung

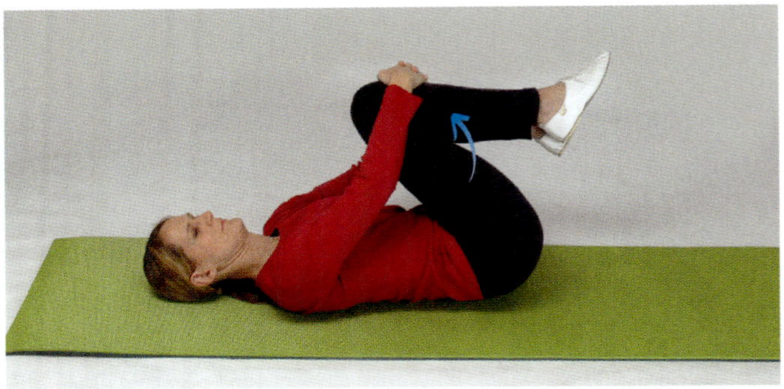

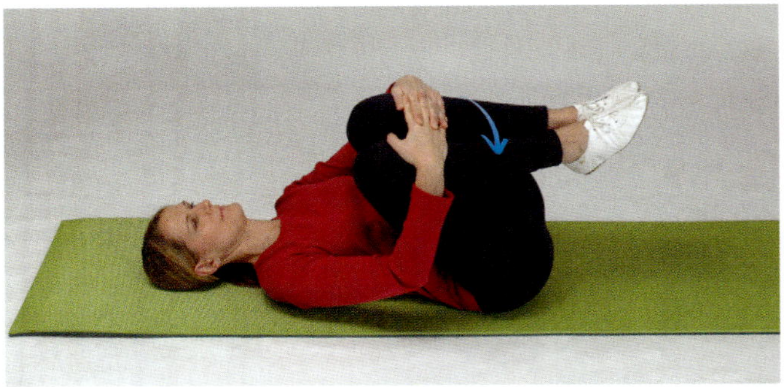

Ausgangsstellung

- Sie liegen auf dem Rücken
- Beine sind gebeugt
- Füße am Boden
- Arme liegen neben dem Körper

Wiederholungen

- Einige Male hin- und herwiegen

Ausführung

- Beide Knie an den Bauch ziehen
- Mit beiden Händen die Knie fassen
- Bei Kniebeschwerden die Beine unter den Knien halten
- Auf dem Rücken leicht zur Seite nach rechts und links wiegen

! Bitte beachten

- Nicht zur Seite umfallen
- Der Kopf bleibt liegen

7. Übung

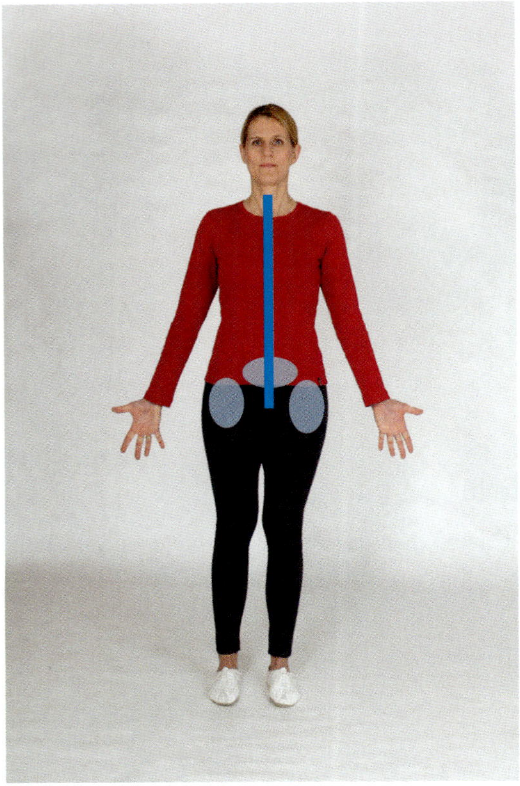

Ausgangsstellung

- Sie stehen und kontrollieren dabei Ihre Haltung
- Füße sind hüftbreit auseinander
- Zehen zeigen nach vorne

Wiederholungen

- 3 ×

Ausführung

- Bauch- und Gesäßmuskeln anspannen
- Beinmuskeln anspannen
- Schultern etwas zurücknehmen
- Rücken strecken
- Arme nach außen drehen
- Leicht vom Körper abspreizen
- Finger spreizen
- Kopf und Nacken lang herausstrecken
- Spannung halten, bis 10 zählen
- Spannung lösen

! Bitte beachten

- Kopf nicht nach hinten beugen
- Kinn leicht zum Brustkorb ziehen
- Weiteratmen

KAPITEL

27 Übungstag 27

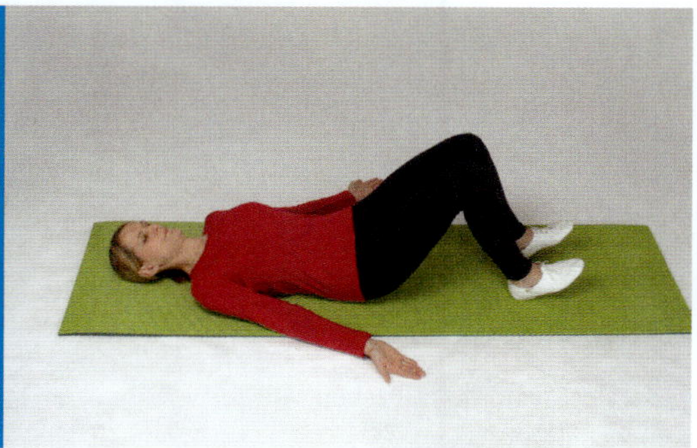
Übung 1

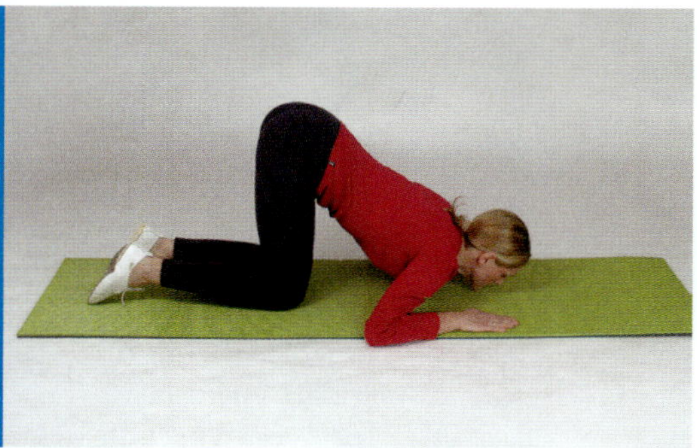
Übung 2

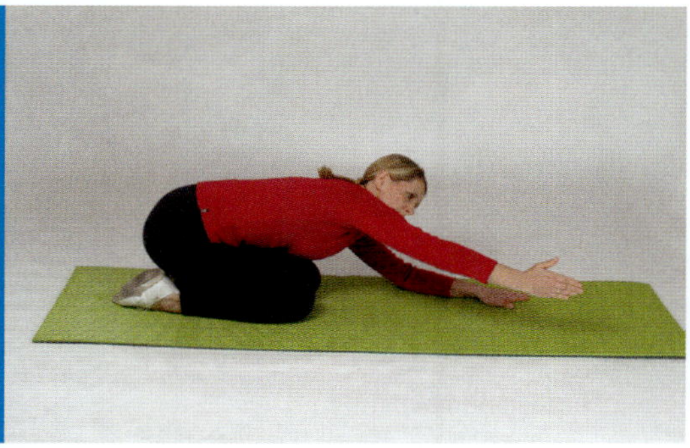
Übung 3

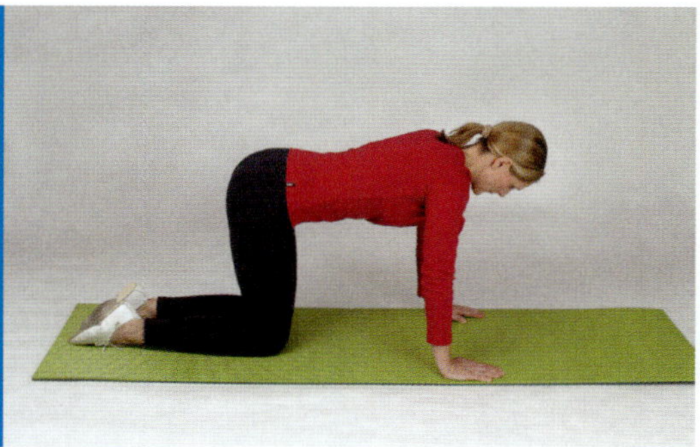
Übung 4

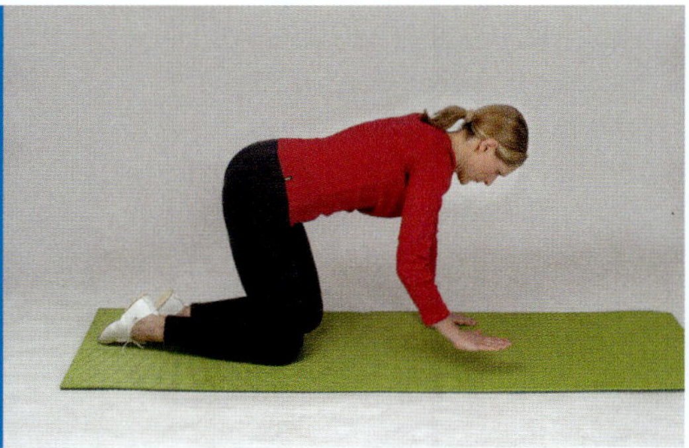
Übung 5

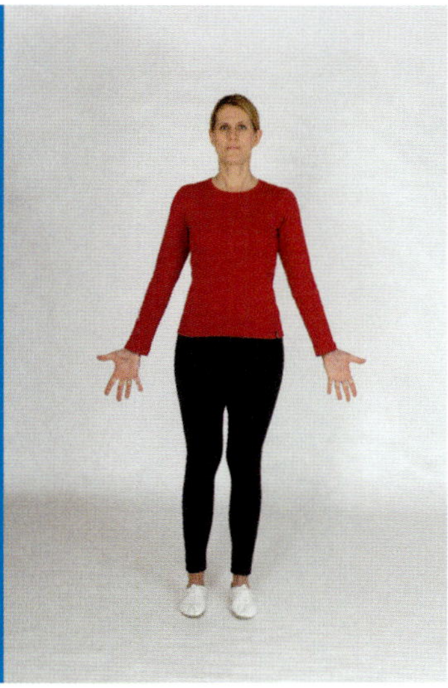
Übung 7

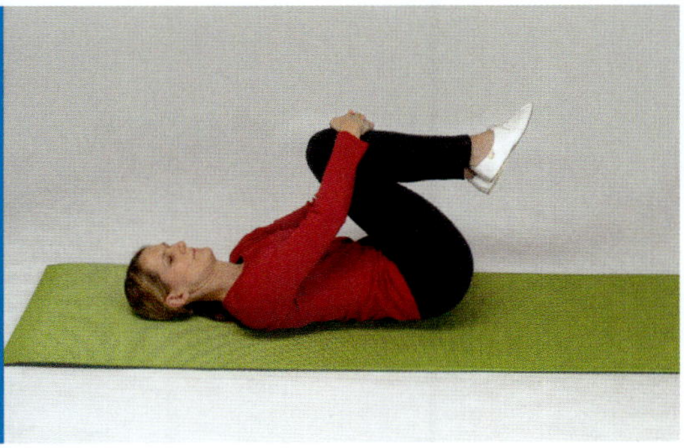
Übung 6

Wirkungen

Übung	Wirkungen
1	**Grundspannung:** • Bauchmuskeln werden gekräftigt • Streck- und Stützmuskeln der Wirbelsäule werden gedehnt • Bandscheiben werden von Druck entlastet • Bein-, Arm-, Schulter- und Nackenmuskeln werden gekräftigt
2	• Bein-, Rücken-, Nacken- und Armmuskeln werden bei der Vorwärtsbewegung gekräftigt • Rückenmuskeln und Wirbelsäule werden beim Zurückstoßen gedehnt
3	• Muskeln der Brustwirbelsäule sowie Rücken-, Schulter-, Nacken- und Armmuskeln werden bei fixiertem Becken gekräftigt
4	• Stabilisation für einen ruhigen, bewussten Spannungsaufbau
5	• Trotz leichter Bewegung bleiben der Rücken und das Becken in aufgebauter, stabiler Position
6	• Rückenmuskeln und Wirbelsäule werden entspannt mobilisiert
7	• Spannung für den ganzen Körper wird aufgebaut • Bewusst die aufrechte Haltung erleben

1. Übung

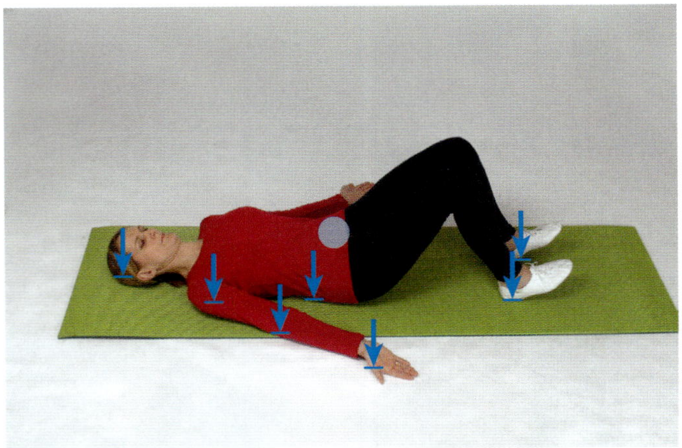

Ausgangsstellung

- Sie liegen auf dem Rücken
- Beine sind gebeugt
- Fersen am Boden
- Arme sind gestreckt, leicht abgespreizt neben dem Körper
- Handflächen zeigen nach oben

Wiederholungen

- 3 ×

Ausführung

- Bauchmuskeln anspannen
- Unteren Rücken in den Boden drücken
- Fersen in den Boden drücken
- Arme und Hände in den Boden drücken
- Hinterkopf in den Boden drücken
- Spannung halten, bis 10 zählen
- Spannung lösen, bis 5 zählen
- Übung wiederholen

! Bitte beachten

- Weiteratmen

2. Übung

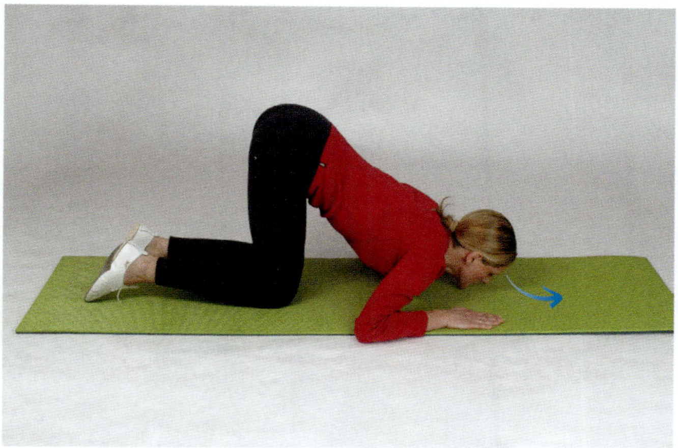

Ausgangsstellung

- Sie gehen in Rutschstellung, dann in den Fersensitz
- Arme liegen bis zu den Ellbogen am Boden
- Stirn liegt auf dem Boden

Wiederholungen

- 4 ×

Ausführung

- Gesäß von den Fersen abheben
- Kopf abheben
- Das Kinn knapp über dem Boden bis zu den Händen schieben
- Mit rundem Rücken nach hinten zurückstoßen
- Beim Vorschieben einatmen
- Beim Zurückstoßen ausatmen

! Bitte beachten

- Die Bewegung der Atmung anpassen

3. Übung

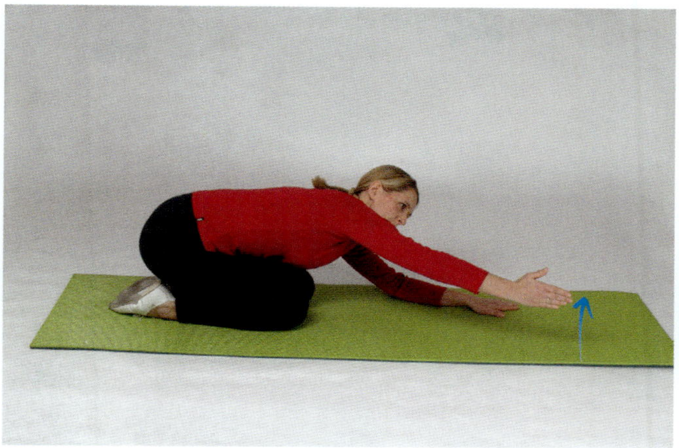

Ausgangsstellung

- Sie gehen in Rutschstellung, dann in den Fersensitz
- Hände liegen auf dem Boden
- Arme sind gestreckt
- Stirn liegt auf dem Boden

Wiederholungen

- 3 × mit jedem Arm üben

Ausführung

- Kopf nasefrei abheben
- Rechte Hand vom Boden lösen
- Den Arm gestreckt in Körperhöhe anheben
- Den Daumen nach oben drehen
- In die Hand hineinschauen
- Einen Augenblick diese Position halten
- Kopf und Arm zurücklegen
- Spannung langsam lösen

! Bitte beachten

- Den Arm nur in Körperhöhe anheben
- Weiteratmen

4. Übung

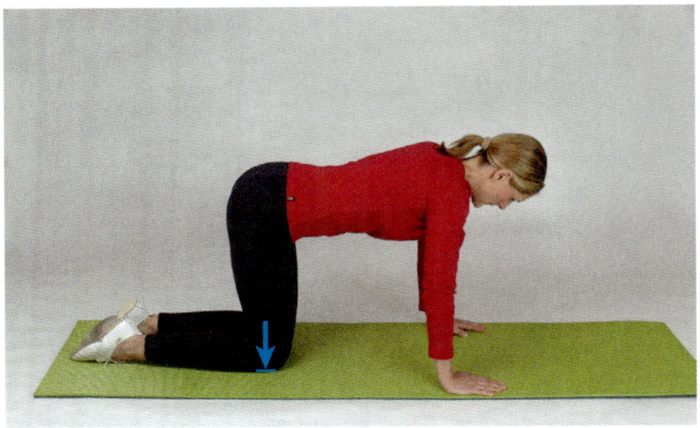

Ausgangsstellung

- Sie sind im Vierfüßlerstand, d. h. auf den Knien und Händen stehen
- Die Hände stehen unter den Schultergelenken
- Die Knie stehen unter den Hüftgelenken
- Der Kopf ist gerade
- Der Blick ist zum Boden gerichtet

Wiederholungen

- 5 ×

Ausführung

- Beide Knie in den Boden drücken
- Einen Augenblick diese Position halten
- Spannung langsam lösen

! Bitte beachten

- Auf den Boden schauen
- Weiteratmen

5. Übung

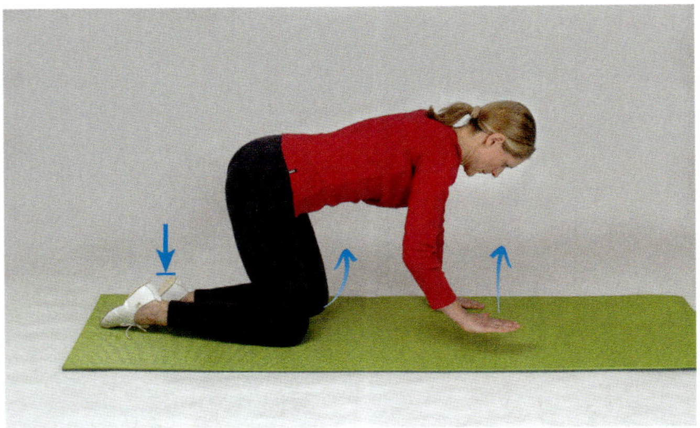

Ausgangsstellung

- Sie sind im Vierfüßlerstand, d. h. auf den Knien und Händen stehen
- Die Hände stehen unter den Schultergelenken
- Die Knie stehen unter den Hüftgelenken
- Der Kopf ist gerade
- Der Blick ist zum Boden gerichtet

Wiederholungen

- 4 × jede Seite üben

Ausführung

- Linken Fußrücken in den Boden drücken
- Das Knie ein wenig abheben
- Die rechte Hand ein wenig vom Boden abheben
- Einen Augenblick diese Position halten
- Knie und Hand zurückstellen
- Spannung langsam lösen

! Bitte beachten

- Den Körper nicht verdrehen
- Auf den Boden schauen

6. Übung

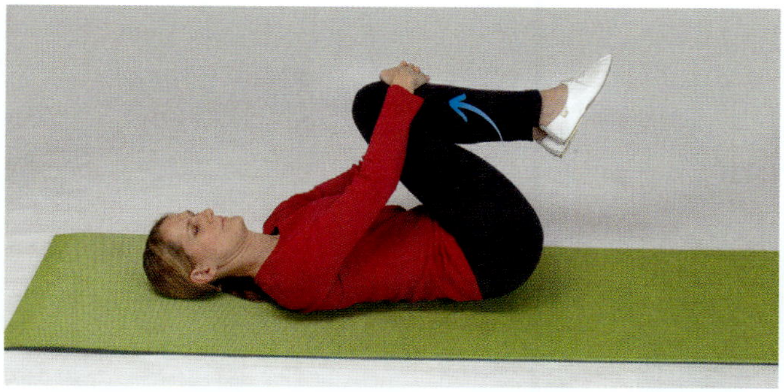

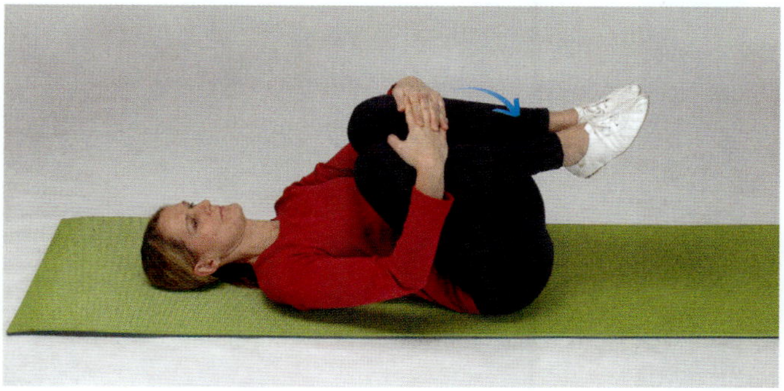

Ausgangsstellung

- Sie liegen auf dem Rücken
- Beine sind gebeugt
- Füße am Boden
- Arme liegen neben dem Körper

Wiederholungen

- Einige Male hin- und herwiegen

Ausführung

- Beide Knie an den Bauch ziehen
- Mit beiden Händen die Knie fassen
- Bei Kniebeschwerden die Beine unter den Knien halten
- Auf dem Rücken leicht zur Seite nach rechts und links wiegen

! Bitte beachten

- Nicht zur Seite umfallen
- Der Kopf bleibt liegen

7. Übung

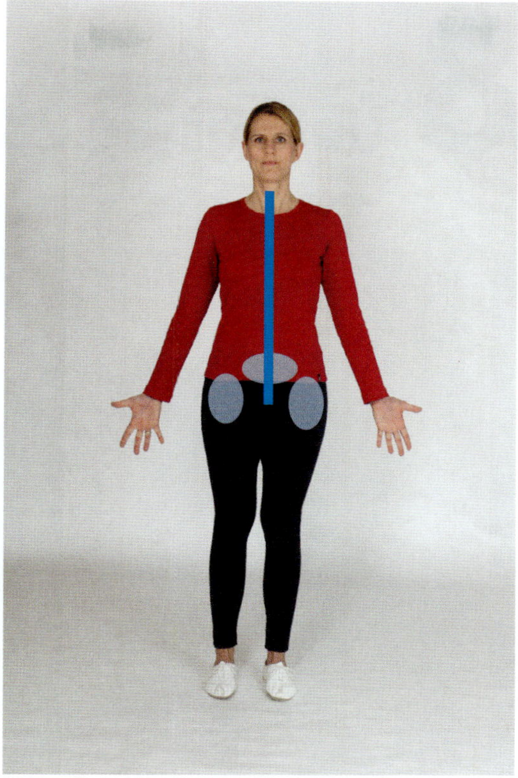

Ausgangsstellung

- Sie stehen und kontrollieren dabei Ihre Haltung
- Füße sind hüftbreit auseinander
- Zehen zeigen nach vorne

Wiederholungen

- 3 ×

Ausführung

- Bauch- und Gesäßmuskeln anspannen
- Beinmuskeln anspannen
- Schultern etwas zurücknehmen
- Rücken strecken
- Arme nach außen drehen
- Leicht vom Körper abspreizen
- Finger spreizen
- Kopf und Nacken lang herausstrecken
- Spannung halten, bis 10 zählen
- Spannung lösen

! Bitte beachten

- Kopf nicht nach hinten beugen
- Kinn leicht zum Brustkorb ziehen
- Weiteratmen

KAPITEL

28 Übungstag 28

Übung 1

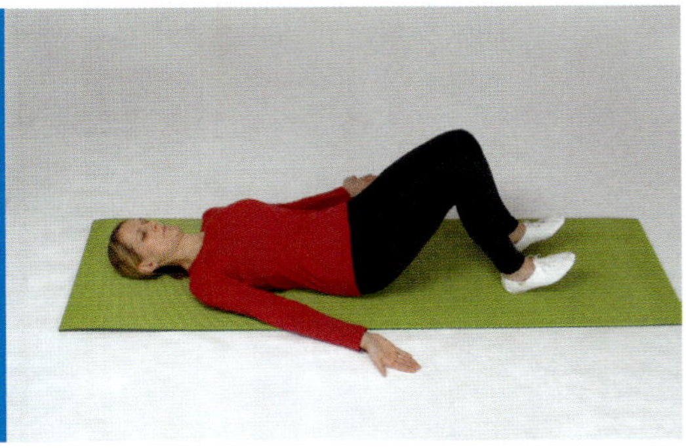

Übung 2

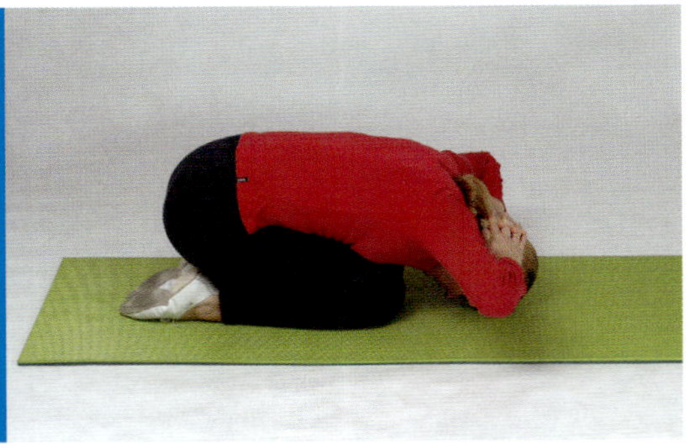

Übung 3

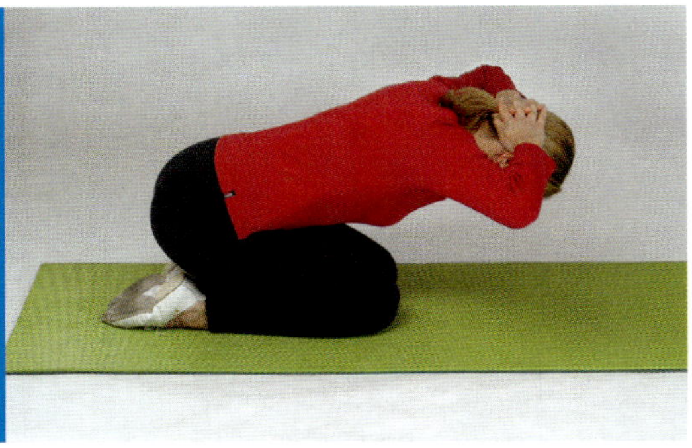

Übung 4

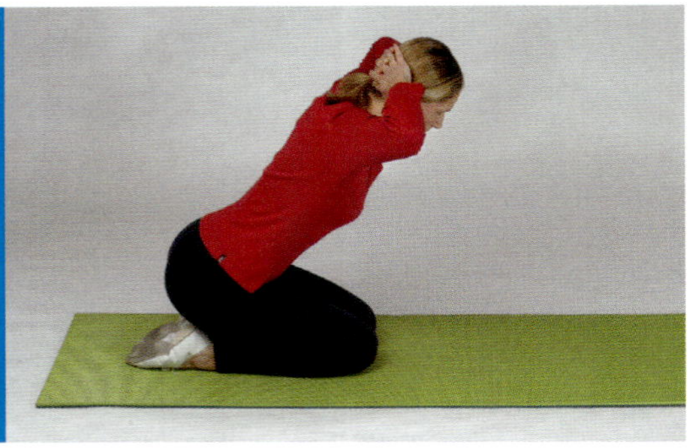

Übung 5

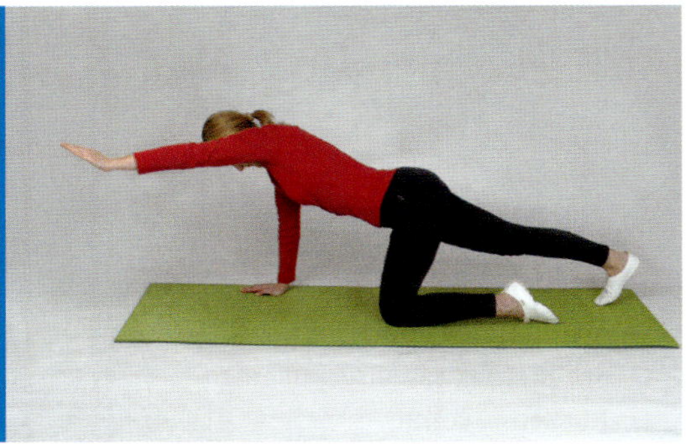

Übung 6

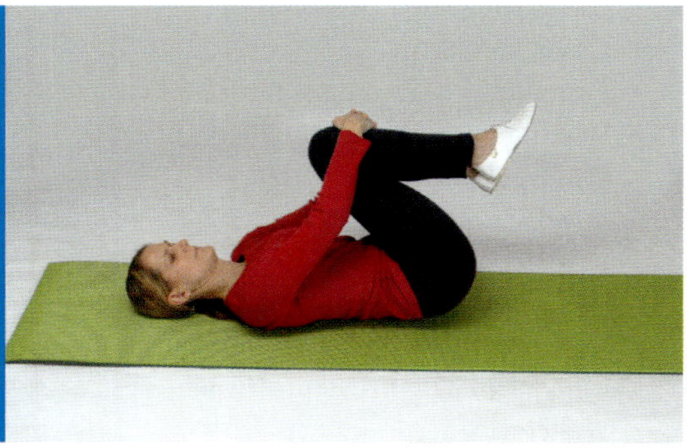

Übung 7

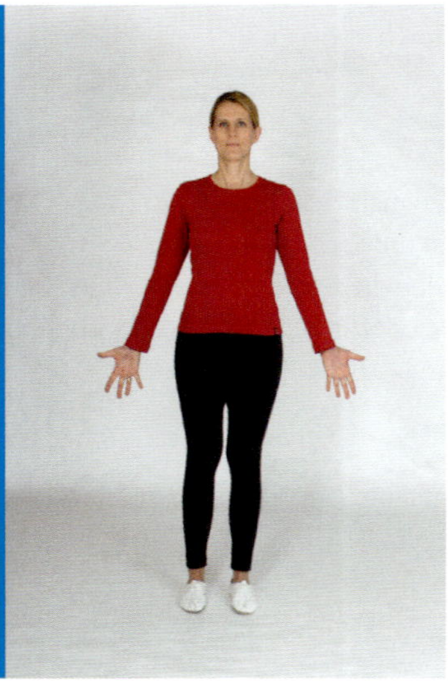

Wirkungen

Übung	Wirkungen
1	**Grundspannung:** • Bauchmuskeln werden gekräftigt • Streck- und Stützmuskeln der Wirbelsäule werden gedehnt • Bandscheiben werden von Druck entlastet • Bein-, Arm-, Schulter- und Nackenmuskeln werden gekräftigt
2	• Rücken-, Schulter- und Armmuskeln werden bei fixiertem Becken gekräftigt
3	• Gleiche Wirkung wie Übung 2, nur intensiver, da Kopf und Brustkorb frei gehalten werden
4	• Muskeln der Brustwirbelsäule sowie Rücken-, Schulter- und Armmuskeln werden gekräftigt (intensive Übung, da der Körper bis zum Fersensitz aufgerichtet wird)
5	• Beinmuskeln werden gedehnt • Rücken-, Schulter- und Armmuskeln werden gekräftigt
6	• Rückenmuskeln und Wirbelsäule werden entspannt mobilisiert
7	• Spannung für den ganzen Körper wird aufgebaut • Bewusst die aufrechte Haltung erleben

Hinweis für Übung 4

In dieser Position werden die Muskeln der Brustwirbelsäule gekräftigt, um die Entstehung eines Rundrückens zu vermeiden.

1. Übung

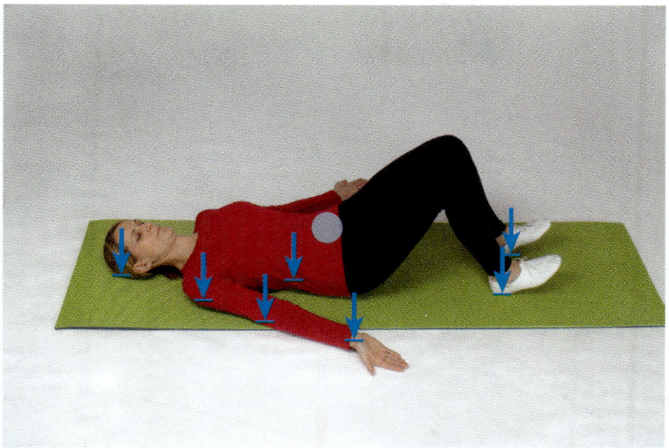

Ausgangsstellung

- Sie liegen auf dem Rücken
- Beine sind gebeugt
- Fersen am Boden
- Arme sind gestreckt, leicht abgespreizt neben dem Körper
- Handflächen zeigen nach oben

Wiederholungen

- 3 ×

Ausführung

- Bauchmuskeln anspannen
- Unteren Rücken in den Boden drücken
- Fersen in den Boden drücken
- Arme und Hände in den Boden drücken
- Hinterkopf in den Boden drücken
- Spannung halten, bis 10 zählen
- Spannung lösen, bis 5 zählen
- Übung wiederholen

! Bitte beachten

- Weiteratmen

2. Übung

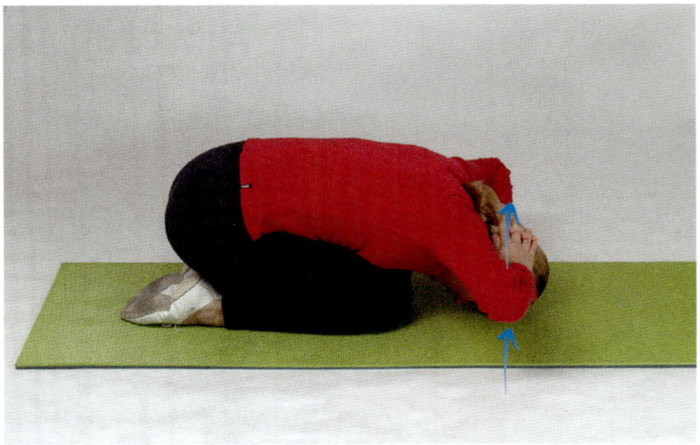

Ausgangsstellung

- Sie gehen in den Päckchensitz, d. h. aus dem Kniestand auf die Unterschenkel und Fersen zurücksetzen

Wiederholungen

- 5 ×

Ausführung

- Oberkörper nach vorne beugen
- Die Stirn auf den Boden legen
- Beide Hände hinter den Kopf nehmen
- Beide Ellbogen in Schulterhöhe anheben
- Einen Augenblick diese Position halten
- Ellbogen zurücklegen
- Spannung langsam lösen

! Bitte beachten

- Möglichst auf den Fersen sitzen bleiben
- Stirn bleibt am Boden
- Weiteratmen

3. Übung

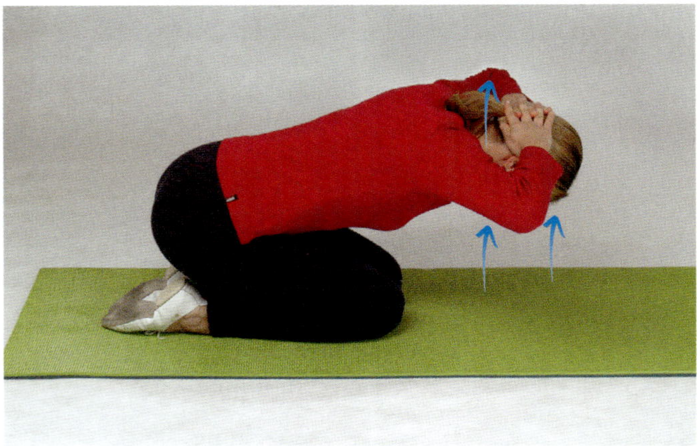

Ausgangsstellung

- Sie gehen in den Päckchensitz, d. h. aus dem Kniestand auf die Unterschenkel und Fersen zurücksetzen

Wiederholungen

- 5 ×

Ausführung

- Oberkörper nach vorne beugen
- Die Stirn auf den Boden legen
- Beide Hände hinter den Kopf nehmen
- Beide Ellbogen in Schulterhöhe anheben
- Den Kopf abheben
- Den Rücken strecken
- Einen Augenblick diese Position halten
- Kopf und Ellbogen zurücklegen
- Spannung langsam lösen

! Bitte beachten

- Möglichst auf den Fersen sitzen bleiben
- Auf den Boden schauen
- Weiteratmen

4. Übung

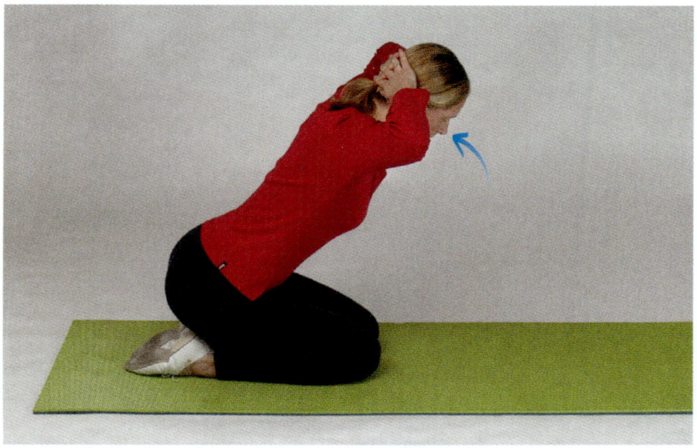

Ausgangsstellung

- Sie gehen in den Päckchensitz, d. h. aus dem Kniestand auf die Unterschenkel und Fersen zurücksetzen

Wiederholungen

- 5 ×

Ausführung

- Oberkörper nach vorne beugen
- Die Stirn auf den Boden legen
- Beide Hände hinter den Kopf nehmen
- Oberkörper langsam zum Fersensitz aufrichten
- Oberkörper langsam wieder nach vorne beugen
- Beim Aufrichten einatmen
- Beim Abbeugen ausatmen

! Bitte beachten

- Möglichst auf den Fersen sitzen bleiben

5. Übung

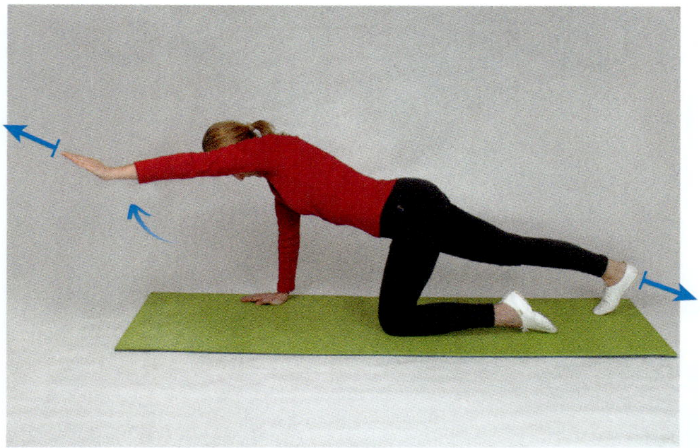

Ausgangsstellung

- Sie sind im Vierfüßlerstand, d. h. auf den Knien und Händen stehen
- Die Hände stehen unter den Schultergelenken
- Die Knie stehen unter den Hüftgelenken
- Der Kopf ist gerade
- Der Blick ist zum Boden gerichtet

Wiederholungen

- 3 × jede Seite üben

Ausführung

- Rechtes Bein nach hinten strecken
- Zehen stehen am Boden
- Ferse nach unten ziehen
- Den linken Arm in Körperhöhe nach vorne strecken
- Einen Augenblick diese Position halten
- Arm und Bein zurückstellen
- Spannung langsam lösen

! Bitte beachten

- Beim Strecken von Arm und Bein den Rücken nicht durchhängen lassen
- Bauchmuskeln anspannen
- Weiteratmen

6. Übung

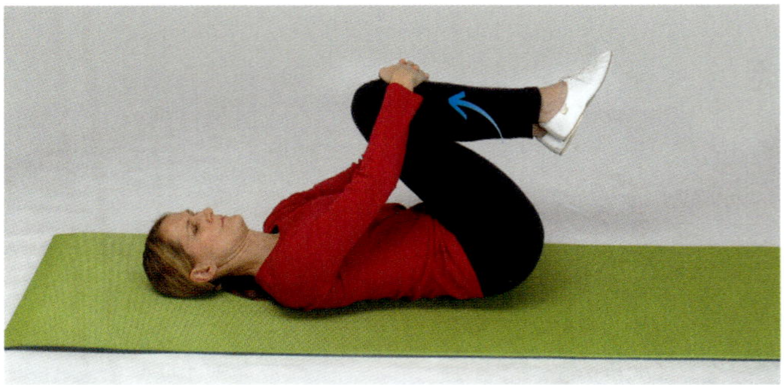

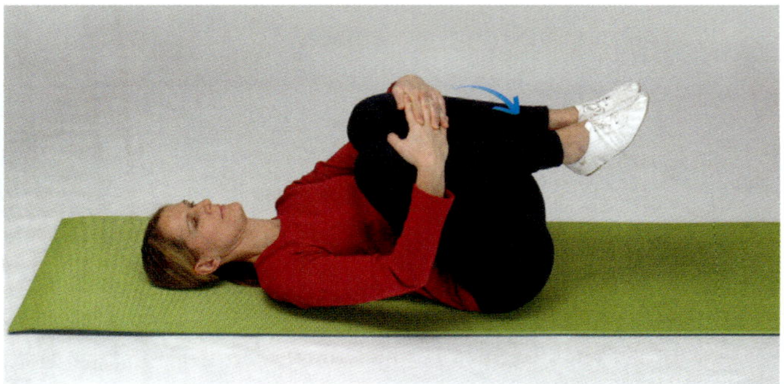

Ausgangsstellung

- Sie liegen auf dem Rücken
- Beine sind gebeugt
- Füße am Boden
- Arme liegen neben dem Körper

Wiederholungen

- Einige Male hin- und herwiegen

Ausführung

- Beide Knie an den Bauch ziehen
- Mit beiden Händen die Knie fassen
- Bei Kniebeschwerden die Beine unter den Knien halten
- Auf dem Rücken leicht zur Seite nach rechts und links wiegen

! Bitte beachten

- Nicht zur Seite umfallen
- Der Kopf bleibt liegen

7. Übung

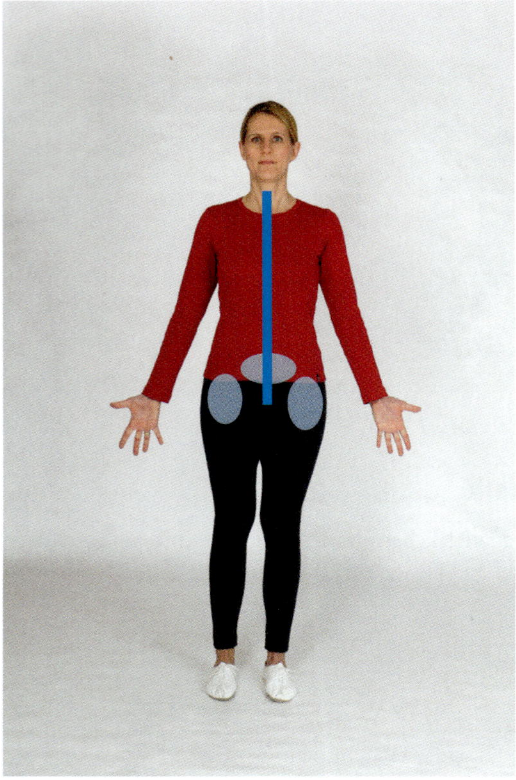

Ausgangsstellung

- Sie stehen und kontrollieren dabei Ihre Haltung
- Füße sind hüftbreit auseinander
- Zehen zeigen nach vorne

Wiederholungen

- 3 ×

Ausführung

- Bauch- und Gesäßmuskeln anspannen
- Beinmuskeln anspannen
- Schultern etwas zurücknehmen
- Rücken strecken
- Arme nach außen drehen
- Leicht vom Körper abspreizen
- Finger spreizen
- Kopf und Nacken lang herausstrecken
- Spannung halten, bis 10 zählen
- Spannung lösen

! Bitte beachten

- Kopf nicht nach hinten beugen
- Kinn leicht zum Brustkorb ziehen
- Weiteratmen

KAPITEL

29 Übungstag 29

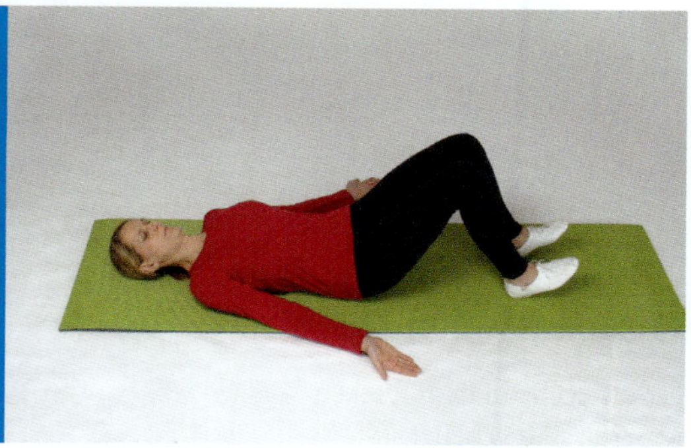
Übung 1

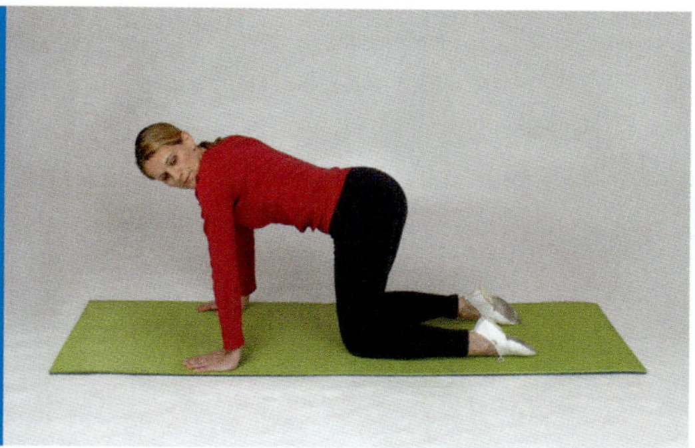
Übung 2

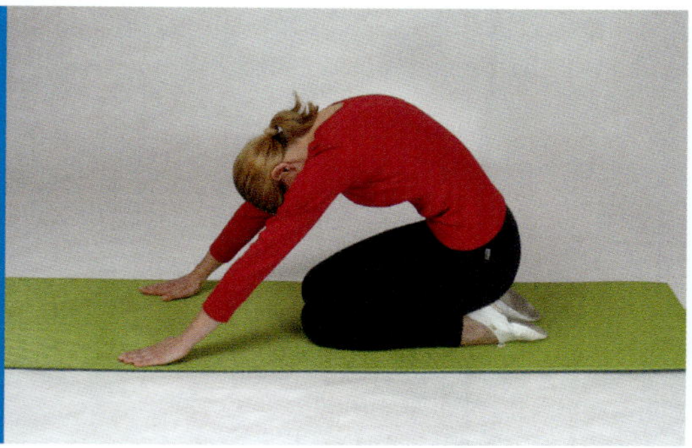
Übung 3

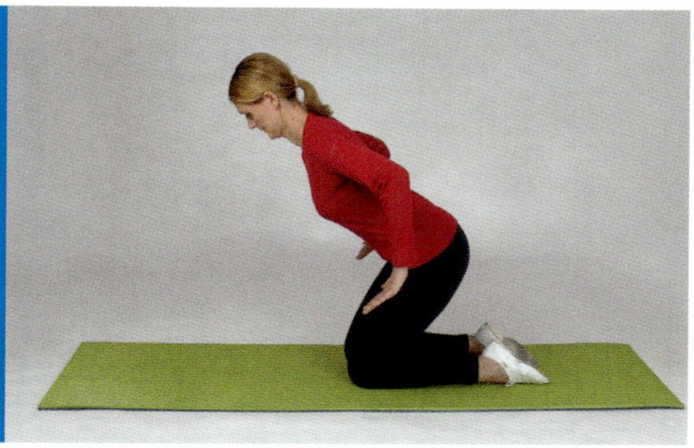
Übung 4

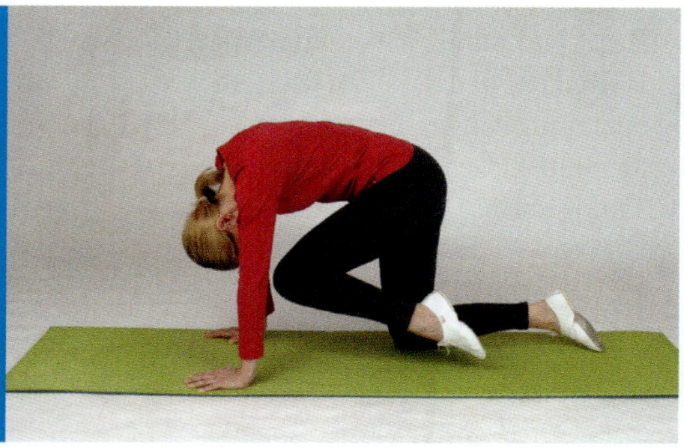
Übung 5

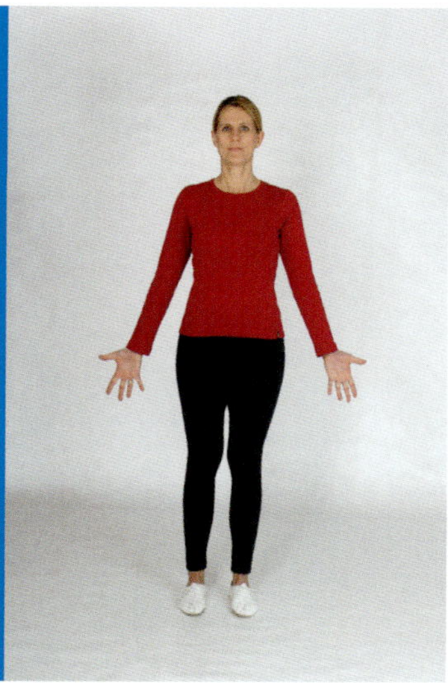
Übung 7

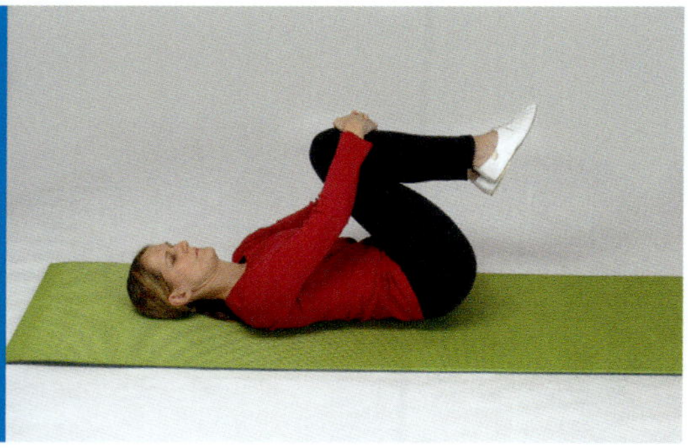
Übung 6

Wirkungen

Übung	Wirkungen
1	**Grundspannung:** • Bauchmuskeln werden gekräftigt • Streck- und Stützmuskeln der Wirbelsäule werden gedehnt • Bandscheiben werden von Druck entlastet • Bein-, Arm-, Schulter- und Nackenmuskeln werden gekräftigt
2	• Unterer Rücken und Nackenbereich werden mobilisiert
3	• Die Atemführung verhindert ein Durchhängen der Bauchdecke beim Rückweg
4	• Wirbelsäule wird stabilisiert und gestreckt
5	• Nacken-, Hüft-, Bauch-, Rücken- und Gesäßmuskeln werden gekräftigt
6	• Rückenmuskeln und Wirbelsäule werden entspannt mobilisiert
7	• Spannung für den ganzen Körper wird aufgebaut • Bewusst die aufrechte Haltung erleben

1. Übung

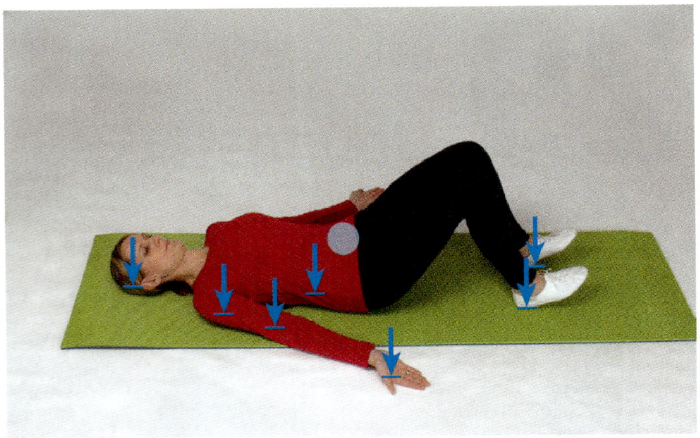

Ausgangsstellung

- Sie liegen auf dem Rücken
- Beine sind gebeugt
- Fersen am Boden
- Arme sind gestreckt, leicht abgespreizt neben dem Körper
- Handflächen zeigen nach oben

Wiederholungen

- 3 ×

Ausführung

- Bauchmuskeln anspannen
- Unteren Rücken in den Boden drücken
- Fersen in den Boden drücken
- Arme und Hände in den Boden drücken
- Hinterkopf in den Boden drücken
- Spannung halten, bis 10 zählen
- Spannung lösen, bis 5 zählen
- Übung wiederholen

! Bitte beachten

- Weiteratmen

2. Übung

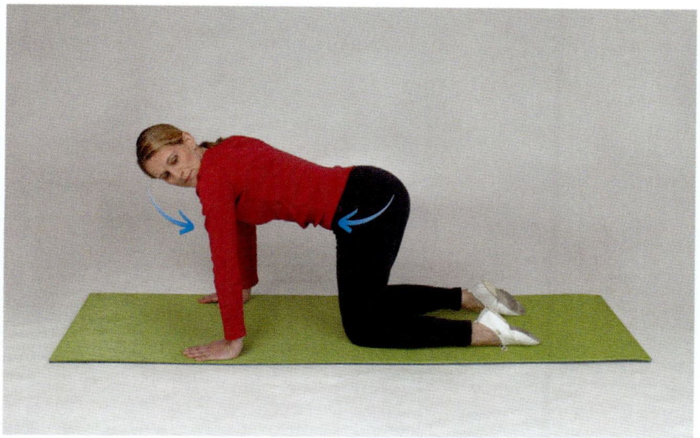

Ausgangsstellung

- Sie sind im Vierfüßlerstand, d. h. auf den Knien und Händen stehen
- Die Hände stehen unter den Schultergelenken
- Die Knie stehen unter den Hüftgelenken
- Der Kopf ist gerade
- Der Blick ist zum Boden gerichtet

Wiederholungen

- 4 × jede Seite

Ausführung

Vierfüßlerstand mit „Schwanzwedeln"

- Linken Beckenkamm in Richtung linke Schulter ziehen
- Über die linke Schulter hinweg den Beckenkamm ansehen
- Einen Augenblick diese Position halten
- Kopf zurückdrehen, Beckenkamm zurücknehmen
- Spannung langsam lösen

! Bitte beachten

- Vorsichtig den Kopf über die Schulter drehen

3. Übung

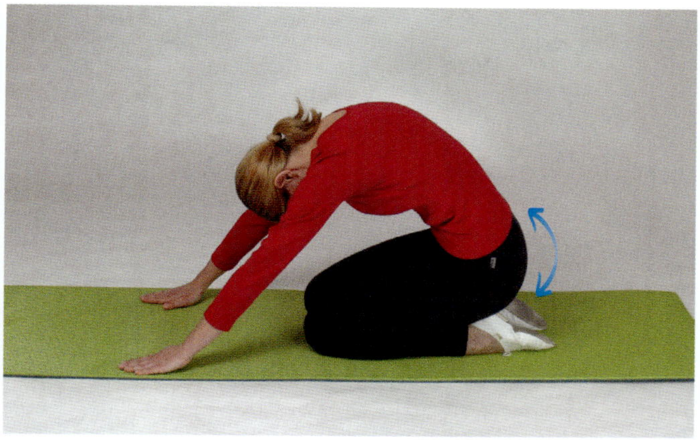

Ausgangsstellung

- Sie sind im Vierfüßlerstand, d. h. auf den Knien und Händen stehen
- Die Hände stehen unter den Schultergelenken
- Die Knie stehen unter den Hüftgelenken
- Der Kopf ist gerade
- Der Blick ist zum Boden gerichtet

Wiederholungen

- 5 ×

Ausführung

- Beim Einatmen nach hinten auf die Fersen zurücksetzen
- Beim Ausatmen wieder zurück in den Vierfüßlerstand kommen

! Bitte beachten

- Die Hände bleiben am Boden

4. Übung

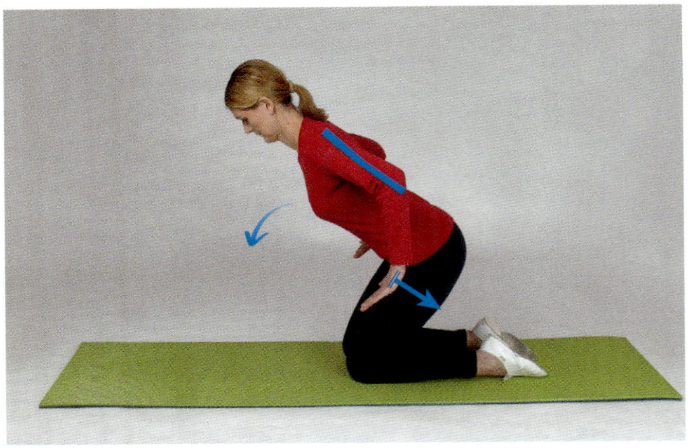

Ausgangsstellung

- Sie sind im Kniestand

Wiederholungen

- 5 ×

Ausführung

- Oberkörper etwas nach vorne neigen
- Gesäß zurückstrecken
- Beide Hände in Richtung Unterarme ziehen
- Beide Hände neben dem Gesäß nach hinten stemmen
- Einen Augenblick diese Position halten
- Oberkörper aufrichten, Arme zurücknehmen
- Spannung langsam lösen

! Bitte beachten

- Rücken strecken
- Kopf gerade halten
- Weiteratmen

5. Übung

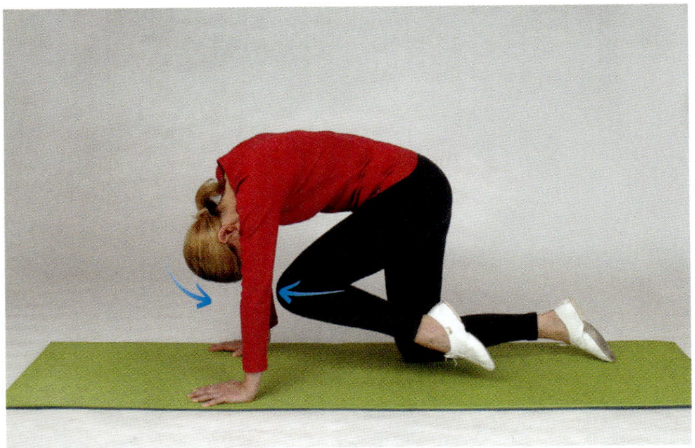

Ausgangsstellung

- Sie sind im Vierfüßlerstand, d. h. auf den Knien und Händen stehen
- Die Hände stehen unter den Schultergelenken
- Die Knie stehen unter den Hüftgelenken
- Der Kopf ist gerade
- Der Blick ist zum Boden gerichtet

Wiederholungen

- 2 × jede Seite

Ausführung

- Linkes Knie vom Boden abheben
- An den Bauch heranbeugen
- Den Kopf neigen und unter dem Bauch mit dem Knie zusammenführen
- Kopf wieder anheben
- Das Bein in Körperhöhe nach hinten strecken
- Gleichzeitig den rechten Arm in Körperhöhe nach vorne strecken
- Arm und Bein wieder zurückstellen

! Bitte beachten

- Beim Strecken von Arm und Bein den Rücken nicht durchhängen lassen
- Bauchmuskeln anspannen
- Weiteratmen

6. Übung

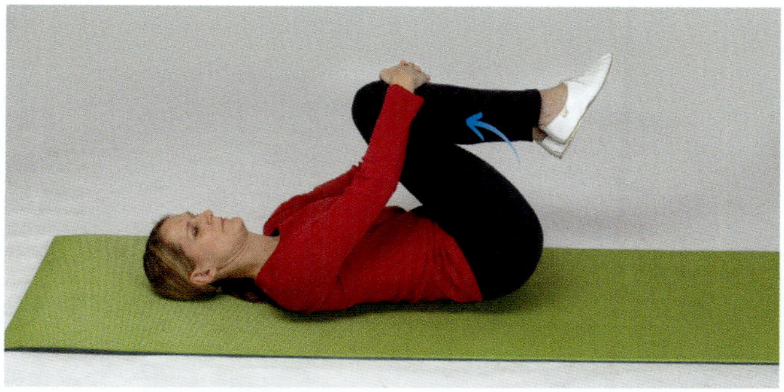

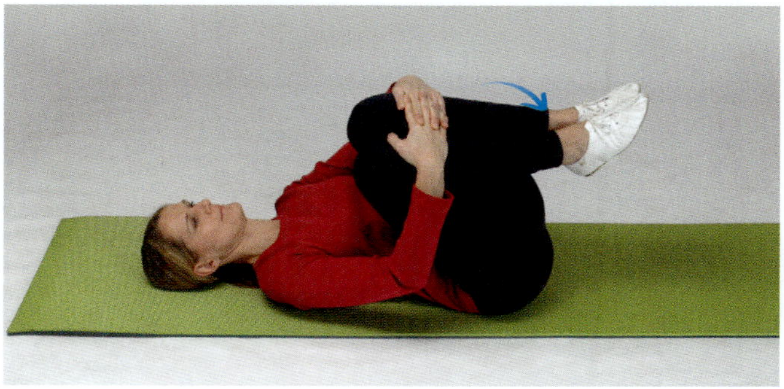

Ausgangsstellung

- Sie liegen auf dem Rücken
- Beine sind gebeugt
- Füße am Boden
- Arme liegen neben dem Körper

Wiederholungen

- Einige Male hin- und herwiegen

Ausführung

- Beide Knie an den Bauch ziehen
- Mit beiden Händen die Knie fassen
- Bei Kniebeschwerden die Beine unter den Knien halten
- Auf dem Rücken leicht zur Seite nach rechts und links wiegen

! Bitte beachten

- Nicht zur Seite umfallen
- Der Kopf bleibt liegen

7. Übung

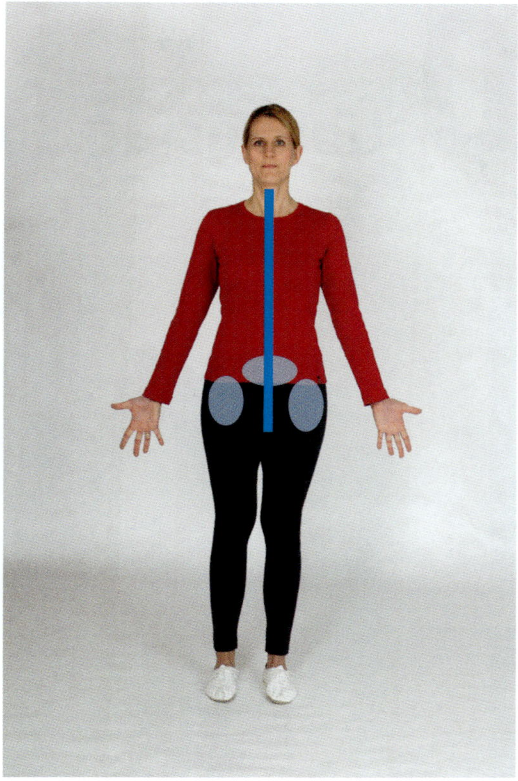

Ausgangsstellung

- Sie stehen und kontrollieren dabei Ihre Haltung
- Füße sind hüftbreit auseinander
- Zehen zeigen nach vorne

Wiederholungen

- 3 ×

Ausführung

- Bauch- und Gesäßmuskeln anspannen
- Beinmuskeln anspannen
- Schultern etwas zurücknehmen
- Rücken strecken
- Arme nach außen drehen
- Leicht vom Körper abspreizen
- Finger spreizen
- Kopf und Nacken lang herausstrecken
- Spannung halten, bis 10 zählen
- Spannung lösen

! Bitte beachten

- Kopf nicht nach hinten beugen
- Kinn leicht zum Brustkorb ziehen
- Weiteratmen

KAPITEL

30 Übungstag 30

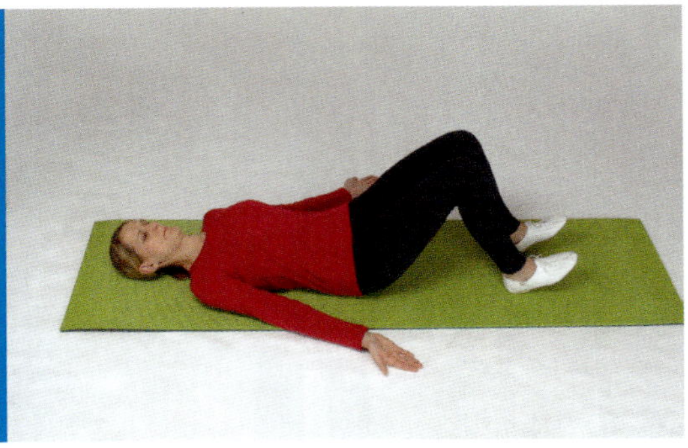

Übung 1

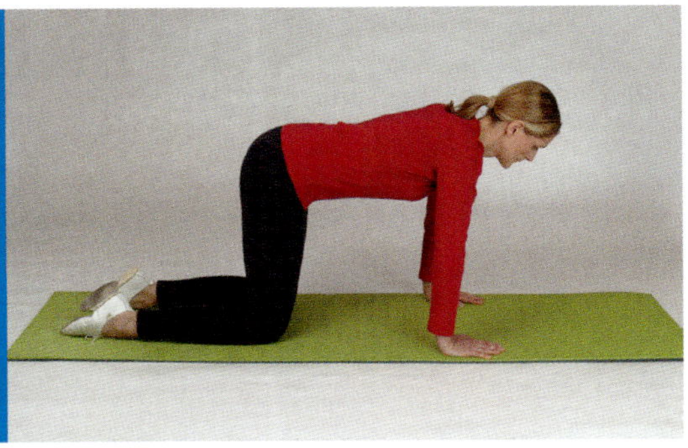

Übung 2

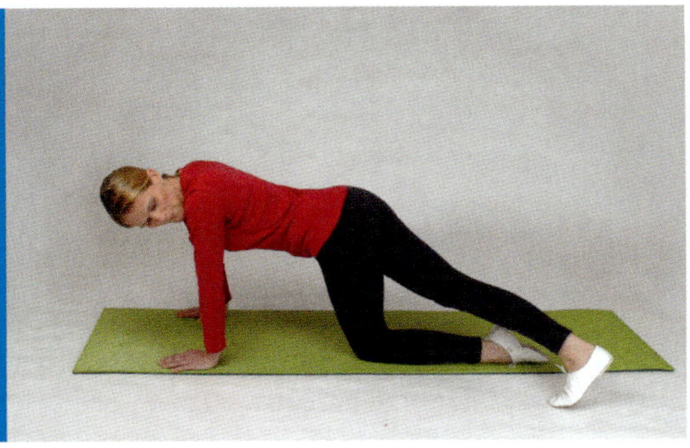

Übung 3

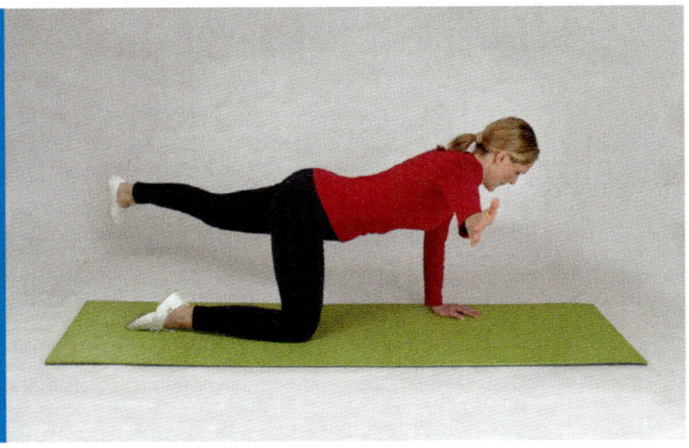

Übung 4

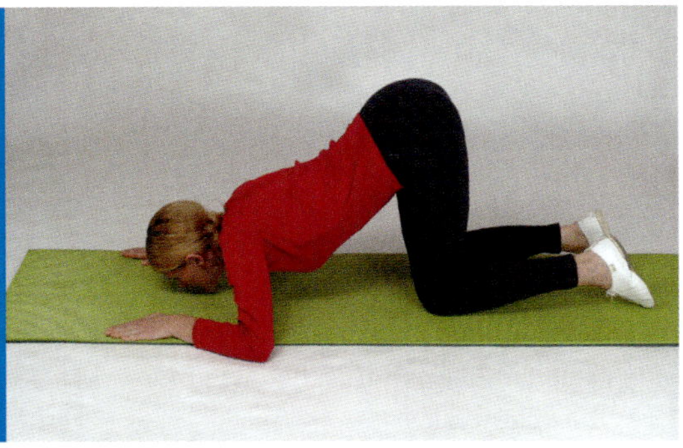

Übung 5

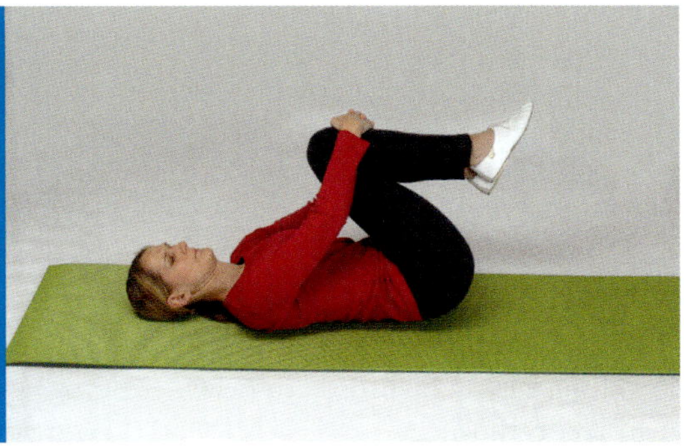

Übung 6

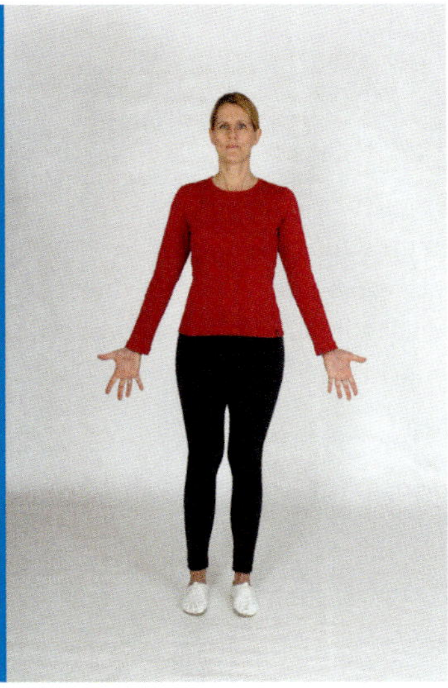

Übung 7

Wirkungen

Übung	Wirkungen
1	**Grundspannung:** • Bauchmuskeln werden gekräftigt • Streck- und Stützmuskeln der Wirbelsäule werden gedehnt • Bandscheiben werden von Druck entlastet • Bein-, Arm-, Schulter- und Nackenmuskeln werden gekräftigt
2	• Stabilisation für einen ruhigen, bewussten Spannungsaufbau für die Wirbelsäule • Rücken- und Gesäßmuskeln werden gekräftigt
3	• Hüfte sowie Körperseite des übenden Beines werden gedehnt • Nackenmuskeln werden gekräftigt
4	• Schulter-, Arm- und Rückenmuskeln werden gekräftigt • Gesäß(Abduktoren)- und Beinmuskeln werden gekräftigt
5	• Wirbelsäule wird mobilisiert; die Atemführung unterstützt die Spannung der Bauchmuskeln, die Wirbelsäule wird in einem Bogen – auch im Lendenwirbelsäulenbereich – gedehnt
6	• Rückenmuskeln und Wirbelsäule werden entspannt mobilisiert
7	• Spannung für den ganzen Körper wird aufgebaut • Bewusst die aufrechte Haltung erleben

Hinweis für Übung 7

Diese Übung lässt sich leicht täglich im Alltag wiederholen. – Tipp: Bitte zählen Sie, wie oft es Ihnen gelingt.

1. Übung

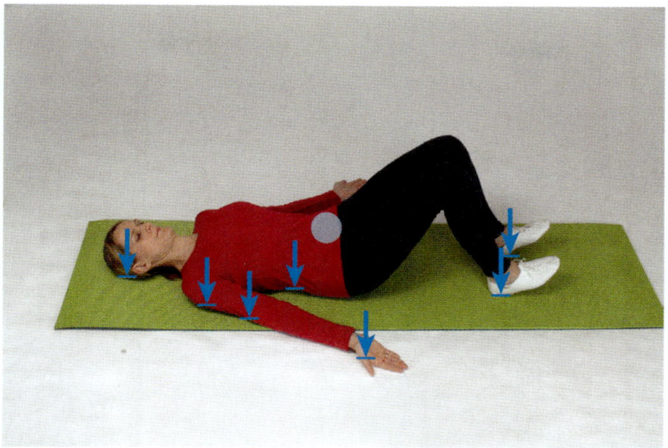

Ausgangsstellung

- Sie liegen auf dem Rücken
- Beine sind gebeugt
- Fersen am Boden
- Arme sind gestreckt, leicht abgespreizt neben dem Körper
- Handflächen zeigen nach oben

Wiederholungen

- 3 ×

Ausführung

- Bauchmuskeln anspannen
- Unteren Rücken in den Boden drücken
- Fersen in den Boden drücken
- Arme und Hände in den Boden drücken
- Hinterkopf in den Boden drücken
- Spannung halten, bis 10 zählen
- Spannung lösen, bis 5 zählen
- Übung wiederholen

! Bitte beachten

- Weiteratmen

2. Übung

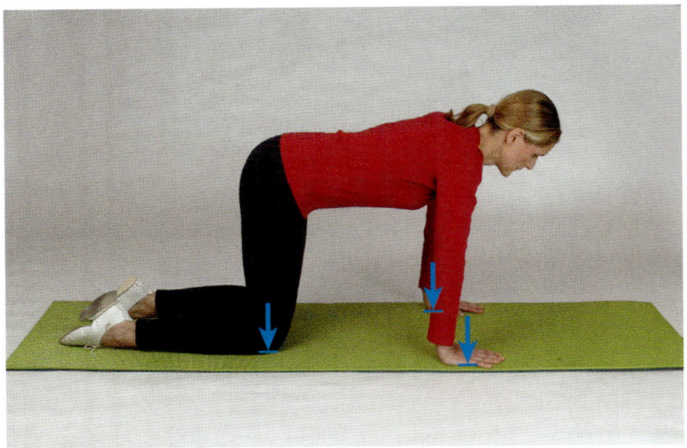

Ausgangsstellung

- Sie sind im Vierfüßlerstand, d. h. auf den Knien und Händen stehen
- Die Hände stehen unter den Schultergelenken
- Die Knie stehen unter den Hüftgelenken
- Der Kopf ist gerade
- Der Blick ist zum Boden gerichtet

Wiederholungen

- 5 ×

Ausführung

- Beide Knie in den Boden drücken
- Beide Hände in den Boden drücken
- Einen Augenblick diese Position halten
- Spannung langsam lösen

! Bitte beachten

- Auf den Boden schauen
- Weiteratmen

3. Übung

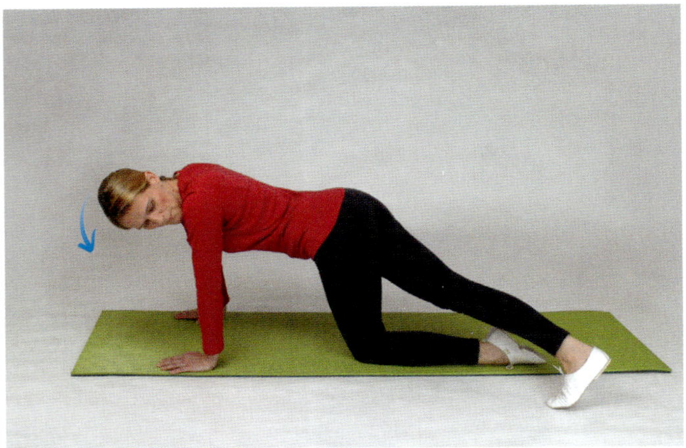

Ausgangsstellung

- Sie sind im Vierfüßlerstand, d. h. auf den Knien und Händen stehen
- Die Hände stehen unter den Schultergelenken
- Die Knie stehen unter den Hüftgelenken
- Der Kopf ist gerade
- Der Blick ist zum Boden gerichtet

Wiederholungen

- 3 × mit jeder Seite üben

Ausführung

- Rechtes Bein gestreckt über das linke Bein auf die Zehen stellen
- Über die linke Seite den Fuß anschauen
- Einen Augenblick diese Position halten
- Kopf zurückdrehen, Bein zurückstellen
- Spannung langsam lösen

! Bitte beachten

- Kopf vorsichtig drehen
- Weiteratmen

4. Übung

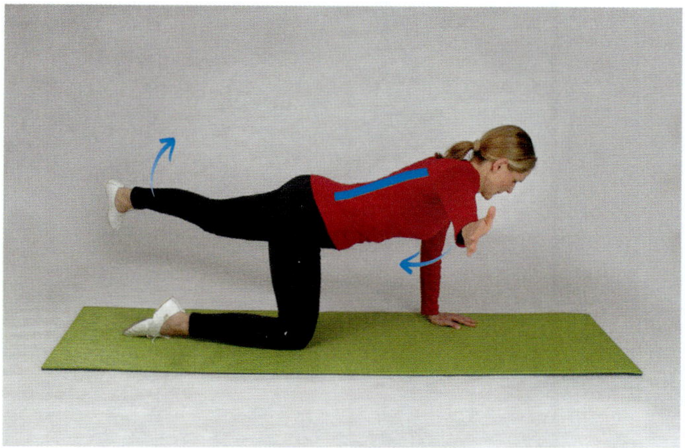

Ausgangsstellung

- Sie sind im Vierfüßlerstand, d. h. auf den Knien und Händen stehen
- Die Hände stehen unter den Schultergelenken
- Die Knie stehen unter den Hüftgelenken
- Der Kopf ist gerade
- Der Blick ist zum Boden gerichtet

Wiederholungen

- 3 × jede Seite üben

Ausführung

- Rechten Arm und linkes Bein in Körperhöhe strecken
- Den Daumen nach oben drehen
- Den Arm bis in Schulterhöhe zur Seite führen
- Das linke Bein leicht abspreizen
- Einen Augenblick diese Position halten
- Arm und Bein wieder zurück in Körperhöhe strecken, kurz halten
- Arm und Bein zurückstellen
- Spannung lösen

! Bitte beachten

- Rücken nicht durchhängen lassen
- Bauchmuskeln anspannen
- Auf den Boden schauen
- Weiteratmen

5. Übung

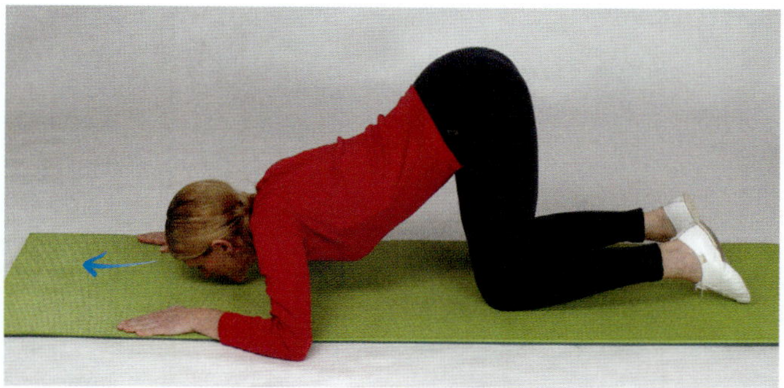

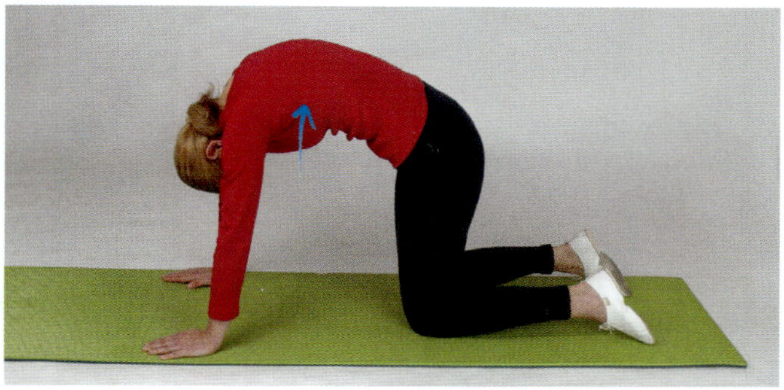

Ausgangsstellung

- Sie sind im Vierfüßlerstand, d. h. auf den Knien und Händen stehen
- Die Hände stehen unter den Schultergelenken
- Die Knie stehen unter den Hüftgelenken
- Der Kopf ist gerade
- Der Blick ist zum Boden gerichtet

Wiederholungen

- 3 ×

Ausführung

Vierfüßlerstand mit Katzenbuckel

- Auf die Fersen zurücksetzen
- Nun die Nase dicht über den Boden bis zwischen die Hände ziehen
- Die Arme strecken, den Oberkörper heben, den Rücken rund machen und wieder auf die Fersen zurücksetzen
- Beim Einatmen nach vorne ziehen
- Beim Ausatmen zurücksetzen

! Bitte beachten

- Nicht innerhalb der ersten 4 Wochen nach einer Bandscheibenoperation üben
- Nicht bei Schmerzen üben

6. Übung

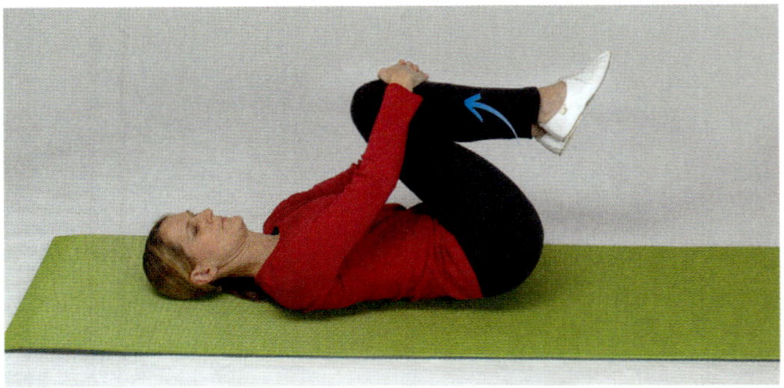

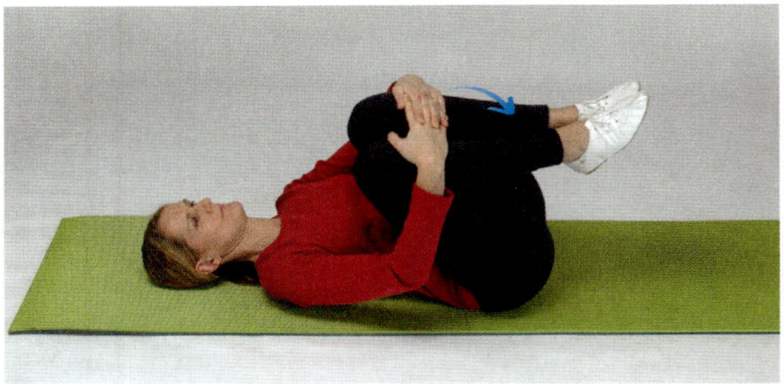

Ausgangsstellung

- Sie liegen auf dem Rücken
- Beine sind gebeugt
- Füße am Boden
- Arme liegen neben dem Körper

Wiederholungen

- Einige Male hin- und herwiegen

Ausführung

- Beide Knie an den Bauch ziehen
- Mit beiden Händen die Knie fassen
- Bei Kniebeschwerden die Beine unter den Knien halten
- Auf dem Rücken leicht zur Seite nach rechts und links wiegen

! Bitte beachten

- Nicht zur Seite umfallen
- Der Kopf bleibt liegen

7. Übung

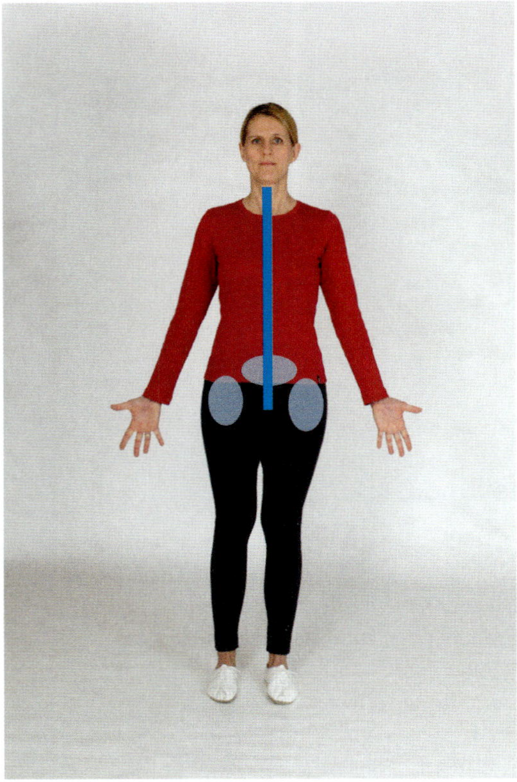

Ausgangsstellung

- Sie stehen und kontrollieren dabei Ihre Haltung
- Füße sind hüftbreit auseinander
- Zehen zeigen nach vorne

Wiederholungen

- 3 ×

Ausführung

- Bauch- und Gesäßmuskeln anspannen
- Beinmuskeln anspannen
- Schultern etwas zurücknehmen
- Rücken strecken
- Arme nach außen drehen
- Leicht vom Körper abspreizen
- Finger spreizen
- Kopf und Nacken lang herausstrecken
- Spannung halten, bis 10 zählen
- Spannung lösen

! Bitte beachten

- Kopf nicht nach hinten beugen
- Kinn leicht zum Brustkorb ziehen
- Weiteratmen

B Erweiterung des Übungsprogramms

B

KAPITEL

31 Übungen mit Tennisbällen

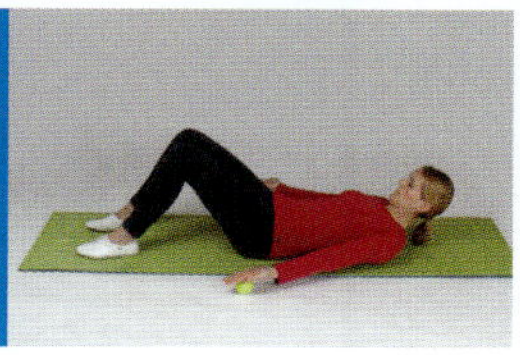
Übung 1

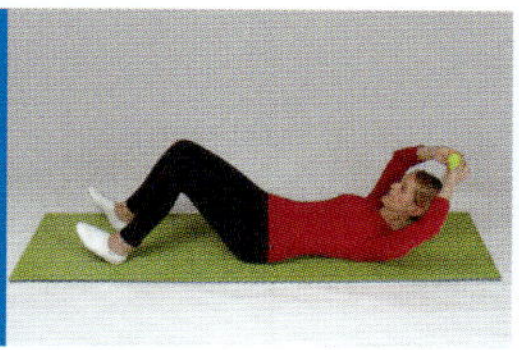
Übung 2

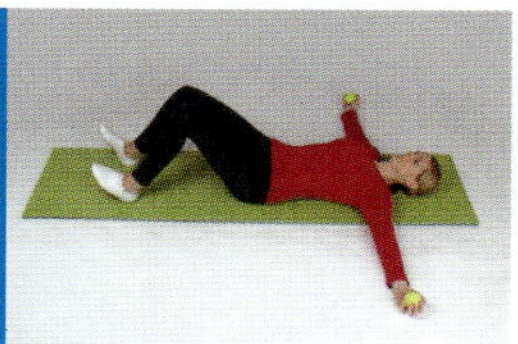
Übung 3

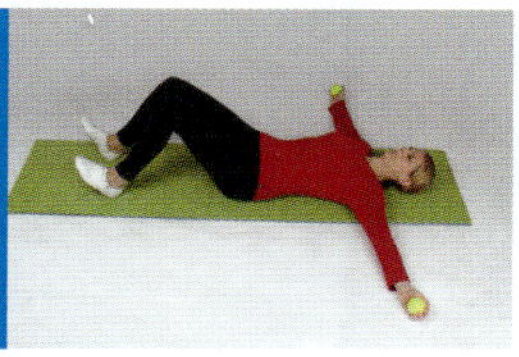
Übung 4

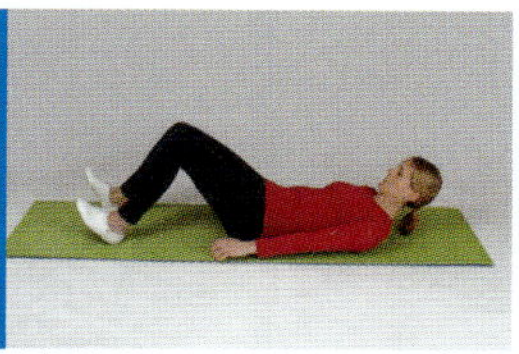
Übung 5

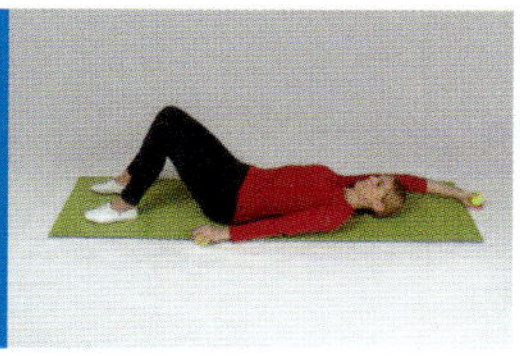
Übung 6

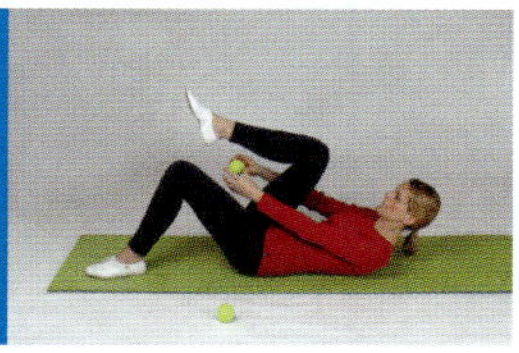
Übung 7

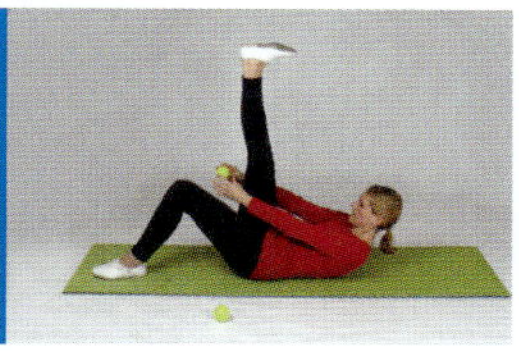
Übung 8

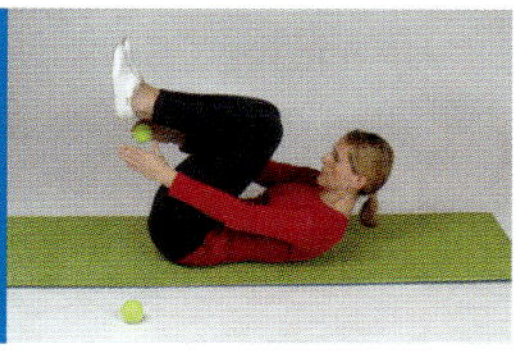
Übung 9

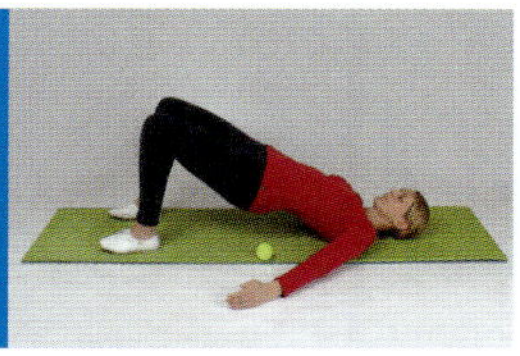
Übung 10

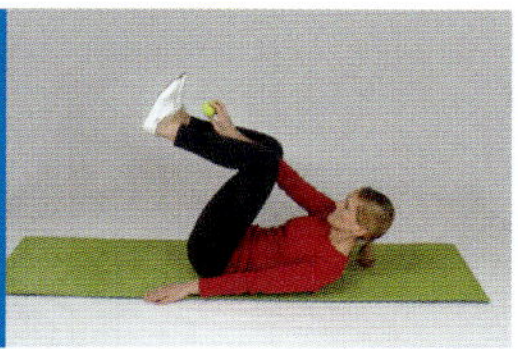
Übung 11

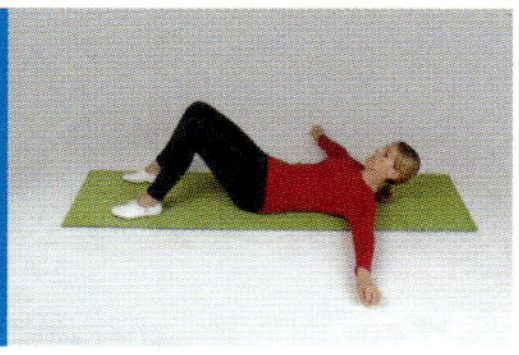
Übung 12

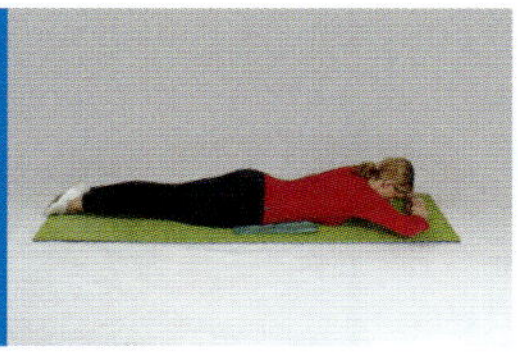
Übung 13

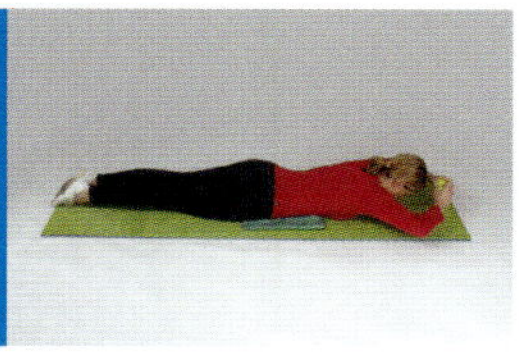
Übung 14

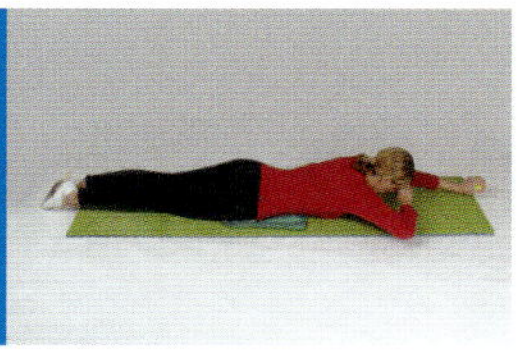
Übung 15

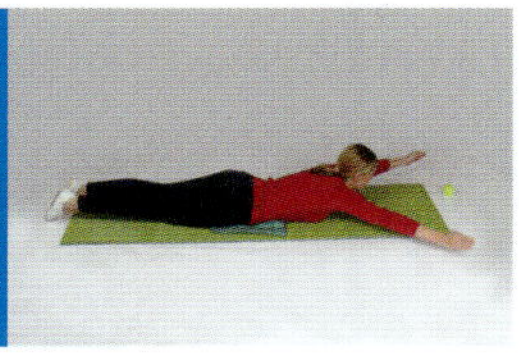
Übung 16

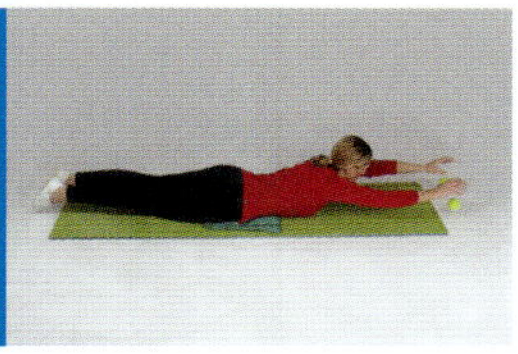
Übung 17

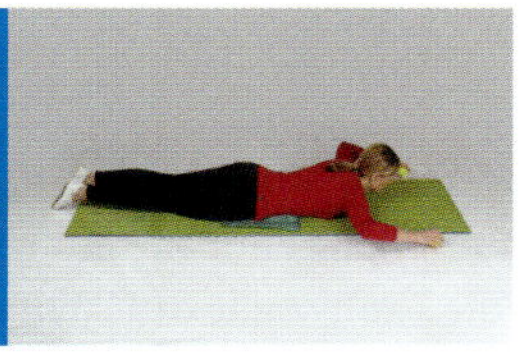
Übung 18

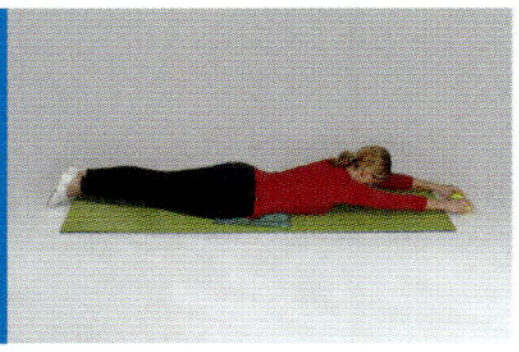
Übung 19

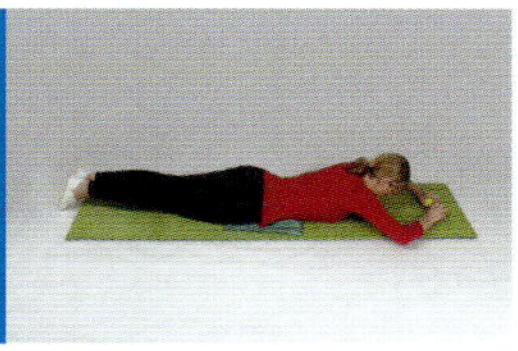
Übung 20 + 2

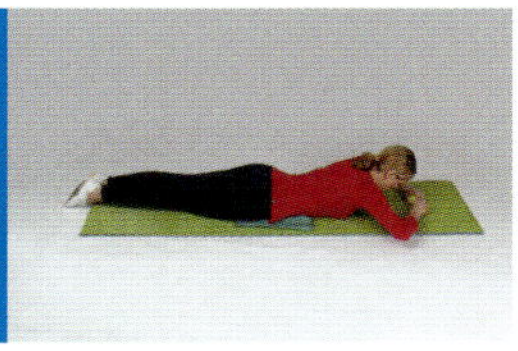
Übung 21

1. Übung

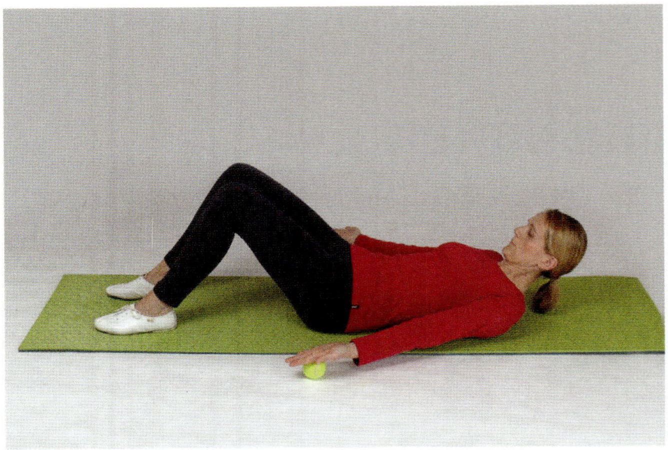

Ausgangsstellung

- Sie liegen auf dem Rücken
- Beine sind gebeugt
- Füße am Boden
- Arme sind gestreckt neben dem Körper
- Handrücken liegen auf den Tennisbällen

Wiederholungen

- 3 ×

Ausführung

- Bauchmuskeln anspannen
- Unteren Rücken in den Boden drücken
- Kopf anheben
- Handrücken auf die Tennisbälle drücken
- Spannung halten, bis 5 zählen
- Spannung lösen

! Bitte beachten

- Weiteratmen
- Kinn leicht in Richtung Brust ziehen
- Blick schräg nach oben richten

Variante

- Arme sind in Schulterhöhe zur Seite gestreckt
- Handrücken auf die Tennisbälle drücken

2. Übung

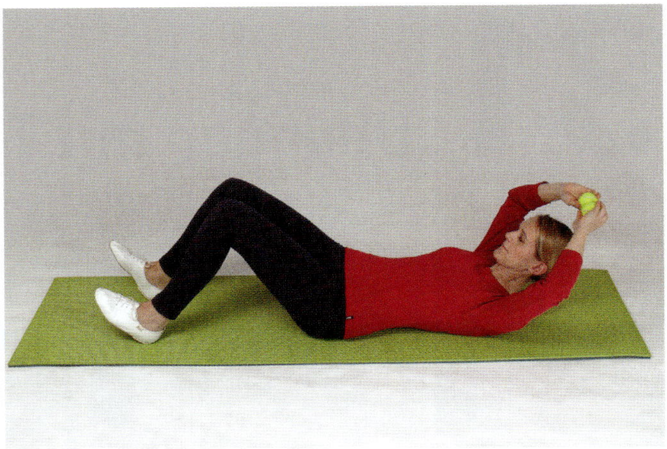

Ausgangsstellung

- Sie liegen auf dem Rücken
- Beine sind gebeugt
- Füße am Boden
- Arme sind gestreckt neben dem Körper
- Tennisball in jeder Hand

Wiederholungen

- 3 ×

Ausführung

- Arme seitlich über den Kopf anheben
- Bauchmuskeln anspannen
- Unteren Rücken in den Boden drücken
- Fersen in den Boden drücken
- Kopf anheben
- Tennisbälle über dem Kopf gegeneinanderdrücken
- Spannung halten, bis 5 zählen
- Spannung lösen

! Bitte beachten

- Weiteratmen
- Kinn leicht in Richtung Brust ziehen
- Blick schräg nach oben richten
- Beide Ellbogen sind beim Drücken der Tennisbälle gebeugt

3. Übung

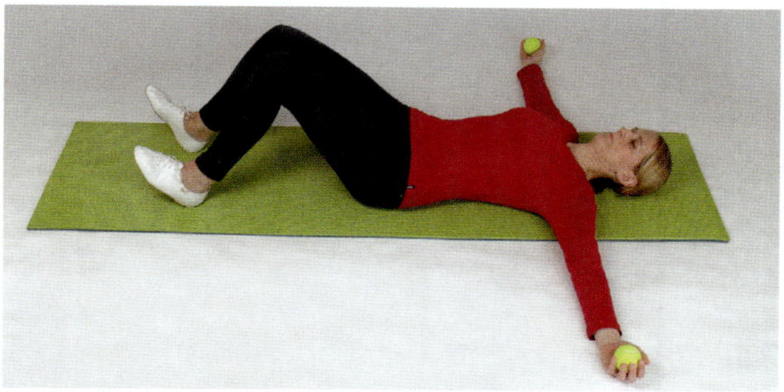

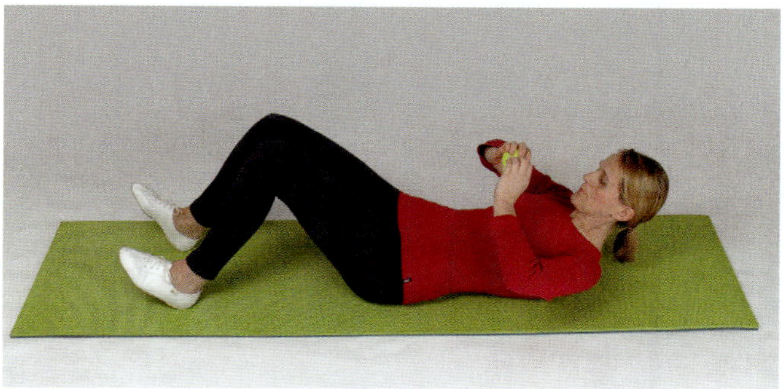

Ausgangsstellung

- Sie liegen auf dem Rücken
- Beine sind gebeugt
- Fersen am Boden
- Arme sind in Schulterhöhe zur Seite gestreckt
- Tennisball in jeder Hand
- Handrücken liegen am Boden

Wiederholungen

- 3 ×

Ausführung

- Bauchmuskeln anspannen
- Unteren Rücken in den Boden drücken
- Fersen in den Boden drücken
- Kopf anheben
- Arme anheben und in Brusthöhe die Tennisbälle gegeneinanderdrücken
- Spannung halten, bis 5 zählen
- Spannung lösen

! Bitte beachten

- Weiteratmen
- Kinn leicht in Richtung Brust ziehen
- Blick schräg nach oben richten
- Beide Ellbogen sind beim Drücken der Tennisbälle gebeugt

4. Übung

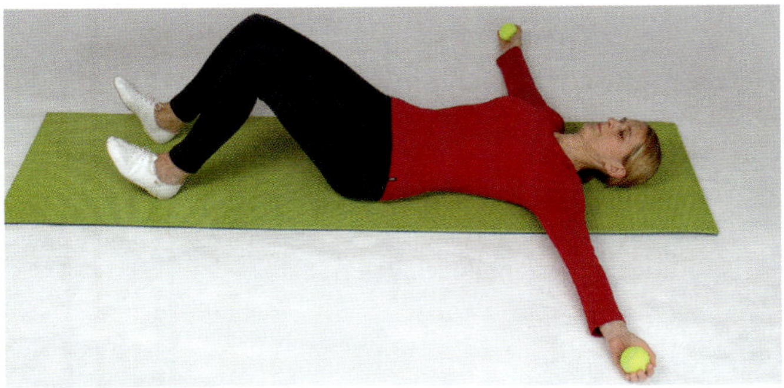

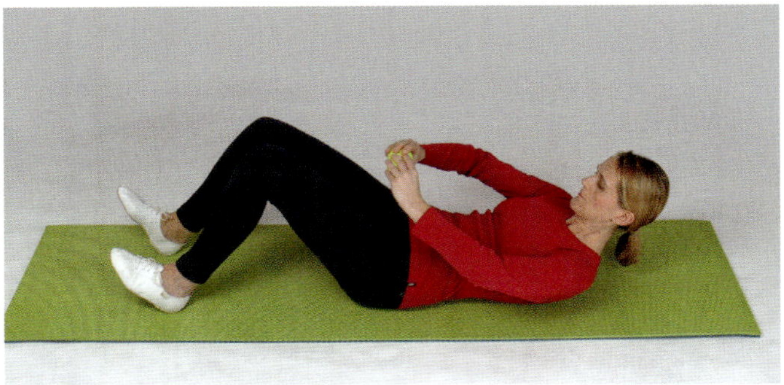

Ausgangsstellung

- Sie liegen auf dem Rücken
- Beine sind gebeugt
- Fersen am Boden
- Arme sind in Schulterhöhe zur Seite gestreckt
- Tennisball in jeder Hand
- Handrücken liegen am Boden

Wiederholungen

- 3 ×

Ausführung

- Bauchmuskeln anspannen
- Unteren Rücken in den Boden drücken
- Fersen in den Boden drücken
- Kopf anheben
- Arme anheben und vor den Oberschenkeln die Tennisbälle gegeneinanderdrücken
- Spannung halten, bis 5 zählen
- Spannung lösen

! Bitte beachten

- Weiteratmen
- Kinn leicht in Richtung Brust ziehen
- Blick auf die Knie richten
- Beide Ellbogen sind beim Drücken der Tennisbälle gebeugt

Variante

- Übung 2, 3 und 4 können in einer Übung verbunden werden: die Tennisbälle über dem Kopf gegeneinanderdrücken – Spannung lösen, dann in Brusthöhe die Bälle gegeneinanderdrücken – Spannung lösen und weiter die Tennisbälle vor den Oberschenkeln gegeneinanderdrücken – Spannung lösen

5. Übung

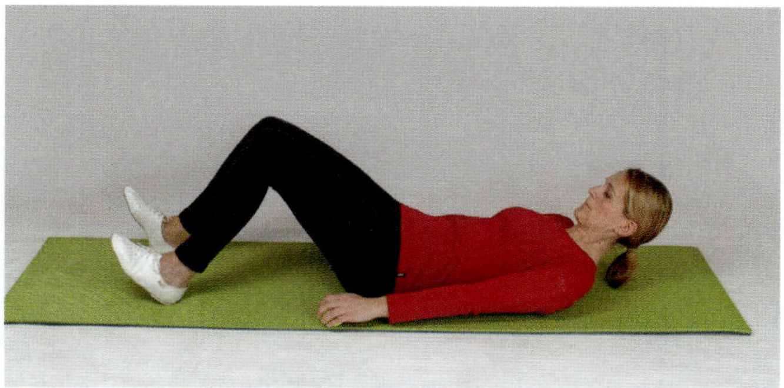

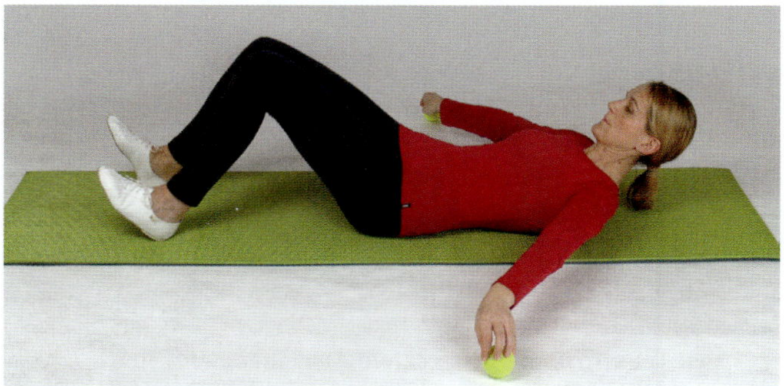

Ausgangsstellung

- Sie liegen auf dem Rücken
- Beine sind gebeugt
- Fersen am Boden
- Arme sind gestreckt neben dem Körper
- Tennisball in jeder Hand

Wiederholungen

- 5 ×

Ausführung

- Bauchmuskeln anspannen
- Unteren Rücken in den Boden drücken
- Fersen in den Boden drücken
- Kopf anheben
- Tennisbälle mit den Handflächen zur Seite rollen und wieder zurück neben den Körper
- Spannung lösen

! Bitte beachten

- Weiteratmen
- Kinn leicht in Richtung Brust ziehen
- Blick schräg nach oben richten
- Tennisbälle nur so weit zur Seite rollen, wie es die Schulterbeweglichkeit zulässt

6. Übung

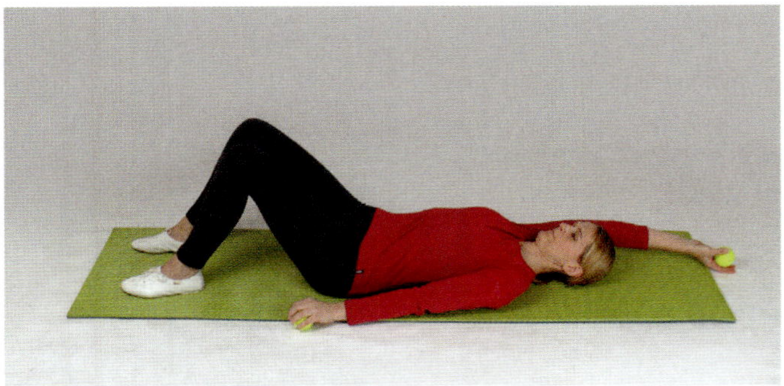

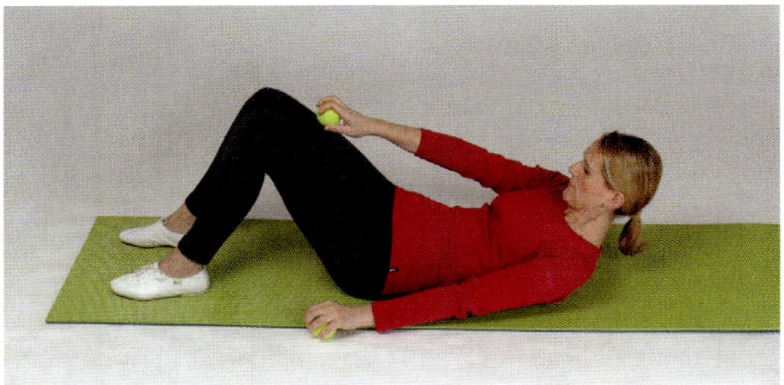

Ausgangsstellung

- Sie liegen auf dem Rücken
- Beine sind gebeugt
- Füße am Boden
- Arme sind gestreckt neben dem Körper
- Tennisball in jeder Hand

Wiederholungen

- 2 × mit jedem Arm üben

Ausführung

Atemübung

- Beim Einatmen
  - den rechten Arm über den Kopf anheben
- Beim Ausatmen
  - den Arm nach vorne senken
  - Kopf und Oberkörper anheben
  - den Tennisball mit gestrecktem Arm auf den rechten Oberschenkel drücken
- Beim Einatmen
  - den Arm wieder über den Kopf anheben
  - dabei Oberkörper und Kopf ablegen
- Beim Ausatmen
  - den Arm nach vorne senken
  - Kopf und Oberkörper anheben
  - den Tennisball mit gestrecktem Arm auf den linken Oberschenkel drücken
  - zurücklegen und normal weiteratmen
- Dann mit dem linken Arm üben

! Bitte beachten

- Durch die Nase einatmen
- Mit leicht geöffneten Lippen hörbar ausatmen
- Der Ausatmungsstrom sollte doppelt so lang sein wie der Einatmungsstrom

7. Übung

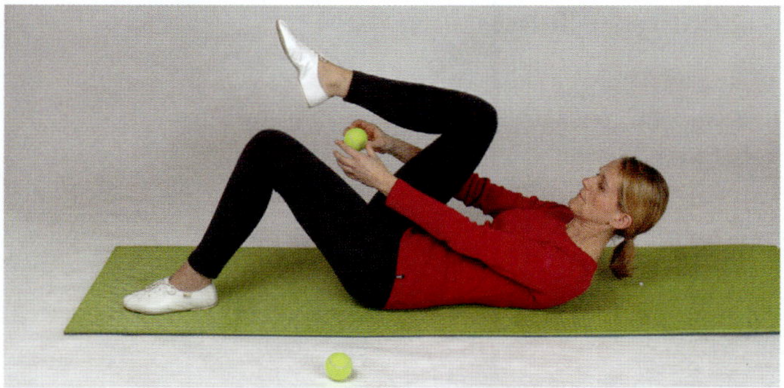

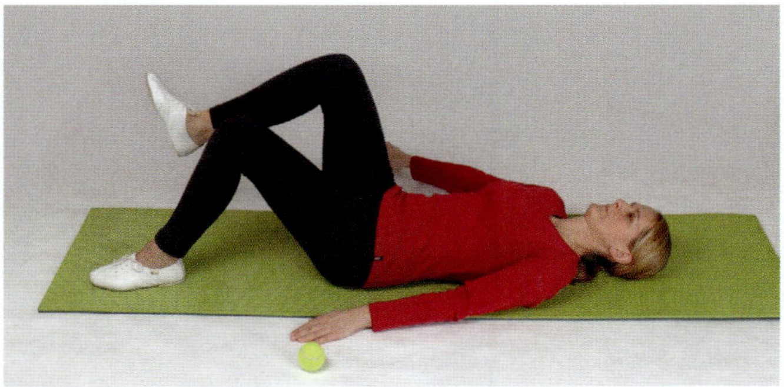

Ausgangsstellung

- Sie liegen auf dem Rücken
- Beine sind gebeugt
- Füße am Boden
- Arme sind gestreckt neben dem Körper
- Tennisball in der rechten Hand

Wiederholungen

- Mit jedem Bein einige Male üben

Ausführung

- Rechtes Bein an den Bauch heranbeugen
- Kopf und Oberkörper anheben
- Tennisball einige Male um das gebeugte Bein herum von einer Hand in die andere geben
- Kopf, Oberkörper und Arme langsam zurücklegen
- Tennisball in den Boden drücken
- Unteren Rücken in den Boden drücken
- Bauchmuskelspannung halten
- Rechtes Bein gebeugt in die Ausgangsstellung zurückstellen
- Spannung lösen

! Bitte beachten

- Weiteratmen

Variante

- Beide Knie an den Bauch ziehen
- Tennisball um beide Beine herumgeben

8. Übung

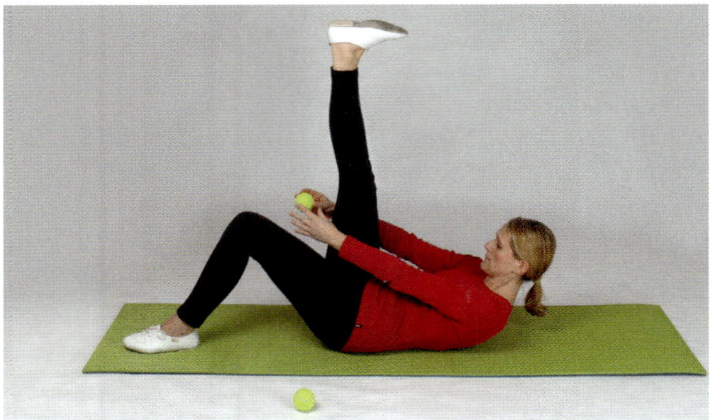

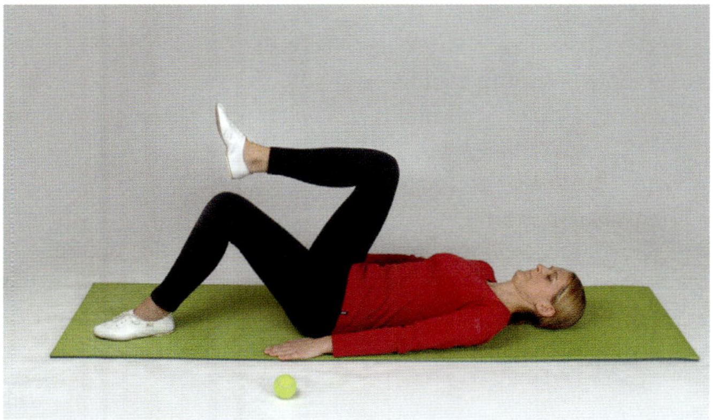

Ausgangsstellung

- Sie liegen auf dem Rücken
- Beine sind gebeugt
- Füße am Boden
- Arme sind gestreckt neben dem Körper
- Tennisball in der rechten Hand

Wiederholungen

- Mit jedem Bein einige Male üben

Ausführung

- Rechtes Bein nach oben strecken, Fußsohle zeigt zur Decke
- Kopf und Oberkörper anheben
- Tennisball einige Male um das gestreckte Bein herum von einer Hand in die andere geben
- Kopf, Oberkörper und Arme langsam zurücklegen
- Tennisball in den Boden drücken
- Unteren Rücken in den Boden drücken
- Bauchmuskelspannung halten
- Das rechte Bein beugen und in die Ausgangsstellung zurückstellen
- Spannung lösen

! Bitte beachten

- Weiteratmen

Variante

- Beide Beine nach oben strecken, Fußsohlen zeigen zur Decke
- Tennisball um beide Beine herum von einer Hand in die andere geben
- Beide Beine beugen und in die Ausgangsstellung zurückstellen
- Löst sich der untere Rücken vom Boden, die Beine nacheinander zurückstellen

9. Übung

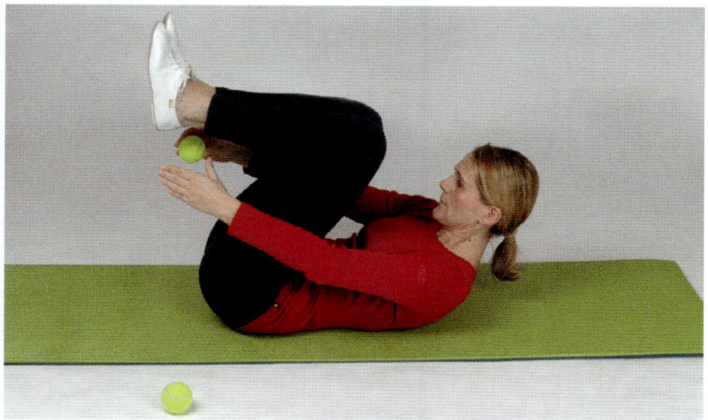

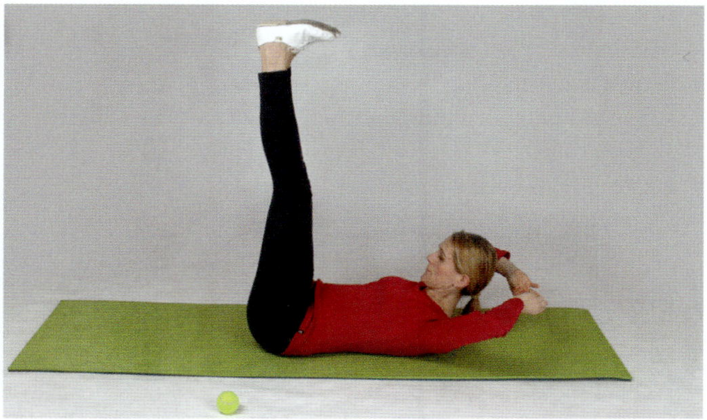

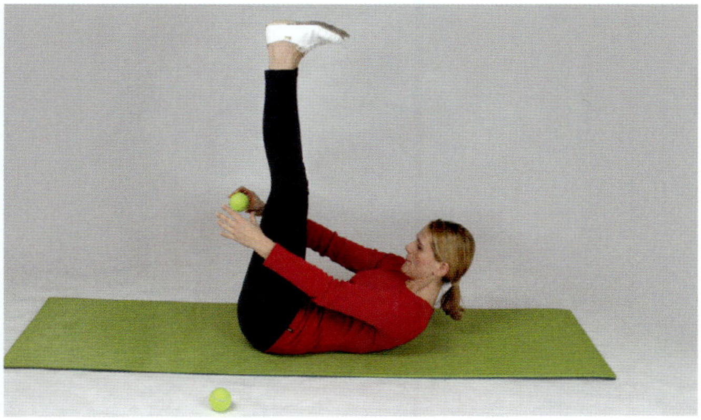

Ausgangsstellung

- Sie liegen auf dem Rücken
- Beine sind gebeugt
- Füße am Boden
- Arme sind gestreckt neben dem Körper
- Ein Tennisball in der rechten Hand
- Der andere Ball liegt neben dem Körper

Wiederholungen

- Einige Male üben

Ausführung

- Beide Beine an den Bauch heranbeugen
- Kopf und Oberkörper anheben
- Tennisball um die gebeugten Beine herum von einer Hand in die andere geben
- Dann die Beine nach oben strecken, Fußsohlen zeigen zur Decke
- Tennisball unter dem Kopf von einer Hand in die andere geben
- Tennisball um die gestreckten Beine herumgeben
- Kopf, Oberkörper und Arme langsam zurücklegen
- Beide Tennisbälle in den Boden drücken
- Unteren Rücken in den Boden drücken
- Bauchmuskelspannung halten
- Beide Beine beugen und in die Ausgangsstellung zurückstellen
- Spannung lösen

! Bitte beachten

- Weiteratmen
- Langsam üben
- Löst sich der untere Rücken vom Boden, die Beine nacheinander zurückstellen

10. Übung

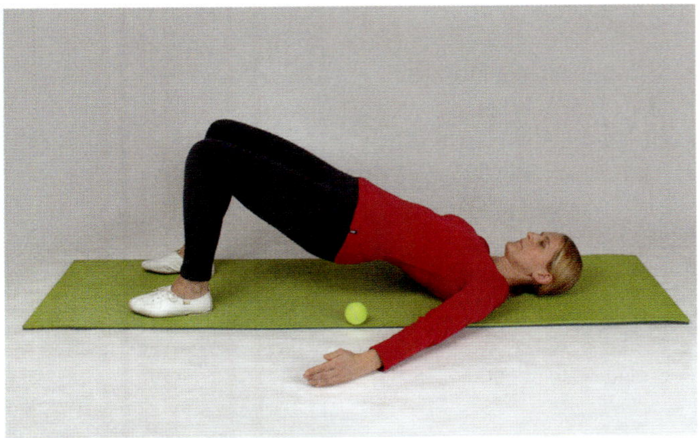

Ausgangsstellung

- Sie liegen auf dem Rücken
- Beine sind gebeugt
- Füße am Boden
- Arme sind gestreckt neben dem Körper
- Tennisball in der rechten Hand

Wiederholungen

- Einige Male üben

Ausführung

- Gesäßmuskeln fest anspannen
- Becken anheben
- Tennisball unter dem Rücken einige Male von einer Seite zur anderen rollen
- Rücken und Becken langsam wieder abrollen
- Spannung lösen

! Bitte beachten

- Rücken nicht ins Hohlkreuz drücken
- Weiteratmen

11. Übung

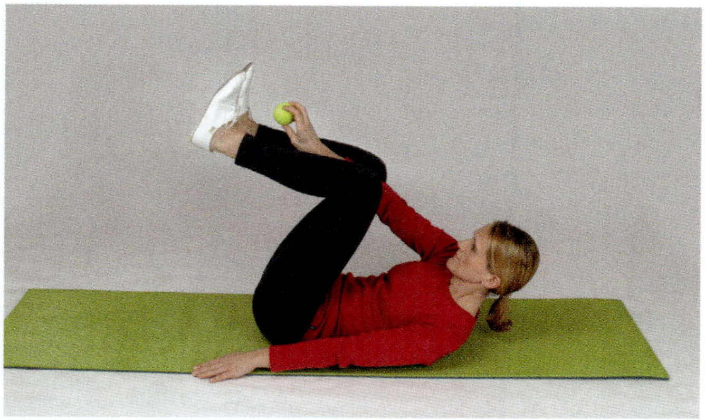

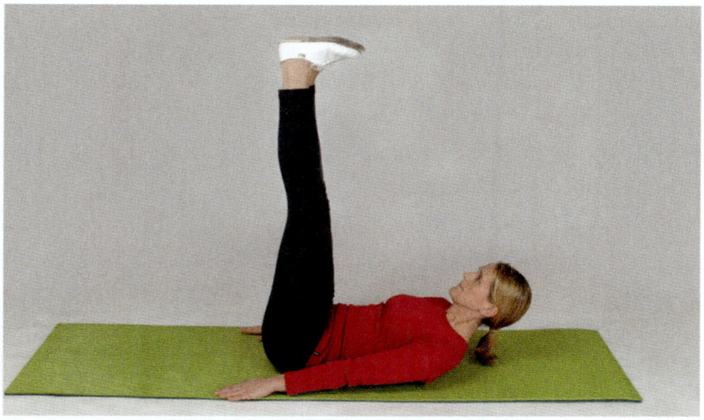

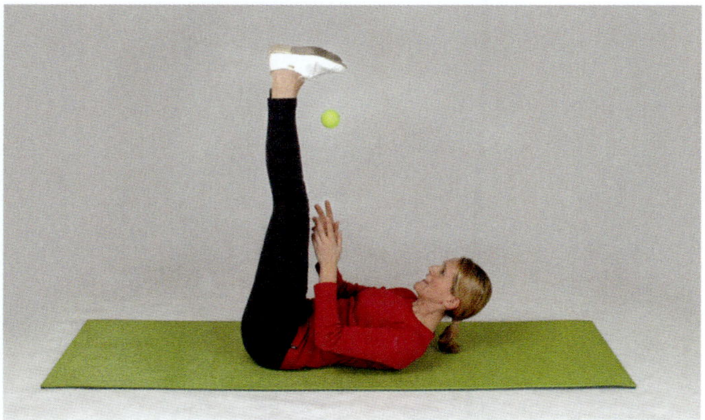

Ausgangsstellung

- Sie liegen auf dem Rücken
- Beine sind gebeugt
- Füße am Boden
- Arme sind gestreckt neben dem Körper
- Ein Tennisball in der rechten Hand
- Der andere Ball liegt neben dem Körper

Wiederholungen

- Einige Male üben

Ausführung

- Beide Beine an den Bauch heranbeugen
- Kopf anheben
- Tennisball zwischen die Füße klemmen
- Beine nach oben strecken
- Beine leicht spreizen
- Den herabfallenden Tennisball mit den Händen auffangen
- Kopf und Arme langsam zurücklegen
- Beide Tennisbälle in den Boden drücken
- Unteren Rücken in den Boden drücken
- Bauchmuskelspannung halten
- Beide Beine beugen und in die Ausgangsstellung zurückstellen
- Spannung lösen

! Bitte beachten

- Weiteratmen
- Löst sich der untere Rücken vom Boden, die Beine nacheinander zurückstellen

12. Übung

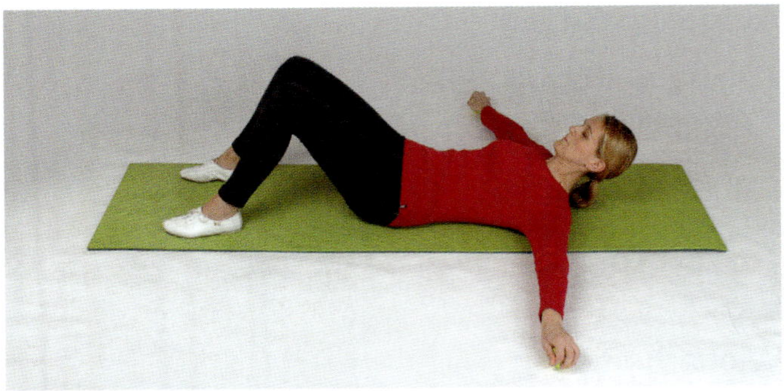

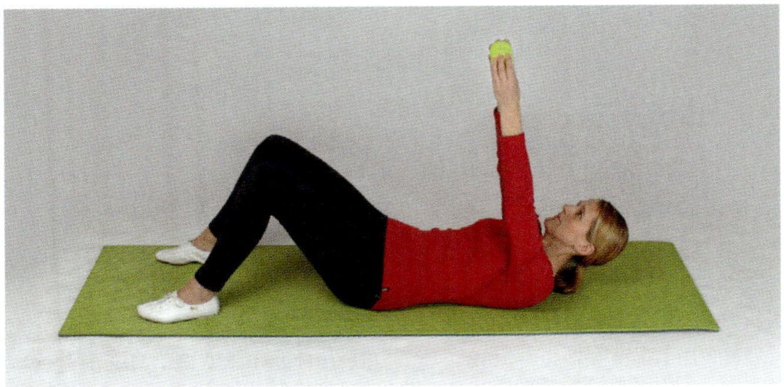

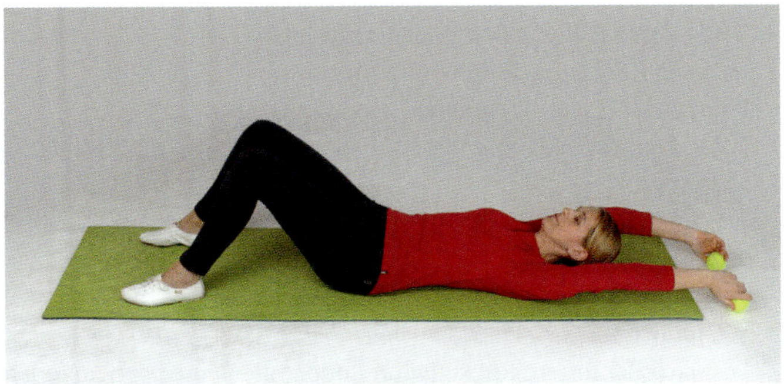

Ausgangsstellung

- Sie liegen auf dem Rücken
- Beine sind gebeugt
- Füße am Boden
- Arme sind gestreckt neben dem Körper
- Tennisball in jeder Hand

Wiederholungen

- Einige Male üben

Ausführung

- Bauchmuskeln anspannen
- Unteren Rücken in den Boden drücken
- Kopf anheben
- Tennisbälle auf den Boden tupfen: neben den Körper – zur Seite – nach oben – nach hinten
- Einige Male wiederholen

! Bitte beachten

- Weiteratmen
- Tempo variieren

13. Übung

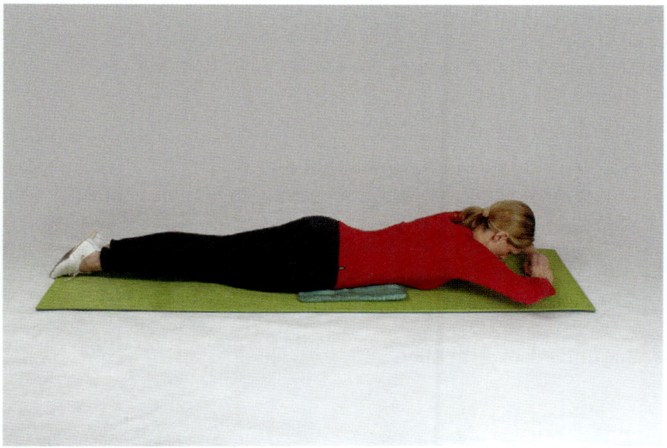

Ausgangsstellung

- Sie liegen auf dem Bauch, ein Kissen unter dem Bauch
- Beine sind gestreckt
- Füße liegen auf den Fußrücken am Boden
- Beide Arme liegen im Halbkreis vor dem Kopf
- Tennisball in jeder Hand

Wiederholungen

- 3 ×

Ausführung

- Beide Füße aneinanderdrücken
- Beine anspannen
- Gesäßmuskeln fest anspannen
- Kopf anheben und Kinn in Richtung Brust ziehen
- Arme anheben
- Tennisbälle mit beiden Händen in den Boden drücken
- Spannung halten, bis 5 zählen
- Spannung lösen

! Bitte beachten

- Weiteratmen
- Tennisbälle nicht *zu* fest in den Boden drücken
- *Nicht* auf den Tennisbällen abstützen (sonst Hohlkreuz)

14. Übung

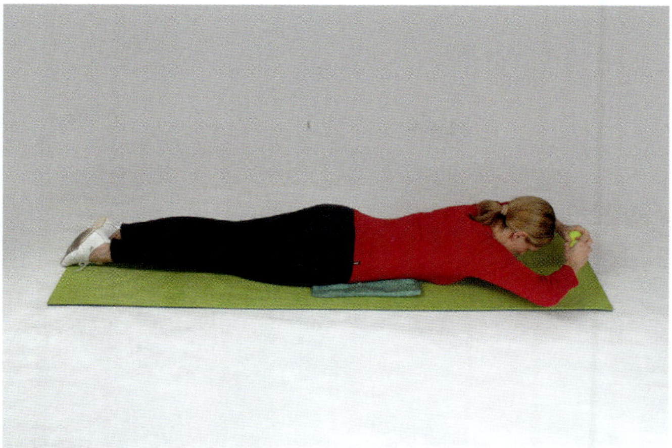

Ausgangsstellung

- Sie liegen auf dem Bauch, ein Kissen unter dem Bauch
- Beine sind gestreckt
- Füße liegen auf den Fußrücken am Boden
- Beide Arme liegen im Halbkreis vor dem Kopf
- Tennisball in jeder Hand

Wiederholungen

- 3 ×

Ausführung

- Beide Füße aneinanderdrücken
- Beine anspannen
- Gesäßmuskeln fest anspannen
- Kopf anheben und Kinn in Richtung Brust ziehen
- Arme anheben
- Tennisbälle vor dem Kopf gegeneinanderdrücken
- Spannung halten, bis 5 zählen
- Spannung lösen

! Bitte beachten

- Weiteratmen
- Ellbogen beim Gegeneinanderdrücken der Tennisbälle nicht absenken
- Arme waagerecht halten

15. Übung

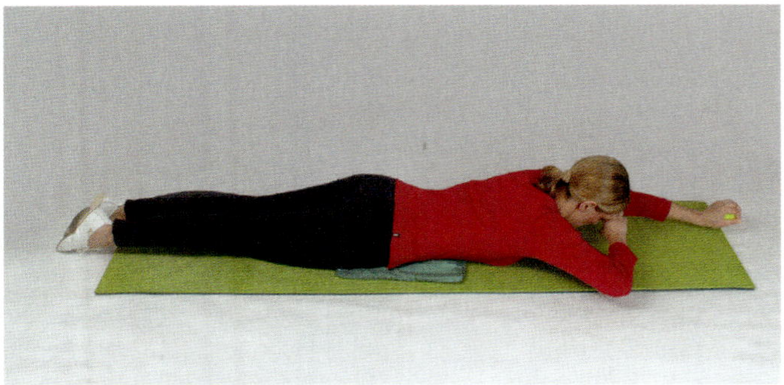

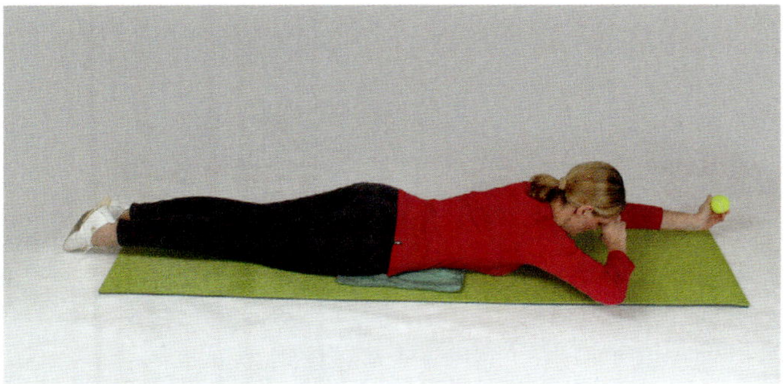

Ausgangsstellung

- Sie liegen auf dem Bauch, ein Kissen unter dem Bauch
- Beine sind gestreckt
- Füße liegen auf den Fußrücken am Boden
- Rechte Hand mit Tennisball liegt unter der Stirn
- Linker Arm liegt nach vorne gestreckt am Boden, Tennisball in der Hand

Wiederholungen

- 2 × mit jedem Arm üben

Ausführung

- Beide Füße aneinanderdrücken
- Beine anspannen
- Gesäßmuskeln fest anspannen
- Kopf und beide Arme anheben
- Rechte Hand bleibt unter der Stirn
- Linken Arm nach außen drehen, Tennisball zeigt nach oben
- Linken Arm wieder zurückdrehen
- Beide Arme ablegen
- Spannung lösen

! Bitte beachten

- Einatmen beim Heben der Arme
- Ausatmen beim Senken der Arme

Variante

- Beide Arme nach vorne strecken, anheben und drehen

16. Übung

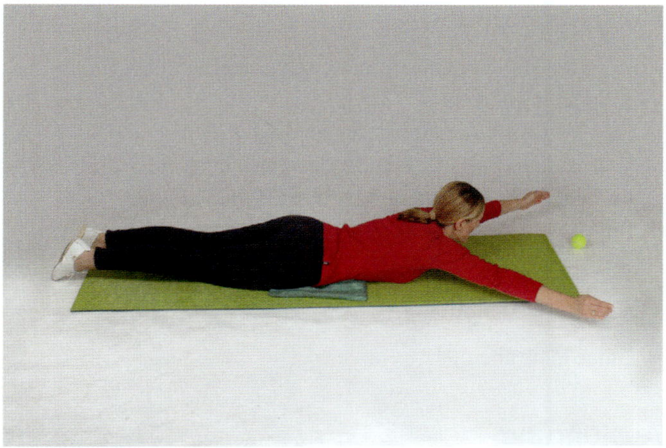

Ausgangsstellung

- Sie liegen auf dem Bauch, ein Kissen unter dem Bauch
- Beine sind gestreckt
- Füße liegen auf den Fußrücken am Boden
- Beide Arme liegen im Halbkreis vor dem Kopf
- Tennisball in einer Hand

Wiederholungen

- Einige Male üben

Ausführung

- Beide Füße aneinanderdrücken
- Beine anspannen
- Gesäßmuskeln fest anspannen
- Kopf anheben
- Arme anheben
- Tennisball vor dem Kopf von einer Hand zur anderen rollen
- Das Rollen des Balles beobachten
- Einige Male hin und her rollen
- Dann Spannung lösen

! Bitte beachten

- Weiteratmen
- Den Abstand beim Rollen des Tennisballes verändern
- Kopf nicht zu stark in den Nacken ziehen

17. Übung

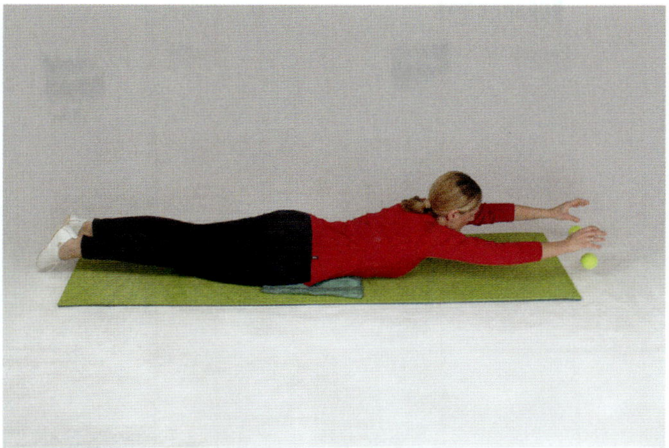

Ausgangsstellung

- Sie liegen auf dem Bauch, ein Kissen unter dem Bauch
- Beine sind gestreckt
- Füße liegen auf den Fußrücken am Boden
- Arme liegen nach vorne gestreckt am Boden
- Tennisball in jeder Hand

Wiederholungen

- Einige Male üben

Ausführung

- Beide Füße aneinanderdrücken
- Beine anspannen
- Gesäßmuskeln fest anspannen
- Kopf und beide Arme anheben
- Tennisbälle fallen lassen und wieder aufgreifen
- Tennisbälle beobachten
- Einige Male üben
- Spannung lösen

! Bitte beachten

- Weiteratmen
- Kopf nur wenig vom Boden anheben
- Kopf nicht zu stark in den Nacken ziehen

Variante

- Beide Arme zur Seite strecken
- Tennisbälle fallen lassen und aufgreifen

18. Übung

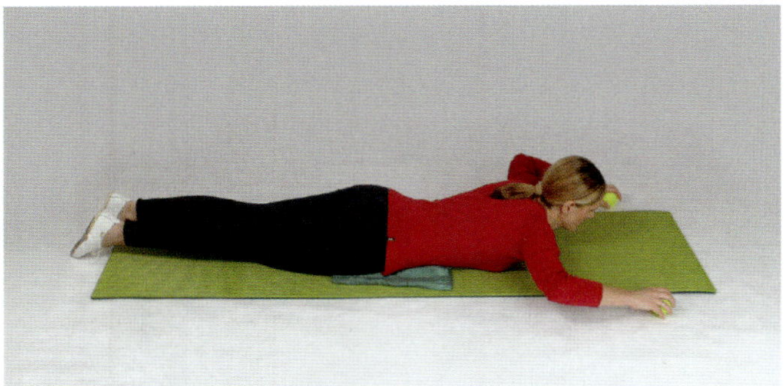

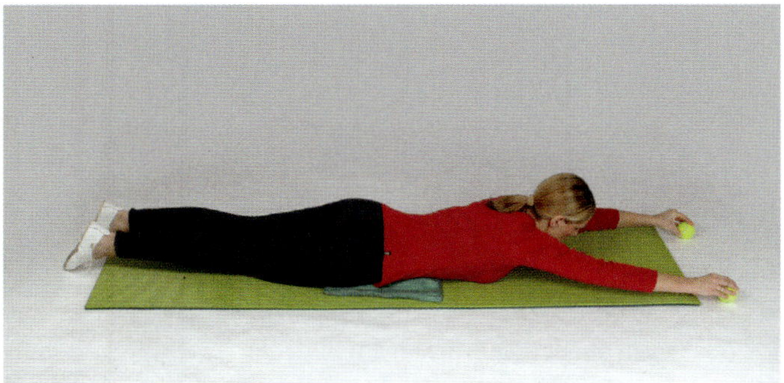

Ausgangsstellung

- Sie liegen auf dem Bauch, ein Kissen unter dem Bauch
- Beine sind gestreckt
- Füße liegen auf den Fußrücken am Boden
- Arme sind in U-Halte, d. h., beide Arme liegen auf Schulterhöhe am Boden, die Unterarme sind rechtwinklig gebeugt
- Tennisball in jeder Hand

Wiederholungen

- Einige Male üben

Ausführung

- Beide Füße aneinanderdrücken
- Beine anspannen
- Gesäßmuskeln fest anspannen
- Kopf anheben und Kinn in Richtung Brust ziehen
- Beide Arme anheben
- Tennisbälle in U-Halte auf den Boden tupfen
- Die Arme nach vorne strecken, Tennisbälle auf den Boden tupfen
- Diese Bewegung – aus der Beugung der Arme zur Streckung – einige Male hintereinander üben
- Spannung lösen

! Bitte beachten

- Weiteratmen
- Kopf nur wenig vom Boden anheben

Variante

- Wechselseitig die Arme aus der U-Halte beugen und strecken, dabei gleichzeitig die Tennisbälle auf den Boden tupfen

19. Übung

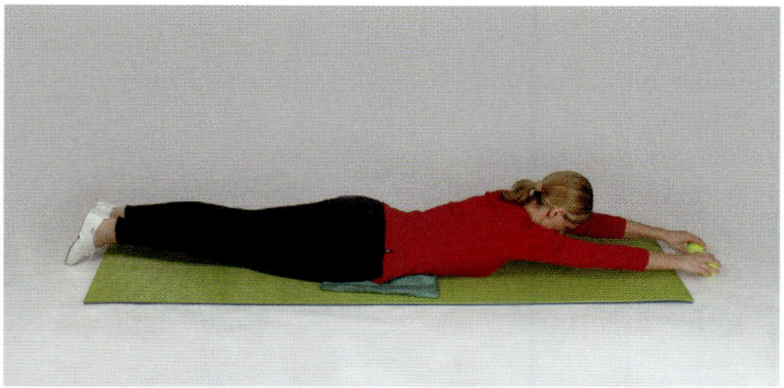

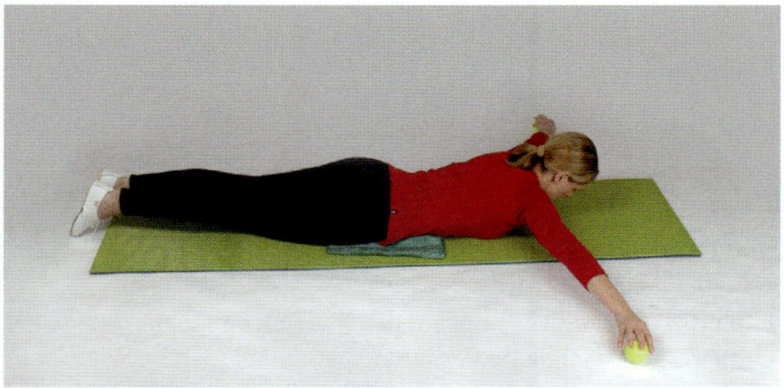

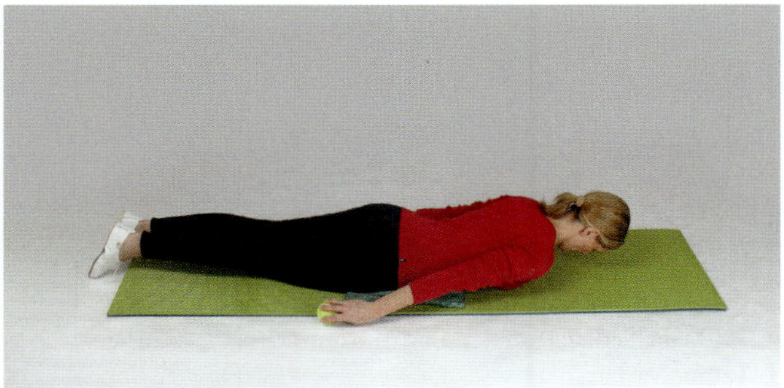

Ausgangsstellung

- Sie liegen auf dem Bauch, ein Kissen unter dem Bauch
- Beine sind gestreckt
- Füße liegen auf den Fußrücken am Boden
- Arme liegen nach vorne gestreckt am Boden
- Tennisball in jeder Hand

Wiederholungen

- Einige Male üben

Ausführung

- Beide Füße aneinanderdrücken
- Beine anspannen
- Gesäßmuskeln fest anspannen
- Kopf anheben und Kinn in Richtung Brust ziehen
- Beide Arme anheben
- Tennisbälle mit den Handflächen von vorne über die Seiten bis neben den Körper rollen und wieder zurück
- Spannung lösen

! Bitte beachten

- Weiteratmen

20. Übung

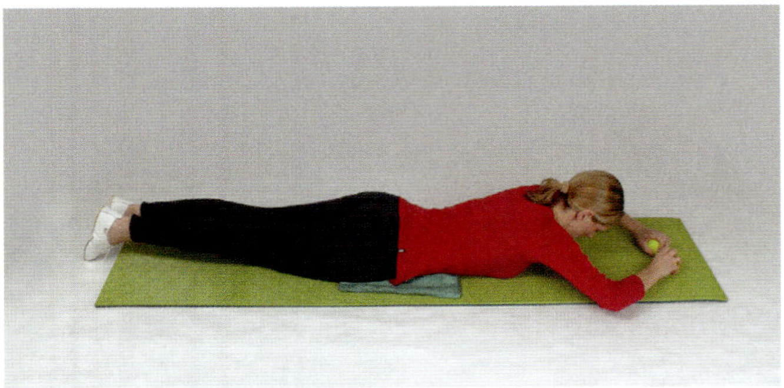

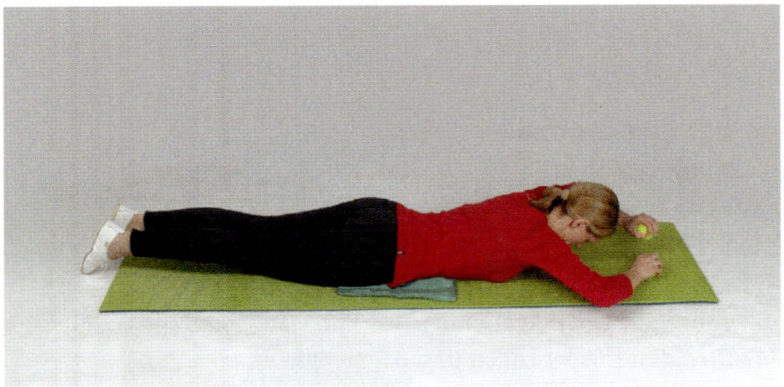

Ausgangsstellung

- Sie liegen auf dem Bauch, ein Kissen unter dem Bauch
- Beine sind gestreckt
- Füße liegen auf den Fußrücken am Boden
- Beide Arme liegen im Halbkreis vor dem Kopf
- Tennisball in jeder Hand

Wiederholungen

- Einige Male üben

Ausführung

- Beide Füße aneinanderdrücken
- Beine anspannen
- Gesäßmuskeln fest anspannen
- Kopf anheben und Kinn in Richtung Brust ziehen
- Beide Arme anheben
- Tennisbälle vor dem Kopf auf den Boden trommeln
- Stirn auf die Hände legen
- Spannung lösen

! Bitte beachten

- Weiteratmen

Variante

- Beide Arme über die Seiten bis neben den Körper führen, Tennisbälle dabei auf den Boden trommeln
- Tempo variieren

21. Übung

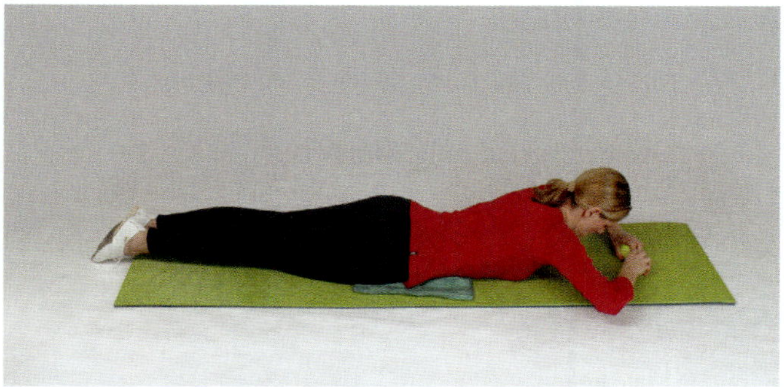

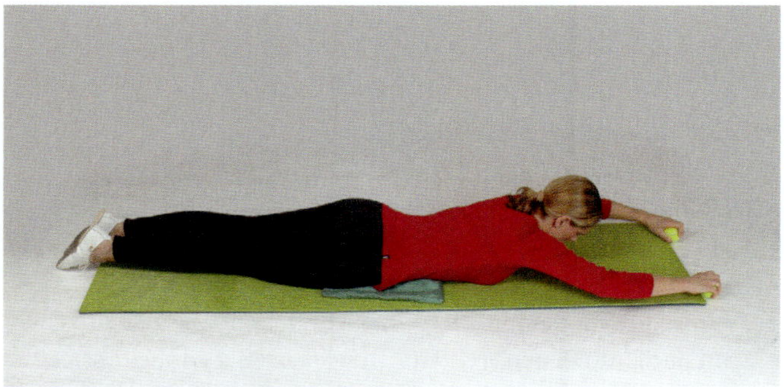

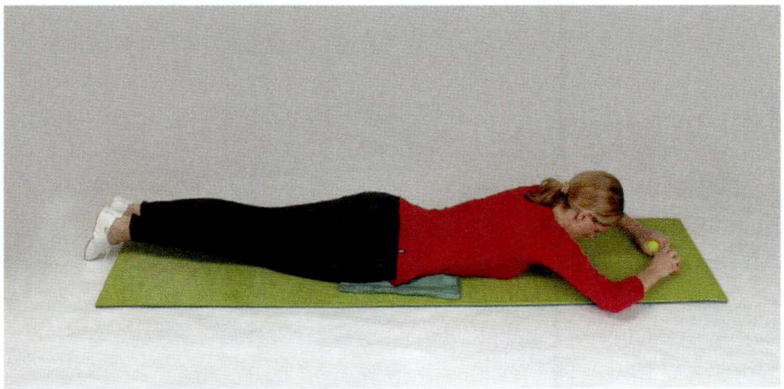

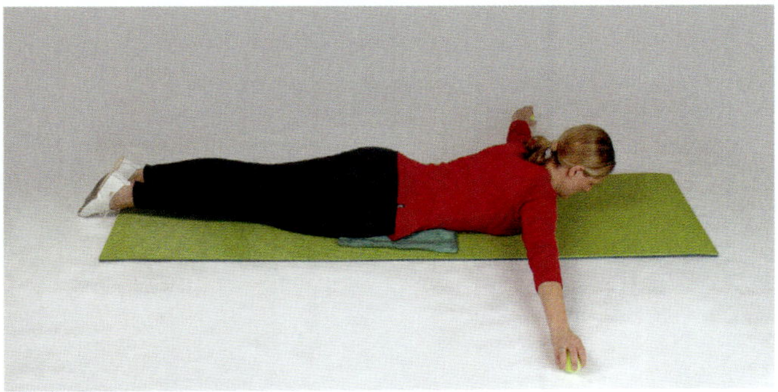

Ausgangsstellung

- Sie liegen auf dem Bauch, ein Kissen unter dem Bauch
- Beine sind gestreckt
- Füße liegen auf den Fußrücken am Boden
- Beide Arme liegen im Halbkreis vor dem Kopf
- Tennisball in jeder Hand

Wiederholungen

- Einige Male üben

Ausführung

- Beide Füße aneinanderdrücken
- Beine anspannen
- Gesäßmuskeln fest anspannen
- Kopf anheben und Kinn in Richtung Brust ziehen
- Beide Arme anheben
- Tennisbälle je 2 × auf den Boden tupfen: vor dem Kopf – nach vorne (Arme gestreckt) – vor dem Kopf – zur Seite (Arme gestreckt) – vor dem Kopf – und wiederholen
- Spannung lösen

! Bitte beachten

- Weiteratmen
- Tempo variieren

22. Übung

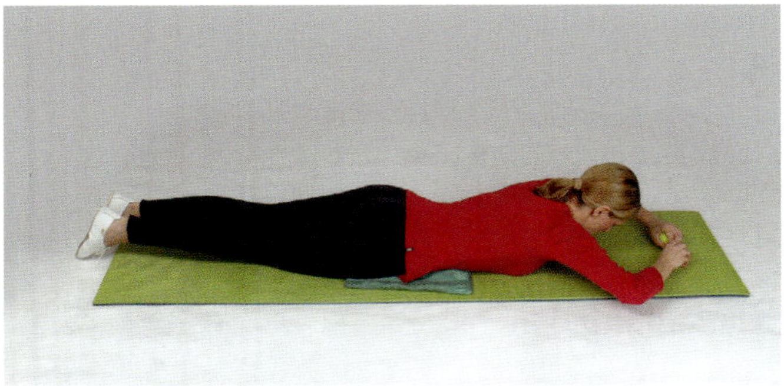

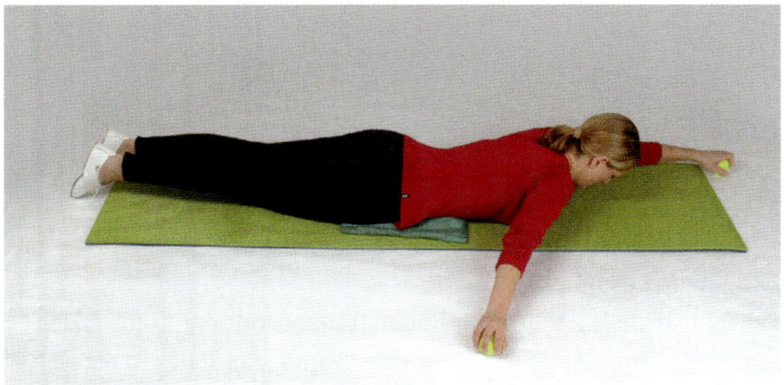

Ausgangsstellung

- Sie liegen auf dem Bauch, ein Kissen unter dem Bauch
- Beine sind gestreckt
- Füße liegen auf den Fußrücken am Boden
- Beide Arme liegen im Halbkreis vor dem Kopf
- Tennisball in jeder Hand

Wiederholungen

- Einige Male üben

Ausführung

- Beide Füße aneinanderdrücken
- Beine anspannen
- Gesäßmuskeln fest anspannen
- Kopf anheben und Kinn in Richtung Brust ziehen
- Beide Arme anheben
- Tennisbälle auf den Boden tupfen: vor dem Kopf – den linken Arm nach vorne, den rechten Arm gleichzeitig zur Seite strecken, Bälle auf den Boden tupfen – beide Tennisbälle wieder zurück vor dem Kopf tupfen – dann die Arme wechseln

! Bitte beachten

- Weiteratmen
- Versuchen, das Tempo zu steigern
- Mit einem erholsamen Stöhnen die Übung beenden

KAPITEL

32 Weitere Übungen

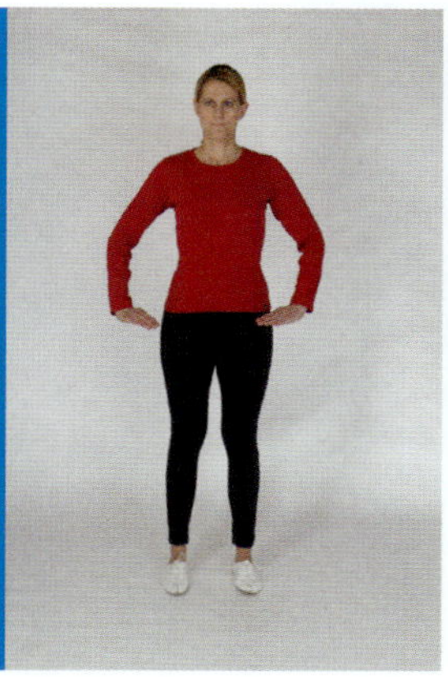
Übung 1

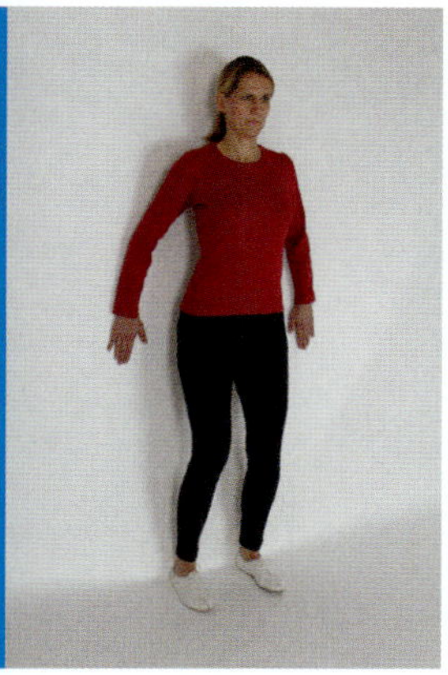
Übung 2

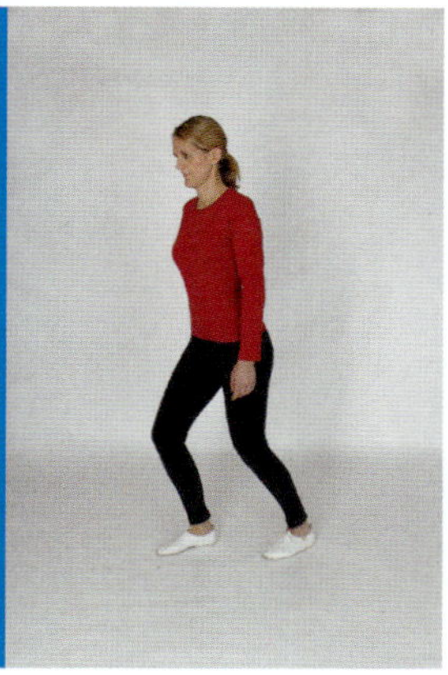
Übung 3

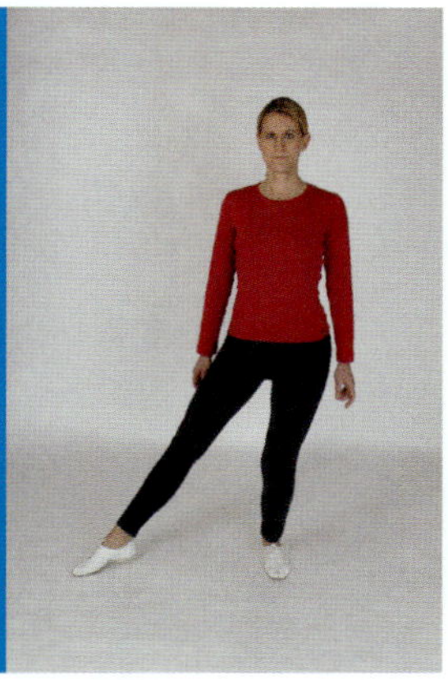
Übung 4

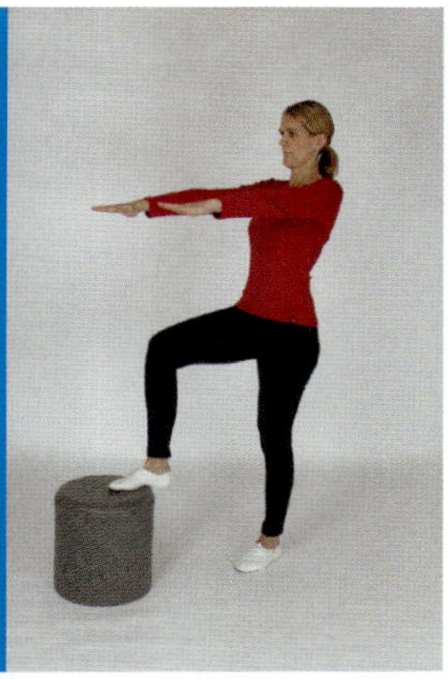
Übung 5

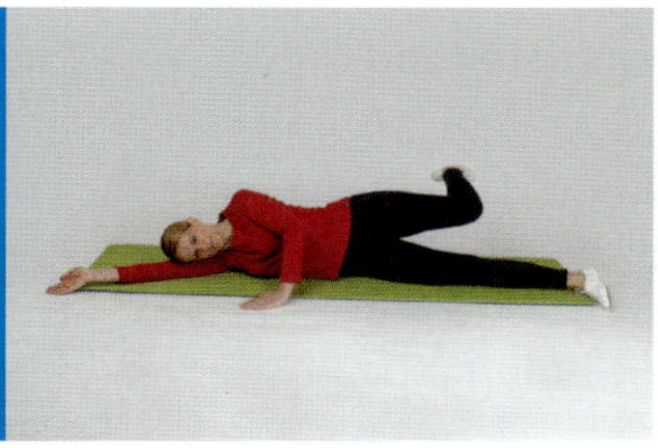
Übung 6

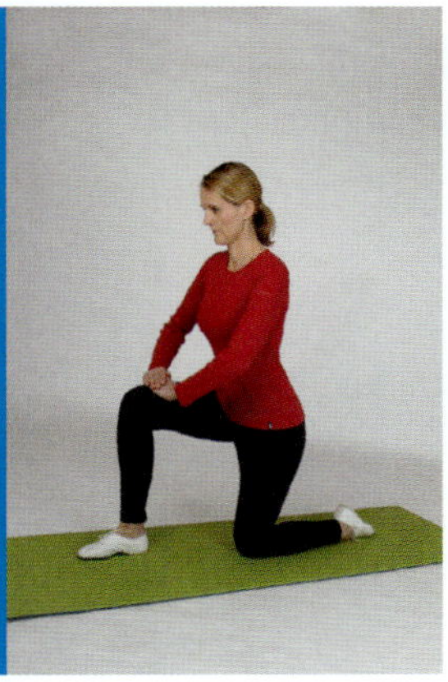
Übung 7

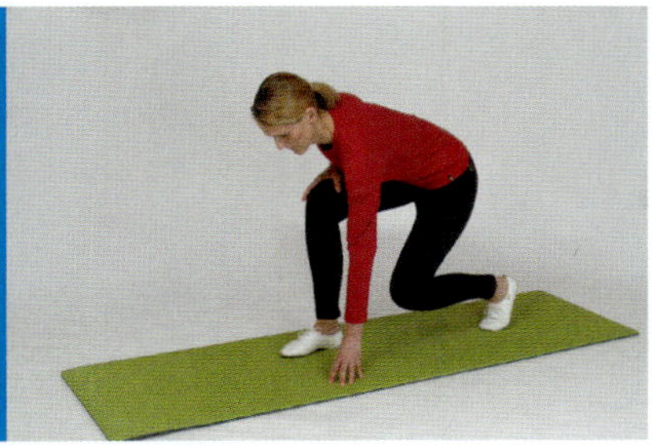
Übung 8

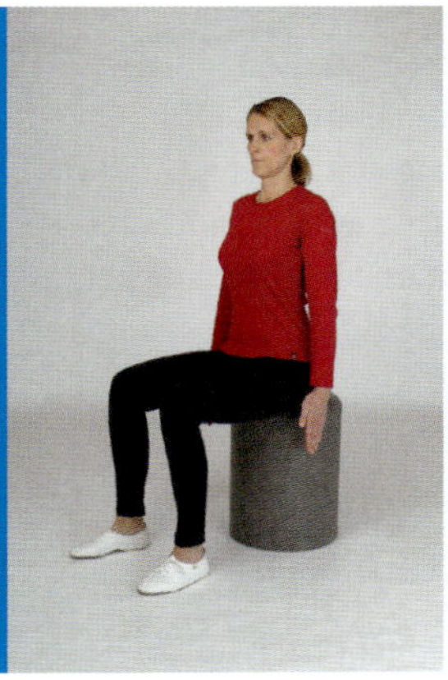
Übung 9

1. Übung im Stand

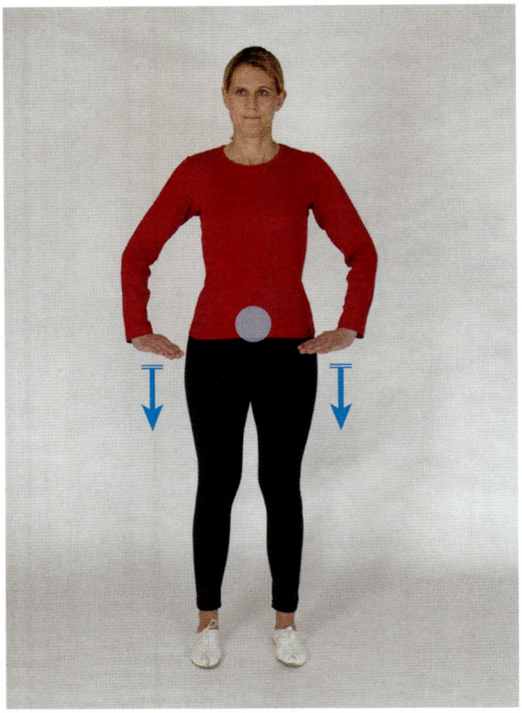

Ausgangsstellung

- Sie stehen
- Füße stehen hüftbreit auseinander
- Zehen zeigen nach vorne

Wiederholungen

- 3 ×

Ausführung

- Bauch- und Gesäßmuskeln anspannen
- Beinmuskeln anspannen
- Schultern etwas zurücknehmen
- Rücken strecken
- Arme beugen
- Hände in Richtung Unterarme ziehen
- Finger zeigen zum Körper
- Kopf und Nacken lang herausstrecken
- Hände zum Boden stemmen
- Spannung halten, bis 10 zählen
- Spannung lösen

! Bitte beachten

- Kopf nicht nach hinten beugen
- Kinn leicht zum Brustkorb ziehen
- Arme bleiben gebeugt
- Weiteratmen

2. Übung im Stand

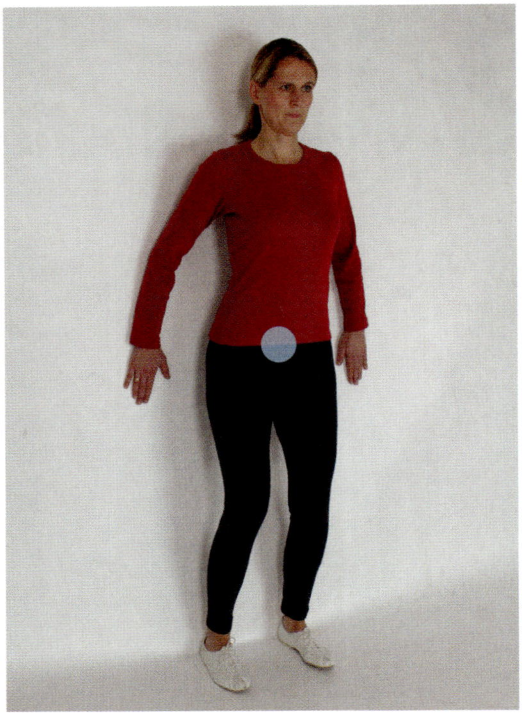

Ausgangsstellung

- Sie stehen an der Wand
- Die Füße stehen handbreit von der Wand entfernt
- Die Knie sind leicht gebeugt

Wiederholungen

- Einige Male

Ausführung

- Lendenwirbelsäule fest gegen die Wand drücken
- Schultern und Kopf an der Wand halten
- Bauch einziehen
- Nun die Knie langsam strecken
- Einen Augenblick diese Position halten
- Spannung langsam lösen

! Bitte beachten

- Beide Knie nur so weit strecken, dass der ganze Rücken die Wand berührt

3. Übung im Stand

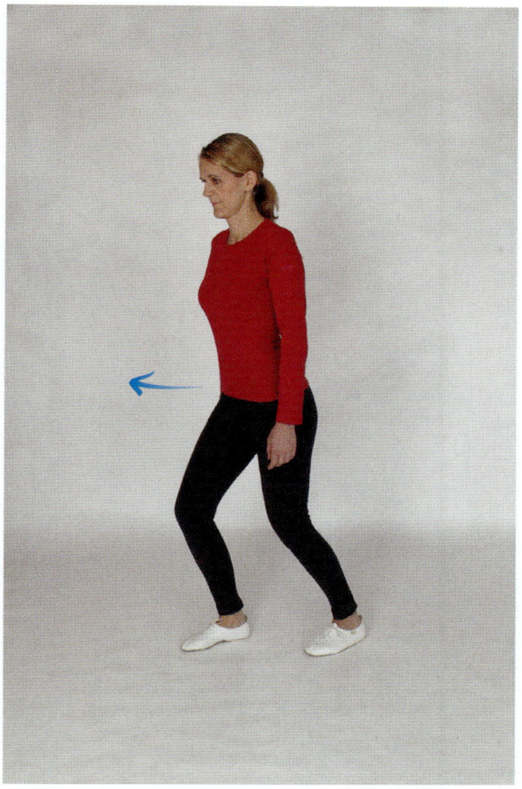

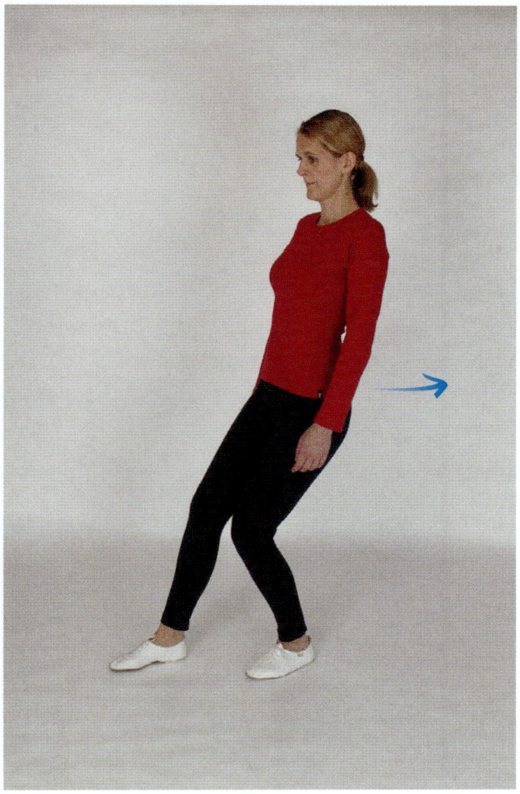

Ausgangsstellung

- Sie stehen in Schrittposition, d. h., die Füße sind voreinander auf dem Boden

Wiederholungen

- Einige Male üben

Ausführung

Gleichgewichtsübung
- Ein Bein macht einen kleinen Schritt nach vorne
- Nun abwechselnd das Körpergewicht auf das vordere und hintere Bein verlagern
- Hüft- und Kniegelenke beugen
- Die Beine wechseln

! Bitte beachten

- Der Rücken bleibt gerade
- Die Arme schwingen mit

4. Übung im Stand

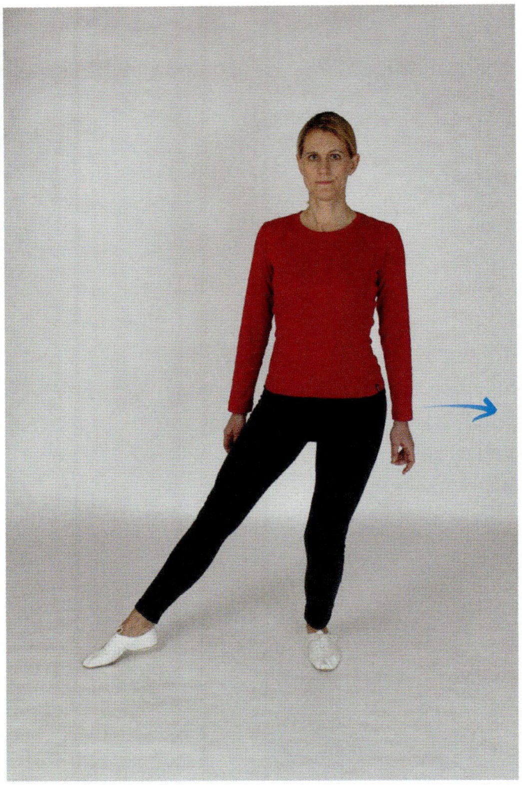

Ausgangsstellung

- Sie stehen mit gegrätschten Beinen

Wiederholungen

- Einige Male üben

Ausführung

Gleichgewichtsübung
- In kleiner Grätsche stehen
- Das Körpergewicht von einem Bein auf das andere Bein verlagern
- Hüft- und Kniegelenke beugen

! Bitte beachten

- Der Rücken bleibt gerade

5. Übung im Stand

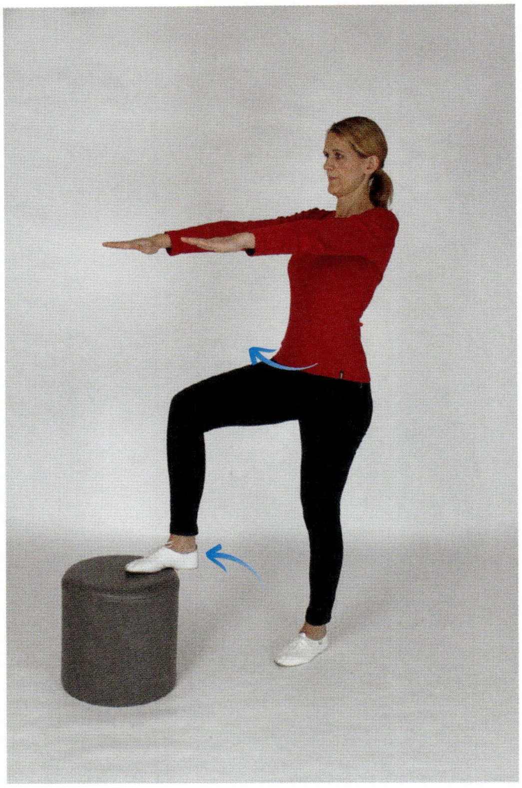

Ausgangsstellung

- Sie stehen vor einem Hocker

Wiederholungen

- Einige Male üben

Ausführung

- Abwechselnd einen Fuß auf den Hocker stellen
- Die Arme schwingen mit

! Bitte beachten

- Der Rücken bleibt gerade

6. Das Drehen von der Rückenlage zur Bauchlage – und zurück

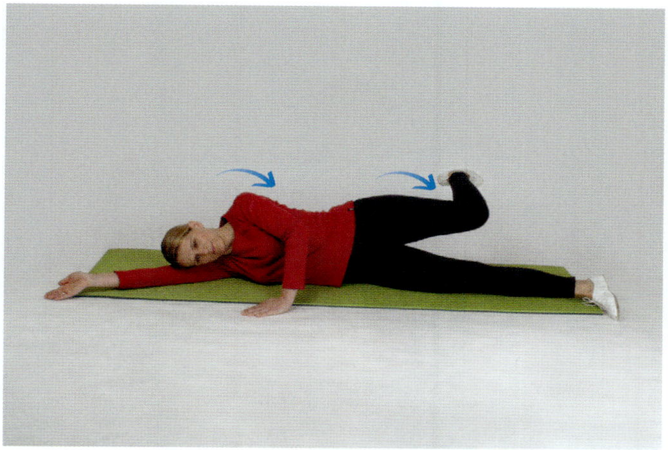

Ausgangsstellung

- Sie liegen auf dem Rücken
- Rechter Arm liegt gestreckt nach oben am Boden

Ausführung

Über die rechte Seite drehen
- Linkes Knie und linken Arm beugen
- Knie zum Bauch heranbeugen und ansehen
- Das Knie zur rechten Seite senken
- Der Körper dreht mit, die linke Hand stützt am Boden ab
- Das linke Bein strecken: sie liegen auf dem Bauch

Zurückdrehen
- Linkes Knie zur Seite anbeugen
- Mit der linken Hand am Boden etwas abstützen
- Das Knie anschauen
- Den Körper auf den Rücken zurückdrehen
- Linkes Bein strecken: sie liegen auf dem Rücken

7. Das richtige Aufstehen aus der Rückenlage

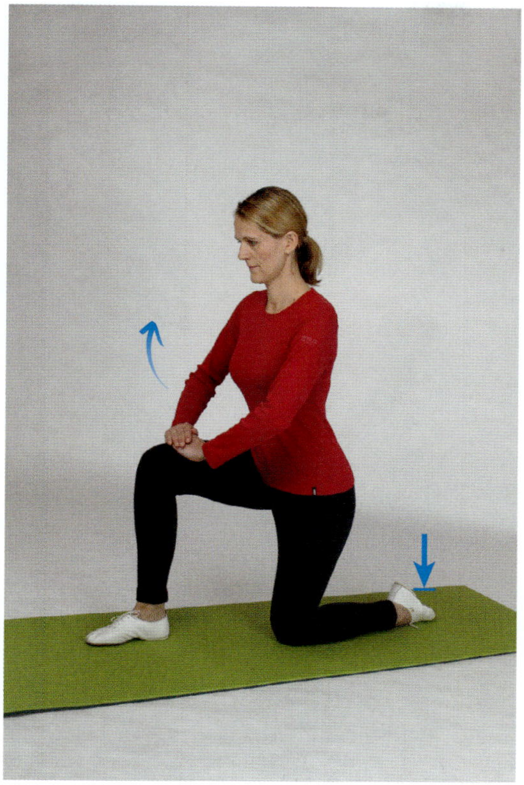

Ausgangsstellung

- Sie liegen auf dem Rücken

Ausführung

- Beide Beine nacheinander an den Bauch heranbeugen
- Körper zur Seite drehen
- Mit beiden Händen am Boden abstützen
- Über die Seite zum Sitz aufrichten
- Auf die Knie heben
- Einen Fuß vorstellen
- Mit beiden Händen auf das Knie stützen
- Fußrücken vom linken Fuß in den Boden drücken
- Zum Stand hochkommen

8. Das richtige Bücken

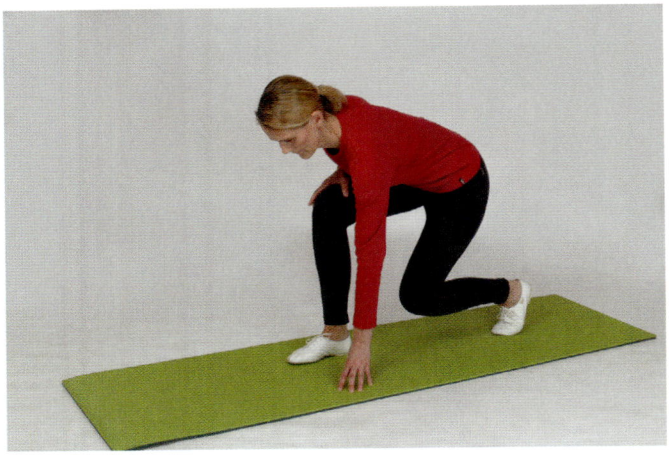

Ausgangsstellung

- Sie stehen in Schrittposition, d. h., die Füße sind voreinander auf dem Boden

Ausführung

- Rechtes Bein nach vorne stellen
- Rechte Hand auf rechtes Knie stützen
- Beide Knie beugen
- Bei Kniebeschwerden an feststehendem Gegenstand beim Bücken abstützen oder festhalten

! Bitte beachten

- Der Rücken bleibt gerade

9. Das richtige Sitzen

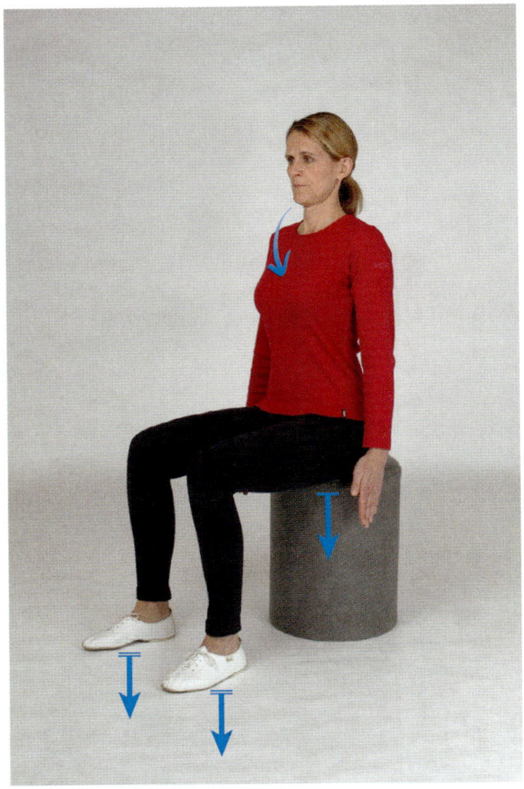

Ausgangsstellung

- Sie sind in der Grundposition, d. h., Sie sitzen auf einem Hocker oder Stuhl im vorderen Drittel
- Arme hängen neben dem Körper

Wiederholungen

3 ×

Ausführung

- Beide Füße fest in den Boden stemmen
- Bauch einziehen
- Gesäßmuskeln anspannen
- Schultern etwas zurücknehmen
- Rücken strecken
- Kinn in Richtung Brust ziehen
- Scheitel zur Decke strecken
- Fingerspitzen in Richtung Boden dehnen
- Einen Augenblick diese Position halten
- Spannung langsam lösen

! Bitte beachten

- Weiteratmen

Diese Übung ist als Sitztraining für zwischendurch gedacht.

KAPITEL

33 Übungen bei speziellen Beschwerden

Viele Berufe mit körperlicher Arbeit – etwa im Handwerk, im Verkauf oder beim Zustelldienst, um nur einige zu nennen – sowie Sitzarbeit im Büro können für etliche Veränderungen unseres Haltungssystems mit verantwortlich sein. Nicht selten führen eine einseitige Haltung oder konstante Fehlhaltungen zu Blockaden in der Halswirbelsäule. Die dadurch entstehenden Beschwerden sind häufig verspannte Nacken- und Schultermuskeln, mit schmerzhafter Bewegungseinschränkung

Bei Tätigkeiten wie dem Heben und Tragen schwerer Lasten, beim Verharren in einer Position über längere Zeit am Fließband, bei stundenlangem Sitzen in unbewegter Haltung mit konzentriertem Blick auf den Computerbildschirm, aber auch bei Hobby-Tätigkeiten wie Handarbeiten oder ähnlichen intensiven Beschäftigungen verspannen sich die Muskeln durch Überbelastung. In der Folge wird die Muskulatur überbeansprucht, sie ermüdet, es kommt zu schmerzhaften muskulären Verkrampfungen, dem sogenannten Muskelhartspann, der als Verhärtung in den Muskeln (Schulter-/Nackenbereich) tastbar ist. Fehlhaltungen gefährden aber nicht nur die Muskeln, sondern auch Bänder, Sehnen und Knochen.

Neben körperlicher Überbelastung können aber auch Stress, Depressionen und seelische Belastungen Auslöser für Muskelverspannungen sein. Ebenso kann mancher Kopfschmerz durch einen verspannten Nacken ausgelöst werden. Selbst lieb gewonnene Gewohnheiten wie das Lesen abends im Bett können im Schulter-, Nacken- und Armbereich zu Verspannungen führen.

Nachfolgend habe ich ein paar Übungen zusammengestellt, die bei speziellen Beschwerden Linderung verschaffen können. Diese speziellen Beschwerden treten oft – aber nicht nur – in einzelnen Berufsgruppen auf, etwa

- in Handwerksberufen wie Maurer, Maler, Metallbauer, Arbeiter im Straßenbau (etwa an Vibrationsmaschinen), Fliesenleger (die oft auf dem Boden knien) und Dachdeckern, bei Arbeiten am Fließband mit ständig gleichbleibenden Bewegungen, bei Musikern, aber auch bei stehenden Berufen wie Verkäufer (die häufig über Fuß-, Bein- und Rückenbeschwerden klagen)
- in Berufen mit sitzender Tätigkeit, z. B. Büroangestellte, Bus- oder Lkw-Fahrer.

Wenn sich bei Ihnen eine der nachfolgend genannten Beschwerden zeigt, probieren Sie aus, ob Ihnen die genannte Übung besonders gut tut. Üben Sie dazu ein paar Tage bzw. bis zu einer Woche vor allem auch diese Bewegungen – und behalten Sie diese Übung bei, wenn Sie Besserung verspüren.

Schmerzen im gesamten Rücken, besonders im unteren Rücken

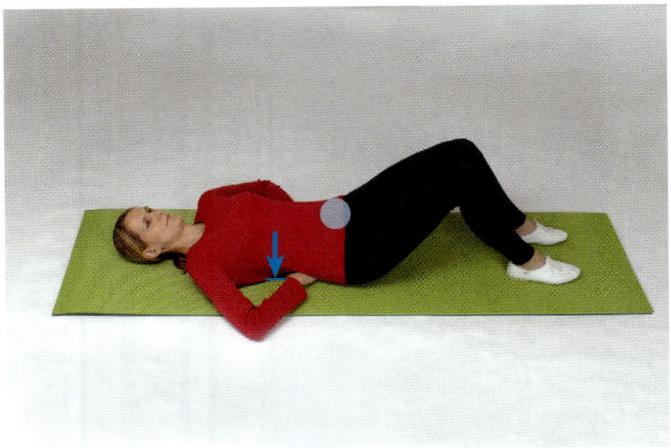

Wirkung: Bauchmuskeln werden gekräftigt, Streck- und Stützmuskeln der Wirbelsäule gedehnt und der Druck auf die Bandscheiben wird verringert

Ausgangsstellung

- Sie liegen auf dem Rücken
- Beine sind gebeugt
- Füße am Boden
- Hände liegen unter dem unteren Rücken

Wiederholungen

- 3 × bis 5 × und nach Befinden

Ausführung

- Bauchmuskeln anspannen
- Unteren Rücken in die Hände drücken
- Lendenwirbelsäule an den Händen spüren
- Spannung halten, bis 10 zählen
- Spannung lösen, bis 5 zählen

! Bitte beachten

- Weiteratmen

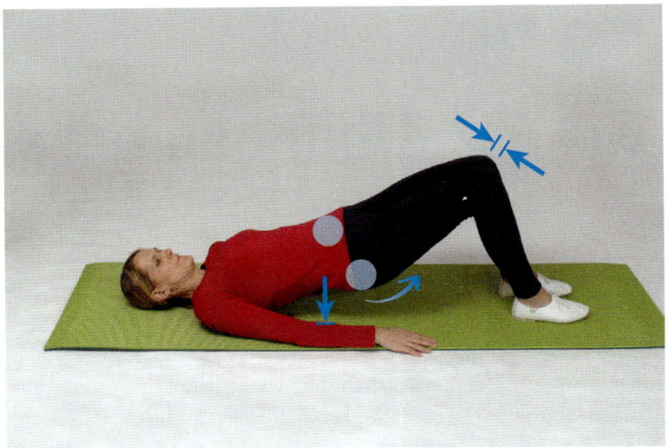

Wirkung: Bauch-, Bein-, Gesäß- und Beckenbodenmuskeln werden gekräftigt

Ausgangsstellung

- Sie liegen auf dem Rücken
- Beine sind gebeugt
- Füße am Boden
- Arme sind gestreckt, leicht abgespreizt neben dem Körper
- Handflächen liegen auf dem Boden

Wiederholungen

- 3 × bis 5 × und nach Befinden

Ausführung

- Bauchmuskeln anspannen
- Unteren Rücken in den Boden drücken
- Gesäßmuskeln fest anspannen
- Becken leicht anheben
- Beide Knie schließen und zusammendrücken
- Spannung einen Augenblick halten
- Langsam wieder zurücklegen
- Spannung lösen

! Bitte beachten

- Rücken nicht ins Hohlkreuz drücken
- Weiteratmen

Beschwerden „nur" im unteren Rücken

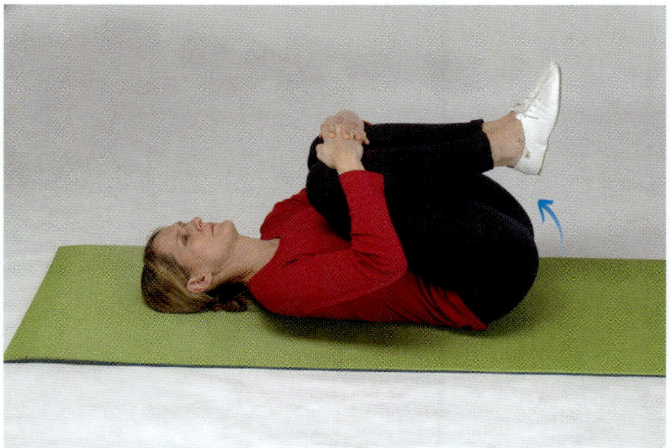

Wirkung: Die Rückenmuskeln, insbesondere im unteren Rücken werden gedehnt

Ausgangsstellung

- Sie liegen auf dem Rücken
- Beine sind gebeugt
- Füße am Boden
- Arme sind gestreckt, leicht abgespreizt neben dem Körper

Wiederholungen

- 3 × bis 5 × und nach Befinden

Ausführung

Dehnübung
- Beide Knie an den Bauch heranbeugen
- Mit den Händen umfassen
- Beim Ausatmen beide Knie an die Brust heranziehen
- Einen Augenblick diese Position halten
- Weiteratmen
- Spannung lösen
- Hände lösen
- Beine nacheinander mit Bauchmuskelspannung zurückstellen

! Bitte beachten

- Bei Kniebeschwerden die Beine unter den Knien halten

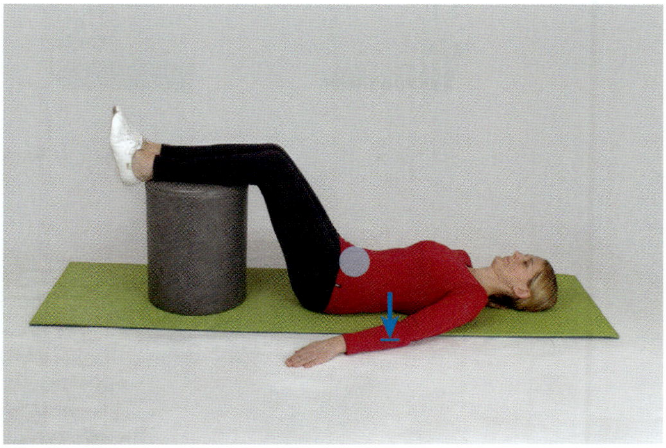

Wirkung: Wohltuende Stufenlage für den unteren Rücken

Ausgangsstellung

- Sie liegen auf dem Rücken
- Unterschenkel liegen auf einem Sessel oder Hocker
- Arme sind gestreckt, leicht abgespreizt neben dem Körper

Wiederholungen

- Nach Befinden

Ausführung

- Bauchmuskeln anspannen
- Beim Ausatmen den unteren Rücken in den Boden drücken
- Beim Einatmen wieder lösen

! Bitte beachten

- Vorsichtig üben, nicht pressen

Beschwerden im unteren Rücken, mit Ausstrahlung in Gesäß und Beine

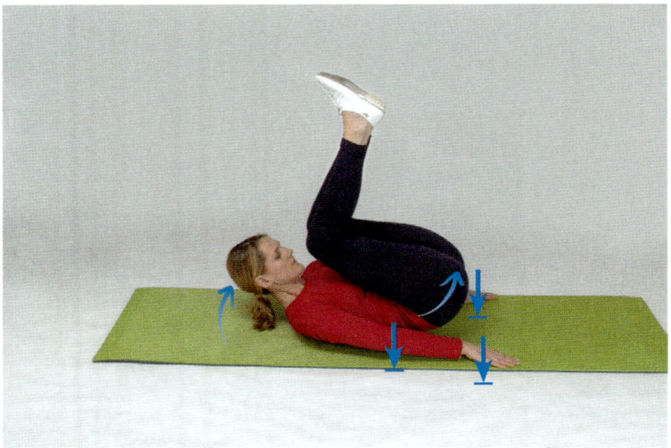

Wirkung: Bauch- und Beinmuskeln werden gekräftigt, Gesäßmuskeln sowie Streck- und Stützmuskeln der Wirbelsäule gedehnt

Ausgangsstellung

- Sie liegen auf dem Rücken
- Beine sind leicht gebeugt
- Füße am Boden
- Arme sind gestreckt, leicht abgespreizt neben dem Körper
- Handflächen liegen auf dem Boden

Wiederholungen

- 3 × bis 5 × und nach Befinden

Ausführung

Dehnübung
- Beide Beine an den Bauch heranbeugen
- Mit den Armen am Boden abstützen
- Nun das Gesäß ohne Schwung etwas vom Boden abrollen
- Kopf in Richtung Knie anheben
- Langsam wieder zurückrollen
- Kopf zurücklegen
- Spannung lösen

! Bitte beachten

- Weiteratmen
- Nicht zu stark mit den Armen abstützen

Beschwerden im ganzen Rücken, in Schultern und Armen

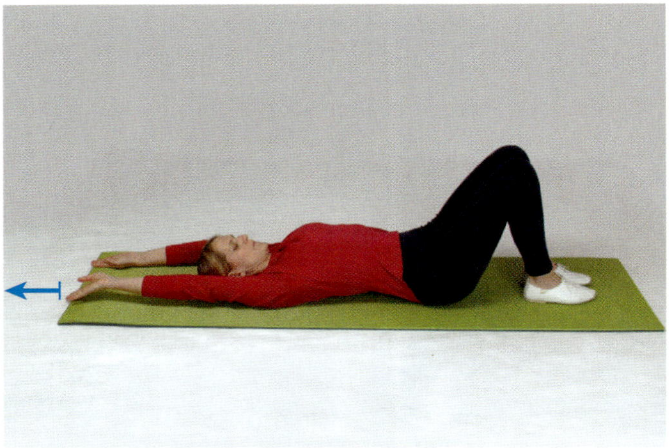

Wirkung: Arm- und Schultermuskeln sowie Brust-, Bauch- und Rückenmuskeln werden gedehnt

Ausgangsstellung

- Sie liegen auf dem Rücken
- Beine sind gebeugt
- Füße am Boden
- Beide Arme sind gestreckt über dem Kopf am Boden

Wiederholungen

- 3 × bis 5 × und nach Befinden

Ausführung

Dehnübung
- Beim Einatmen einen Arm nach oben herausdehnen
- Beim Ausatmen den Arm zurückgleiten lassen

! Bitte beachten

- Vorsichtig dehnen

33

Beschwerden in Schulter-, Nacken- und Armmuskeln, im oberen Rücken und in den Beinmuskeln

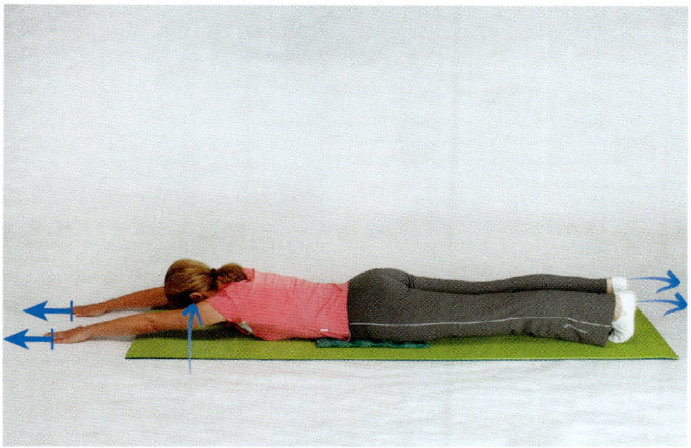

Wirkung: Bein-, Schulter- und Armmuskeln werden gedehnt sowie Hals- und Nackenmuskeln gekräftigt

Ausgangsstellung

- Sie liegen auf dem Bauch
- Ein Kissen liegt unter Ihrem Bauch
- Beine sind gestreckt
- Zehen stehen gebeugt am Boden
- Beide Arme sind nach vorn gestreckt am Boden

Wiederholungen

- 3 × bis 5 × und nach Befinden

Ausführung

- Beide Fersen nach unten ziehen
- Knie heben vom Boden ab
- Beine sind gestreckt
- Nun: beide Arme gestreckt am Boden lang herausschieben
- Kopf nasenfrei vom Boden abheben
- Blick bleibt zum Boden gerichtet
- Beim Einatmen dehnen
- Beim Ausatmen lösen

! Bitte beachten

- Vorsichtig dehnen

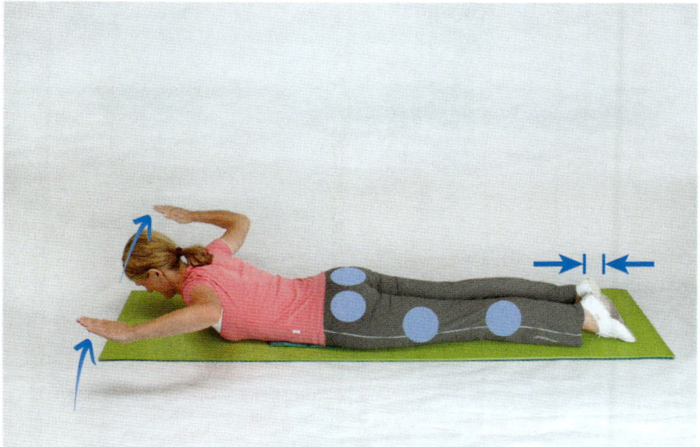

Wirkung: Bein-, Gesäß-, Rücken-, Schulter-, Hals- und Nackenmuskulatur werden gekräftigt

Ausgangsstellung

- Sie liegen auf dem Bauch
- Ein Kissen liegt unter Ihrem Bauch
- Beine sind gestreckt
- Füße liegen auf den Fußrücken am Boden
- Arme sind in U-Halte, d. h., die Arme liegen auf Schulterhöhe abgespreizt am Boden, die Unterarme sind rechtwinklig gebeugt

Wiederholungen

- 3 × bis 5 × und nach Befinden

Ausführung

- Beide Füße aneinanderdrücken
- Beine anspannen
- Gesäßmuskeln anspannen
- Bauch einziehen
- Nun: beide Arme in U-Halte anheben
- Kopf nasenfrei vom Boden abheben
- Blick bleibt zum Boden gerichtet
- Einen Augenblick diese Position halten
- Spannung langsam lösen

! Bitte beachten

- Arme nur in Schulterhöhe anheben
- Zum Boden schauen
- Weiteratmen

Beschwerden im ganzen Rücken bei schlechter Haltung

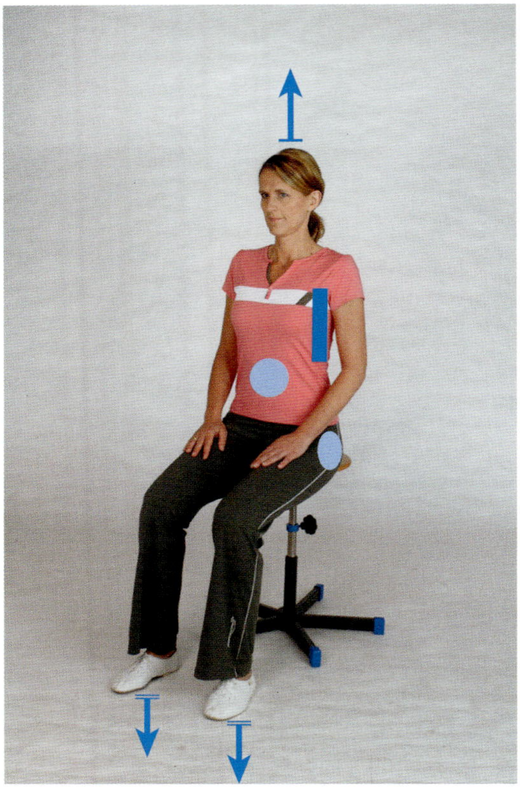

Wirkung: Gesäß-, Bauch- und Rücken- sowie Schultergürtelmuskeln werden gekräftigt, Hals- und Nackenmuskeln gedehnt

Ausgangsstellung

- Sie sitzen auf dem Stuhl im vorderen Drittel
- Füße stehen hüftbreit parallel am Boden
- Hände liegen auf den Oberschenkeln

Wiederholungen

- 3 × bis 5 × und nach Befinden

Ausführung

- Füße in den Boden stemmen
- Gesäßmuskeln anspannen
- Bauch einziehen
- Schultern etwas zurücknehmen
- Rücken strecken
- Nun: Kopf lang nach oben herausdehnen
- Kinn etwas zur Brust ziehen
- Einen Augenblick diese Position halten
- Spannung lösen

! Bitte beachten

- Weiteratmen

Gefühl der Unbeweglichkeit im Körper

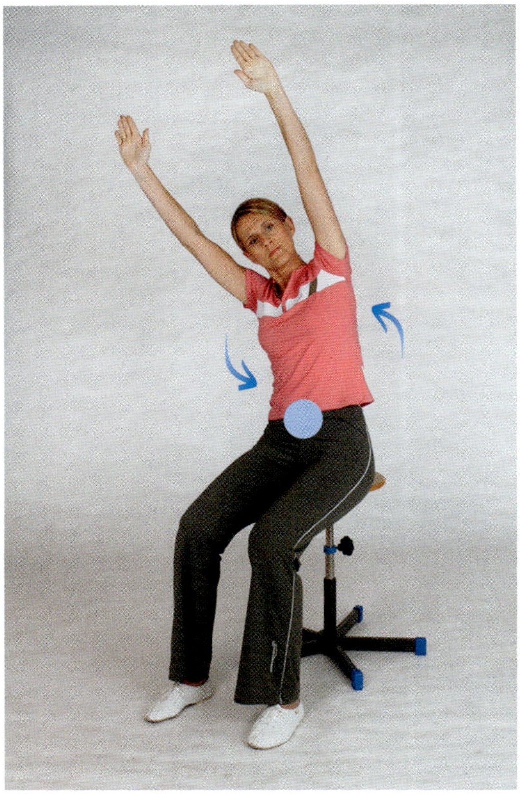

Wirkung: Rumpf und Wirbelsäule werden mobilisiert

Ausgangsstellung

- Sie sitzen auf dem Stuhl im vorderen Drittel
- Füße stehen hüftbreit parallel am Boden
- Arme hängen neben dem Körper

Wiederholungen

- 3 × bis 5 × und nach Befinden

Ausführung

- Arme über den Kopf nach oben strecken
- Rücken strecken
- Bauch einziehen
- Nun: Rumpf 3 × nach rechts kreisen
- Rumpf 3 × nach links kreisen
- Zur Mitte zurück
- Arme senken
- Spannung lösen

! Bitte beachten

- Arme lang gestreckt halten
- Beim Kreisen sitzen bleiben
- Weiteratmen

Gefühl der Unbeweglichkeit, mit Schmerzen im ganzen Rücken

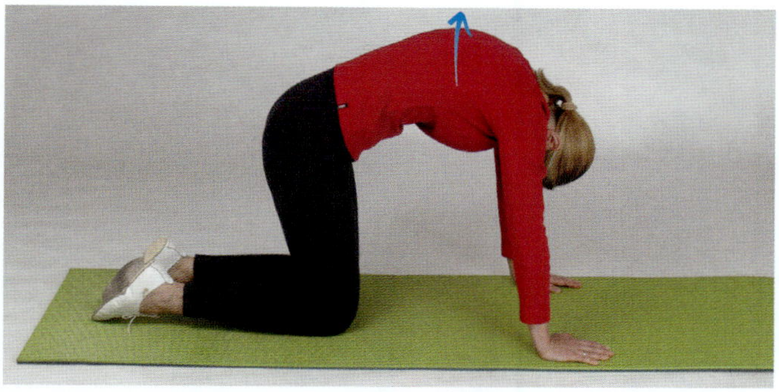

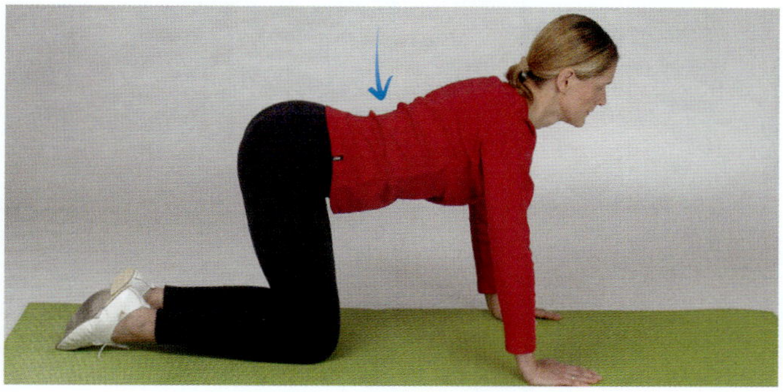

Wirkung: Die Wirbelsäule wird mit Hilfe der Atmung mobilisiert

Ausgangsstellung

- Sie stehen im Vierfüßlerstand, d. h. auf den Knien und Händen
  - Hände stehen unter den Schultergelenken
  - Knie stehen unter den Hüftgelenken
- Der Kopf ist gerade
- Blick ist zum Boden gerichtet

Wiederholungen

- 3 × bis 5 × und nach Befinden

Ausführung

- Bauchmuskeln anspannen
- Bauch einziehen
- Rücken ein wenig rund machen
- Bauchmuskeln lösen
- Rücken weich durchhängen lassen
- Beim Durchhängen einatmen
- Beim Rundwerden ausatmen

! Bitte beachten

- Bewegung sehr weich und fließend üben
- Bewegung der Atmung anpassen

Gefühl der Steifheit, mit Schmerzen in Brust- und Lendenwirbelsäule

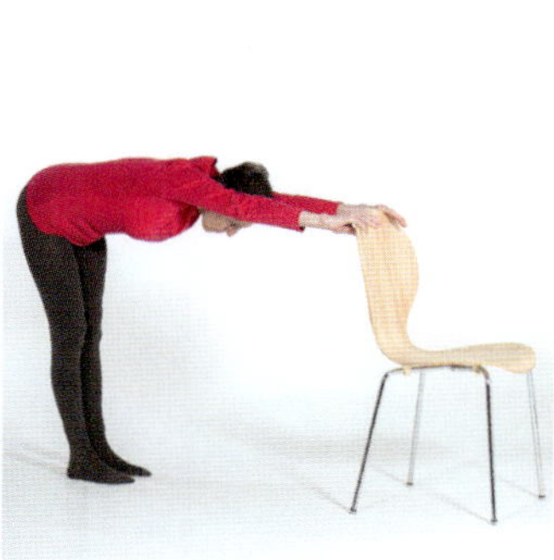

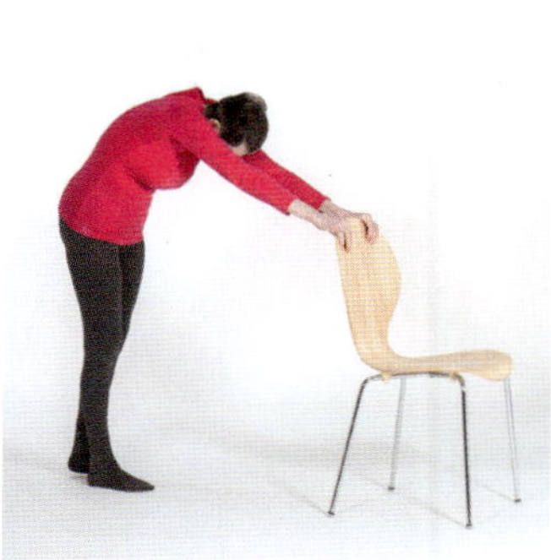

Wirkung: Rückenmuskeln werden gedehnt sowie die Wirbelsäule mobilisiert

Ausgangsstellung

- Stellen Sie sich hinter einen Stuhl
- Beide Füße stehen hüftbreit parallel am Boden
- Beide Hände halten die Stuhllehne fest

Wiederholungen

- 3 × bis 5 × und nach Befinden

Ausführung

- Gehen Sie mit den Füßen so weit zurück, bis die Arme gestreckt sind
- Kopf und Körper senken und das Gesäß nach hinten schieben, der Blick ist auf den Boden gerichtet – Sie dehnen Ihren Rücken
- Nun: den Rücken rund machen und in kleinen Schritten an den Stuhl heranlaufen
- Dann strecken Sie sich und machen sich ganz lang
- Halten Sie diese Position einen Augenblick
- Spannung lösen
- Zur Entspannung auf der Stelle laufen, Arme und Beine schütteln – und dabei ruhig ein- und ausatmen

! Bitte beachten

- Vorsichtig dehnen
- Weiteratmen

Beschwerden im Schulter-Nackenbereich durch langes Sitzen, z. B. am Computerbildschirm

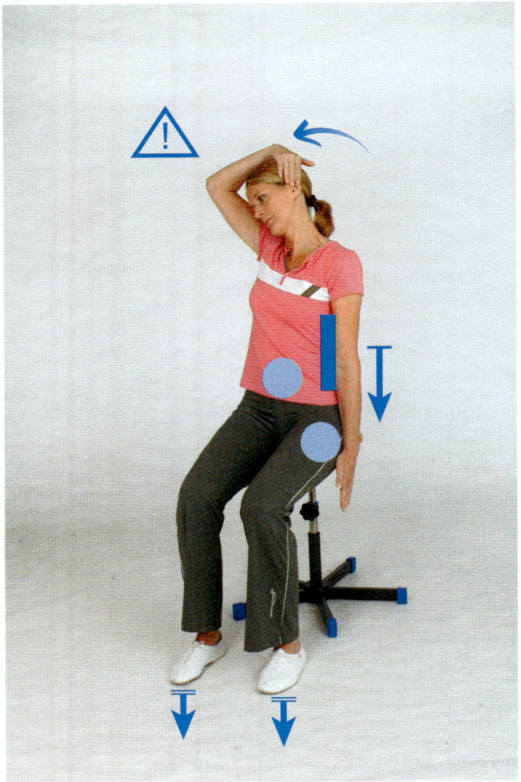

Wirkung: Nacken-, Schulter- und Armmuskeln werden gedehnt

Ausgangsstellung

- Sie sitzen auf dem Stuhl im vorderen Drittel
- Füße stehen hüftbreit parallel am Boden
- Arme hängen neben dem Körper

Wiederholungen

- 2 × jede Seite üben

Ausführung

- Füße in den Boden stemmen
- Gesäßmuskeln anspannen, Bauch einziehen, Rücken strecken
- Kopf gerade halten
- Nun: rechte Hand über den Kopf auf das linke Ohr legen
- Kopf etwas nach rechts drehen und vorsichtig nach rechts neigen
- Linken Arm langsam nach unten dehnen
- Einen Augenblick die Position halten
- Kopf in Mittelstellung zurücknehmen
- Arm senken, Spannung lösen

! Bitte beachten

- Gerade sitzen bleiben
- Nur den Kopf drehen und neigen
- Weiteratmen

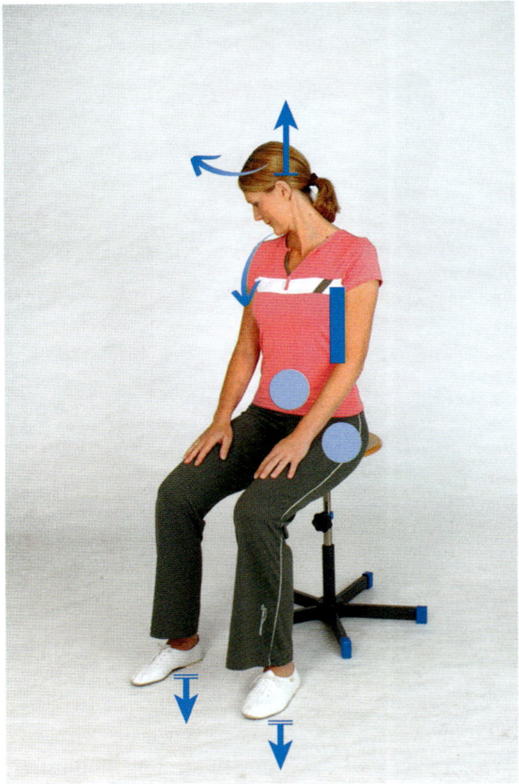

Wirkung: Nacken-, Schulter- und Armmuskeln werden gedehnt

Ausgangsstellung

- Sie sitzen auf dem Stuhl im vorderen Drittel
- Füße stehen hüftbreit parallel am Boden
- Hände liegen auf den Oberschenkeln

Wiederholungen

- 2 × zu jeder Seite üben

Ausführung

- Füße in den Boden stemmen
- Gesäßmuskeln anspannen, Bauch einziehen
- Schultern etwas zurücknehmen
- Rücken strecken
- Kopf lang nach oben herausdehnen
- Kinn etwas zur Brust ziehen
- Nun: Kopf langsam nach rechts drehen
- Das Kinn einige Male zur Schulter senken
- Kopf zurückdrehen
- Spannung lösen

! Bitte beachten

- Gerade sitzen bleiben
- Weiteratmen

Müde und überanstrengte Augen – mit der Folge von Spannungskopfschmerzen

Unsere Augen haben die Fähigkeit zu akkommodieren, d.h. sich anzupassen, denn die Linse unserer Augen ist elastisch und beweglich. Sie wird von dem Muskelring des Ziliarmuskels *(M. ciliaris)* gehalten, dessen feine Muskelzüge die Beweglichkeit der Linse ermöglichen und regulieren. Beim Blicken in die Ferne wird die elastische Linse abgeflacht, beim Blicken in die Nähe wird die Linsenkapsel entspannt und die Linse wölbt sich. Beim länger anhaltenden, konzentrierten Blick aus gleicher Entfernung, beispielsweise auf den Computerbildschirm oder den Fernseher, verkrampft sich jedoch der Ziliarmuskel.

Palmieren – Übung zur Entspannung der Augen

- Reiben Sie Ihre Handflächen aneinander bis sie angenehm warm sind.
- Legen Sie nun Ihre hohlen Hände über die geschlossenen Augen.
- Nehmen Sie Wärme und Dunkelheit bewusst wahr und genießen Sie ca. 2 Minuten dieses Gefühl.
- Nehmen Sie Ihre Hände von den Augen, öffnen Sie die Augen ganz langsam und schauen nun bewusst weit in die Ferne.
- Fokussieren Sie etwas in der Ferne – einen Baum, ein Dach, einen Schornstein ein Fenster … – und verweilen dort einige Sekunden.
- Heben Sie locker eine Hand vor Ihr Gesicht, halten Ihren Zeigefinger ca. 20 cm von Ihrer Nase entfernt und schauen auf die Fingerkuppe.
- Verweilen Sie mit Ihrem Blick auch hier einen Moment.

Wiederholungen

- Die Übung 3 × bis 4 × wiederholen

Gefühl der Unbeweglichkeit in der Halswirbelsäule

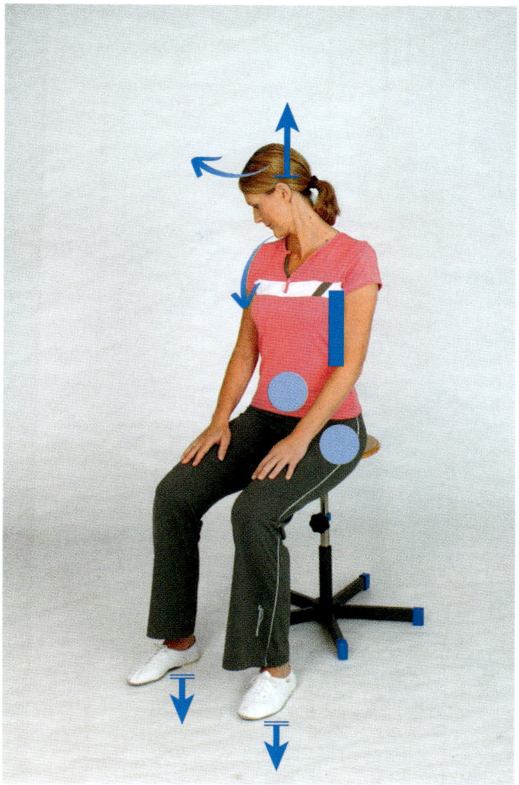

Wirkung: Leichte Mobilisation der Halswirbelsäule

Ausgangsstellung

- Sie sitzen auf dem Stuhl im vorderen Drittel
- Füße stehen hüftbreit parallel am Boden
- Hände liegen auf den Oberschenkeln

Wiederholungen

- 2 × zu jeder Seite üben

Ausführung

- Füße in den Boden stemmen
- Gesäßmuskeln anspannen, Bauch einziehen
- Schultern etwas zurücknehmen
- Rücken strecken
- Kopf lang nach oben herausdehnen
- Kinn etwas zur Brust ziehen
- Nun: Einatmen und den Kopf zur rechten Schulter neigen
- Beim Ausatmen den Kopf zur linken Schulter drehen
- Wieder einatmen und den Kopf zur rechten Schulter zurückdrehen
- Spannung lösen

! Bitte beachten

- Gerade sitzen bleiben

Beschwerden in den Schultergelenken

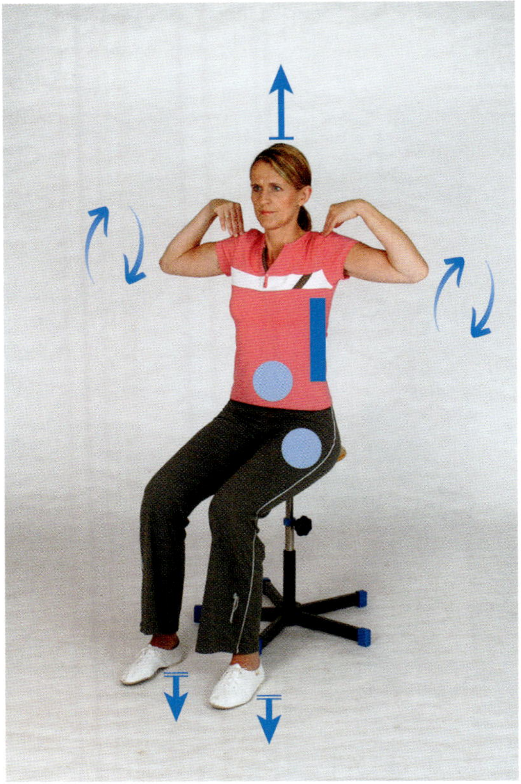

Wirkung: Gesäß-, Bauch, Schultergürtel- und Rückenmuskeln werden gekräftigt; die Schultergelenke sowie die inneren und äußeren Schlüsselbeingelenke mobilisiert

Ausgangsstellung

- Sie sitzen auf dem Stuhl im vorderen Drittel
- Füße stehen hüftbreit parallel am Boden
- Arme hängen neben dem Körper

Wiederholungen

- Einige Male nach vorn und einige Male nach hinten kreisen

Ausführung

- Füße in den Boden stemmen
- Gesäßmuskeln anspannen
- Bauch einziehen, Rücken strecken
- Kopf lang nach oben herausdehnen
- Kinn etwas zur Brust ziehen
- Nun: Fingerspitzen an die Schultern nehmen
- Schultern nach vorn und nach hinten kreisen
- Arme senken, Spannung lösen

! Bitte beachten

- Langsam kreisen
- Weiteratmen

Verspannte Muskeln im ganzen Körper

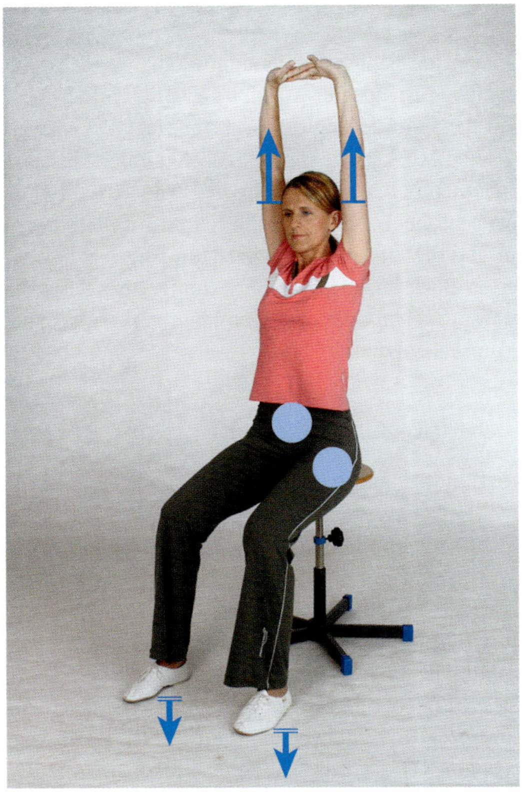

Wirkung: Gesäß- und Bauchmuskeln werden gekräftigt, Schulter-, Arm- und Rückenmuskeln gedehnt

Ausgangsstellung

- Sie sitzen auf dem Stuhl im vorderen Drittel
- Füße stehen hüftbreit parallel am Boden
- Arme hängen neben dem Körper

Wiederholungen

- 3 × bis 5 × und nach Befinden

Ausführung

- Füße in den Boden stemmen
- Gesäßmuskeln anspannen, Bauch einziehen
- Hände falten, Arme über den Kopf nach oben strecken
- Handflächen zeigen zur Decke
- Nun: Arme lang herausdehnen
- Einen Augenblick diese Position halten
- Hände lösen, Arme über die Seite zurückführen
- Spannung lösen

! Bitte beachten

- Vorsichtig dehnen
- Weiteratmen

Gefühl der Schwäche im ganzen Körper und schlechte Haltung

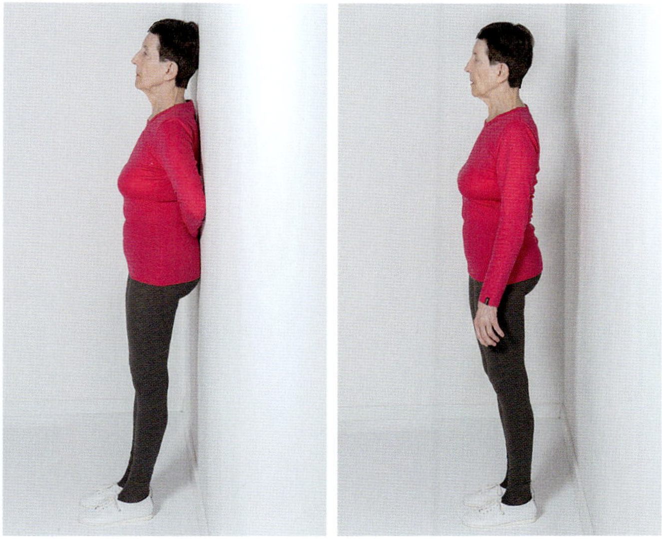

Wirkung: Der ganze Körper wird gespannt sowie eine gesunde Körperhaltung aufgebaut

Ausgangsstellung

- Stellen Sie sich mit dem Rücken in einen Türrahmen oder vor eine Wand
- Kopf, Schulterblätter und Gesäß berühren die Wand
- Füße stehen ein paar Zentimeter von der Wand entfernt

Wiederholungen

- 3 × bis 5 × und nach Befinden

Ausführung

- Schieben Sie Ihre Hand zwischen Wand und Ihren Lendenbereich
- Bauchmuskeln anspannen und den Nabel in Richtung Wirbelsäule ziehen
- Spüren Sie den Druck gegen Ihre Hand und halten Sie diese Spannung einen Augenblick
- Gehen Sie mit dieser aufgebauten Spannung von der Wand weg:
  - Halten Sie dabei Ihren Kopf gerade, den Blick nach vorn gerichtet und das Kinn ein wenig zum Brustbein gesenkt
  - Ihre Schultern sind locker nach hinten unten gezogen
  - Fühlen Sie Ihre Bauchspannung
  - Beine stehen hüftbreit nebeneinander; empfinden Sie das Gewicht Ihres Körpers in der Mitte zwischen Ihren Füßen
- Gehen Sie nun ein paar Schritte durch Ihre Wohnung

! Bitte beachten

- Bewegung der Atmung anpassen

„Generelle Verspannung" bei körperlicher und seelischer Belastung

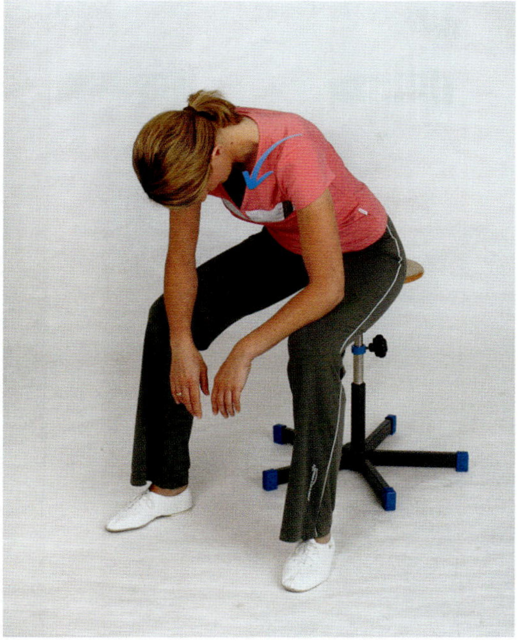

Wirkung: Entspannung durch den sog. „Fiakersitz" („Kutschersitz")

Ausgangsstellung

- Sie sitzen auf dem Stuhl im vorderen Drittel
- Füße stehen etwas über Hüftbreite am Boden
- Arme liegen locker auf den Oberschenkeln

Wiederholungen

- 1 ×

Ausführung

- Oberkörper nach vorn beugen
- Unterarme auf die Oberschenkel legen
- Hände baumeln lassen
- Kopf senken, Augen schließen
- Nun: entspannen Sie für einen kurzen Augenblick
- Beobachten Sie Ihre Atmung (den eigenen Rhythmus Ihrer Atmung)
- Schicken Sie Ihre Gedanken in die Zauberwelt der Märchen und vergessen Sie einen Augenblick die Außenwelt
- Langsam aufrichten
- Rekeln, gähnen und dehnen

! Bitte beachten

- Nicht das Rekeln und Dehnen vergessen

KAPITEL

34 Tipps für den Alltag – gesund und schonend bewegen

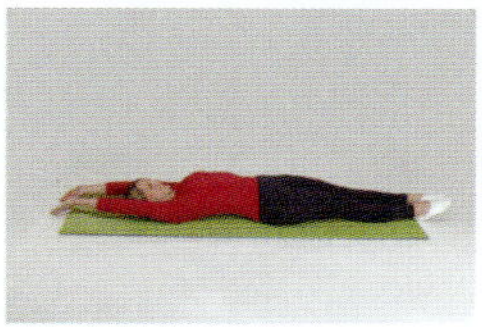
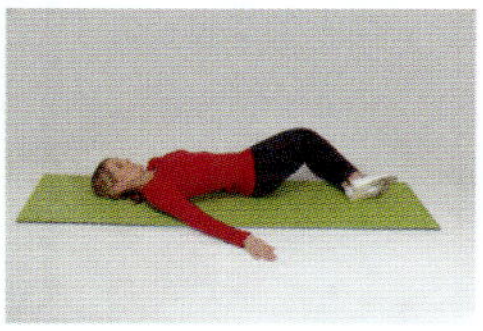
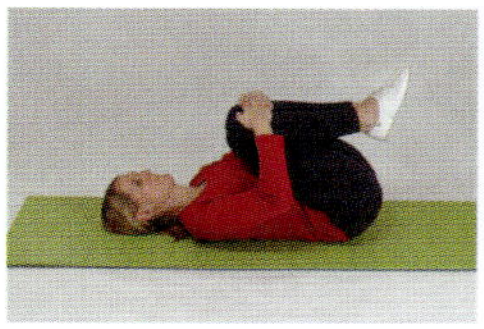
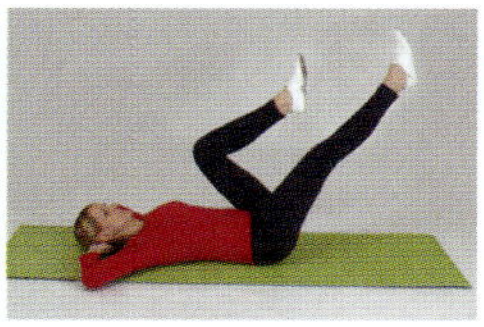
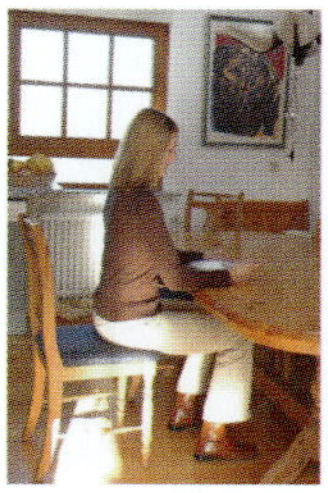
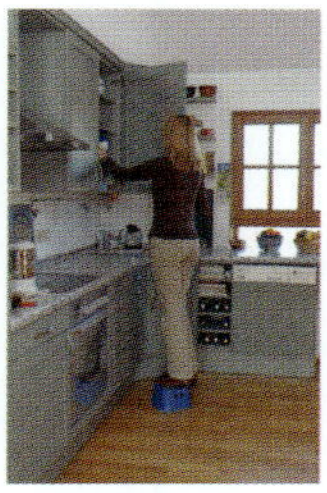
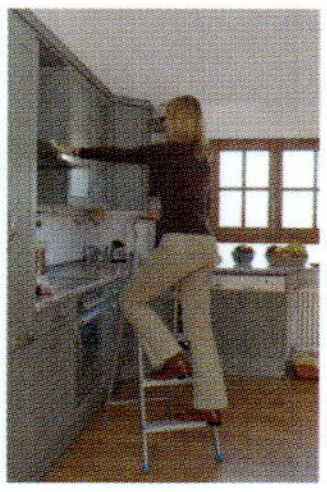
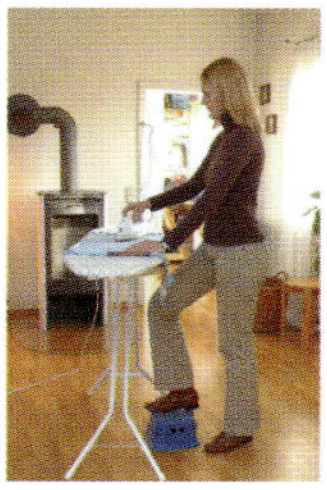
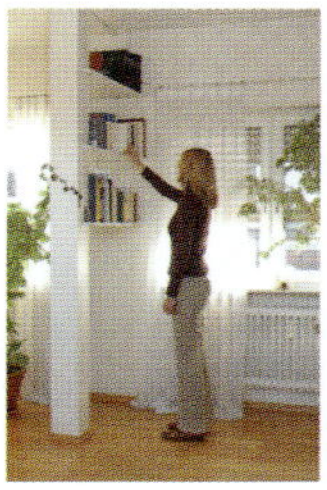
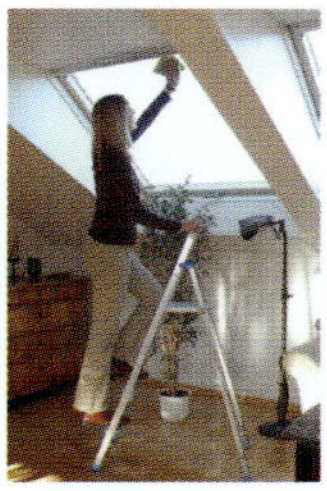
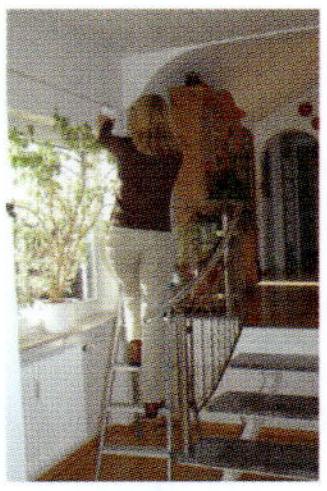
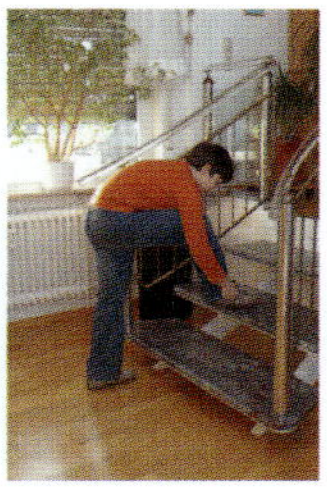
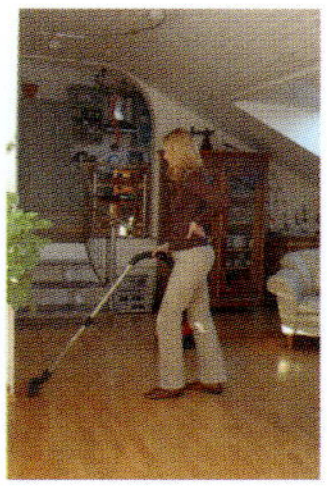
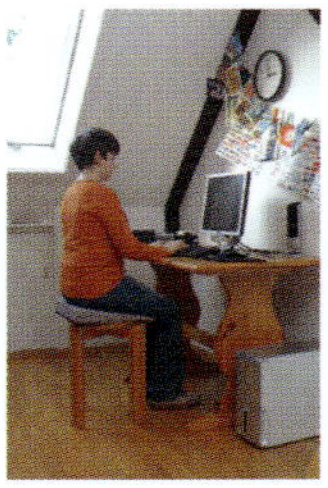
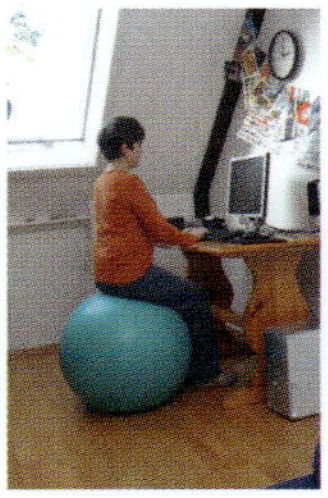
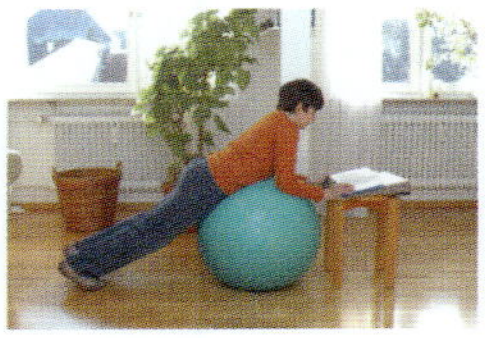
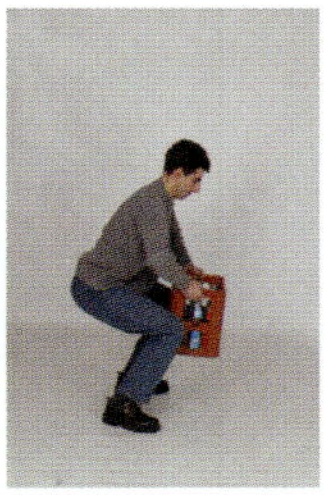
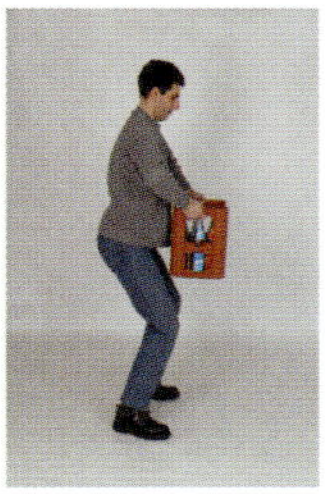
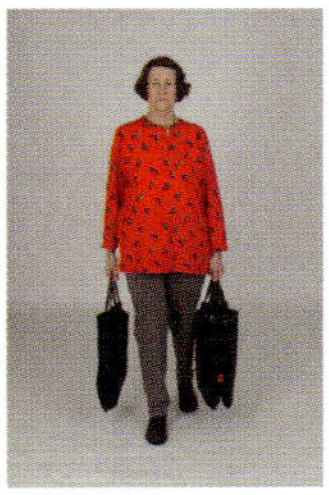
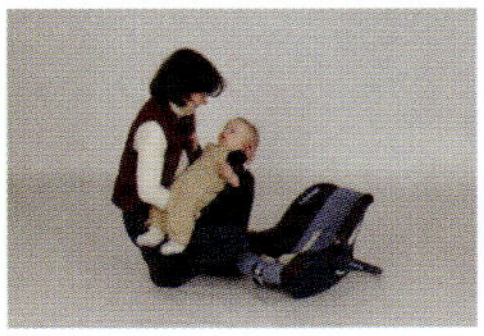
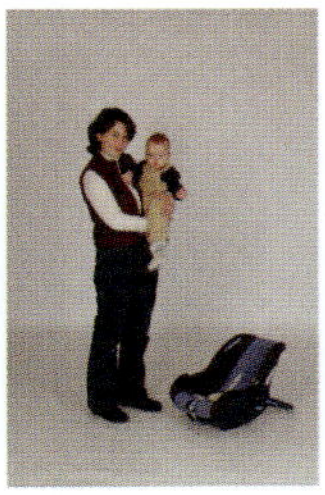
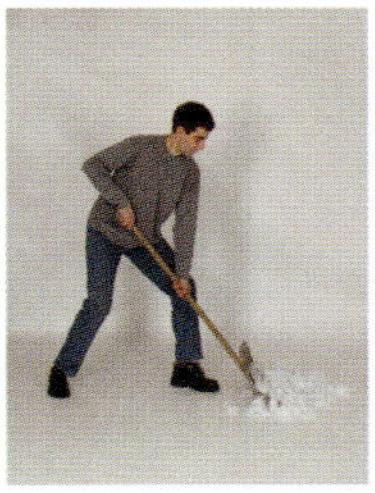
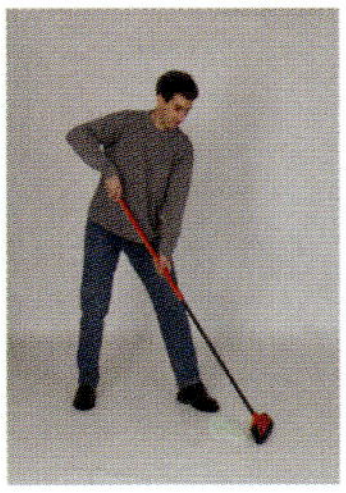
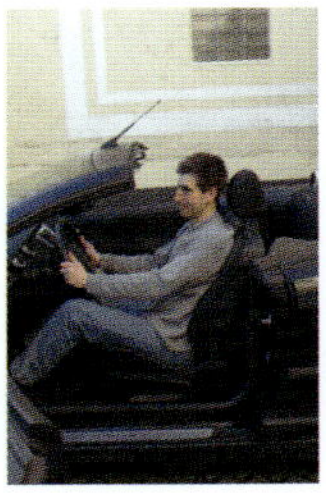
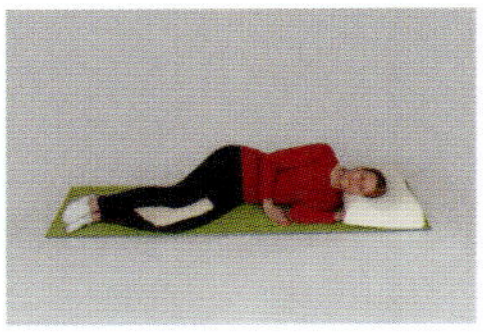
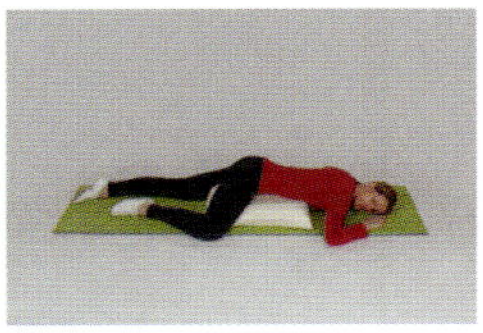
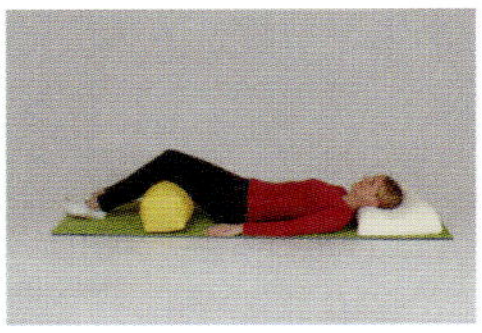

Morgens vor dem Aufstehen: 1. Übung

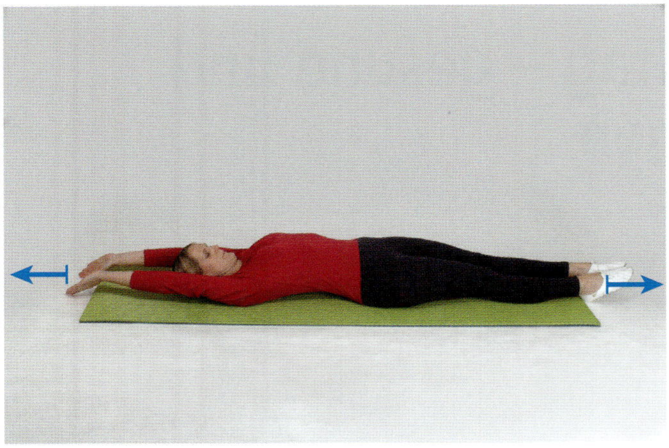

Ausgangsstellung

- Sie liegen auf dem Rücken
- Beine sind gestreckt und geschlossen
- Arme sind gestreckt über dem Kopf

Wiederholungen

- 3 ×

Ausführung

Dehnübung

- Beim Einatmen beide Fußspitzen nach unten ziehen
- Gleichzeitig beide Arme nach oben herausdehnen
- Beim Ausatmen die Arme zurückgleiten lassen, die Füße lösen

! Bitte beachten

- Vorsichtig dehnen
- Der Rücken wird bei dieser Übung „hohl“

Morgens vor dem Aufstehen: 2. Übung

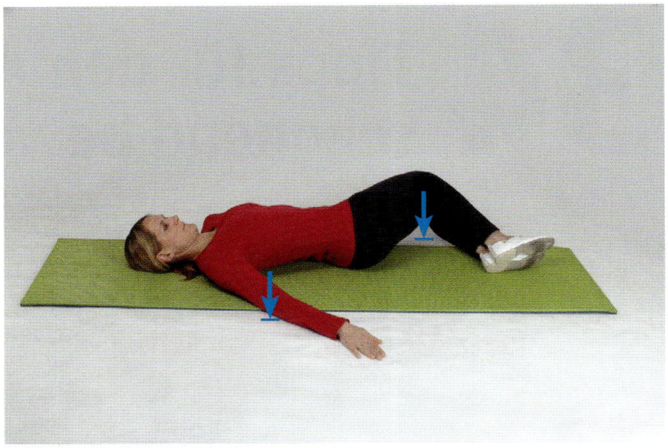

Ausgangsstellung

- Sie liegen auf dem Rücken
- Beine sind gebeugt
- Füße aufgestellt
- Arme sind gestreckt, leicht abgespreizt neben dem Körper

Wiederholungen

- 2 × zur gleichen Seite

Ausführung

- Beide Beine nach links zur Seite senken, Knie liegen aufeinander
- Beide Knie in die Matratze drücken
- Den rechten Arm dazu in die Matratze drücken
- Spannung einen Augenblick halten
- Spannung lösen

! Bitte beachten

- Schultern bleiben liegen
- Weiteratmen

Morgens vor dem Aufstehen: 3. Übung

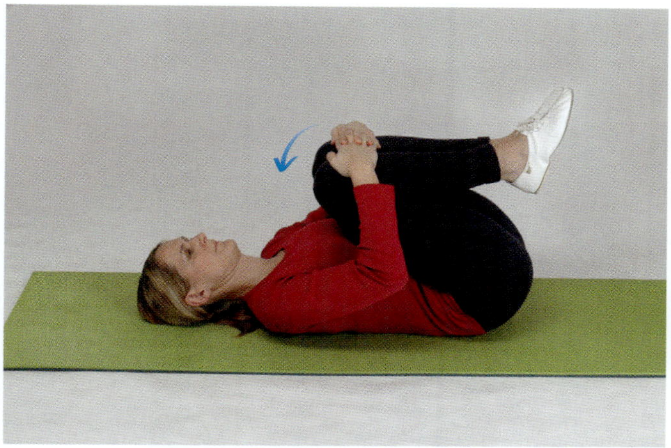

Ausgangsstellung

- Sie liegen auf dem Rücken
- Beine sind gebeugt
- Füße aufgestellt
- Arme sind gestreckt neben dem Körper

Wiederholungen

- Einige Male üben

Ausführung

- Beide Knie an den Bauch heranbeugen
- Beide Hände umfassen die Knie
- Nun langsam und vorsichtig beide Knie beim Ausatmen an die Brust heranziehen
- Einen Augenblick diese Position halten, weiteratmen
- Beim Einatmen die Spannung langsam lösen

! Bitte beachten

- Bei Kniebeschwerden die Beine unter den Knien in den Kniekehlen fassen

Morgens vor dem Aufstehen: 4. Übung

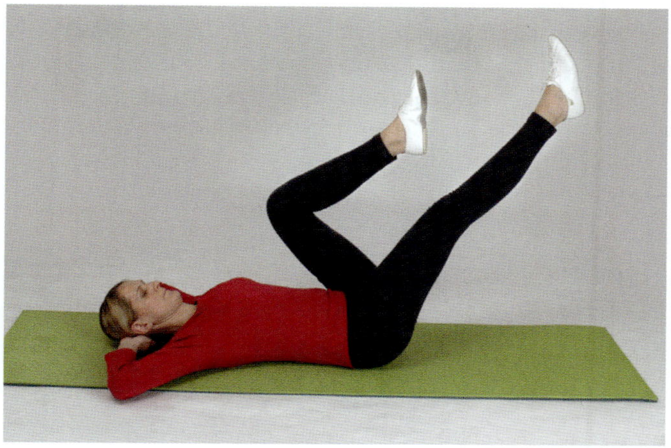

Ausgangsstellung

- Sie liegen auf dem Rücken
- Beine sind leicht gebeugt
- Füße aufgestellt
- Arme sind gestreckt neben dem Körper

Wiederholungen

- 3 ×

Ausführung

- Hände unter den Kopf legen
- Beide Beine nach oben strecken
- Nun mit den Beinen Rad fahren
- Ein paar Sekunden Rad fahren
- Dann eine kleine Pause machen

! Bitte beachten

- Gut die Füße (Pedale) mitbewegen
- Weiteratmen

Diese Übung kräftigt die Bauch- und Beinmuskulatur und regt Herz und Kreislauf an.

Tipps

- Vor dem Aufrichten in den Stand einen kurzen Augenblick an der Bettkante sitzen bleiben.
- Auf Zehenspitzen ins Badezimmer gehen. Das kräftigt die Waden- und Beinmuskeln und unterstützt das Venensystem.

Beim Zähneputzen und Waschen

Sie stehen vor dem Waschbecken:
- Füße hüftbreit auseinander oder voreinander auf dem Boden in Schrittposition stellen, beide Knie leicht beugen, mit einer Hand am Waschbecken abstützen, mit geradem Rücken aus der Hüfte nach vorne neigen.
- **Nicht** die Knie strecken oder den Rücken beugen.

Tipps

- Beim Gurgeln den Kopf nicht mit Schwung in den Nacken reißen: Kopf langsam anheben, eventuell mit einer Hand abstützen.
- Beim Abtrocknen des Körpers die Beine ausschütteln.

Beim Sitzen und Essen

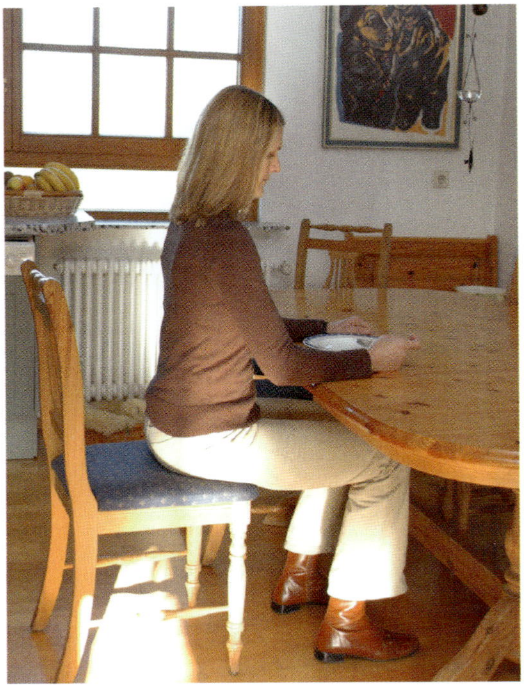

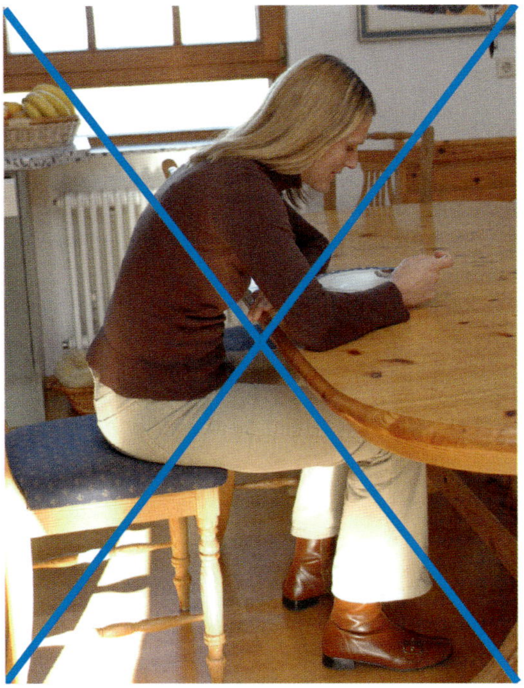

- Vorne an der Stuhlkante sitzen, mit geradem Rücken zum Teller neigen. Die Wirbelsäule wird entlastet, die Verdauungsorgane sind nicht behindert oder eingeengt und können die Nahrung besser verarbeiten.
- **Nicht** mit rundem Rücken über den Teller beugen.

Beim Arbeiten in der Küche

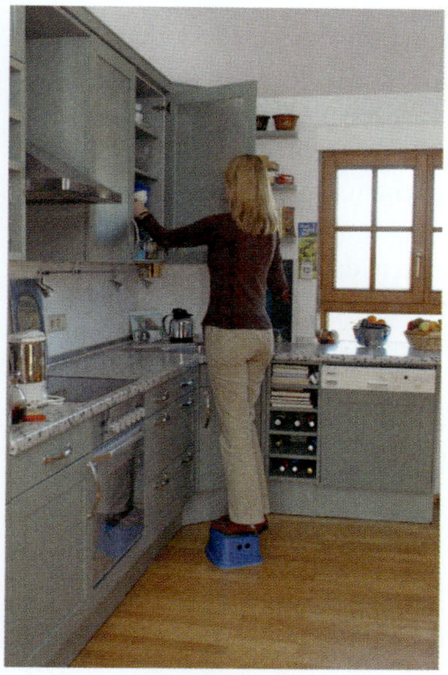

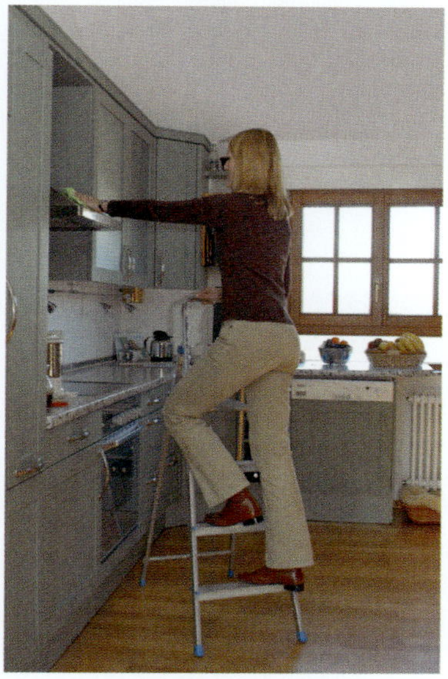

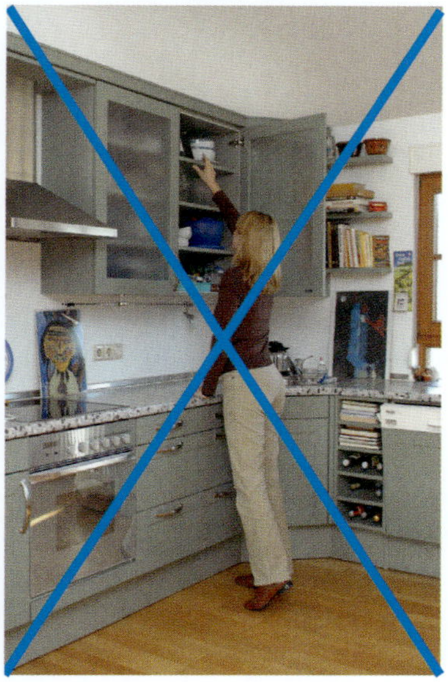

- Fußbank oder kleine Trittleiter benutzen.
- Rücken und Kopf bleiben gerade.

Tipp

- Alle täglich verwendeten Gebrauchsgegenstände in Augenhöhe stellen.
- **Nicht** Gegenstände über Kopfhöhe holen. Die ganze Wirbelsäule wird überstreckt.

Beim Bügeln

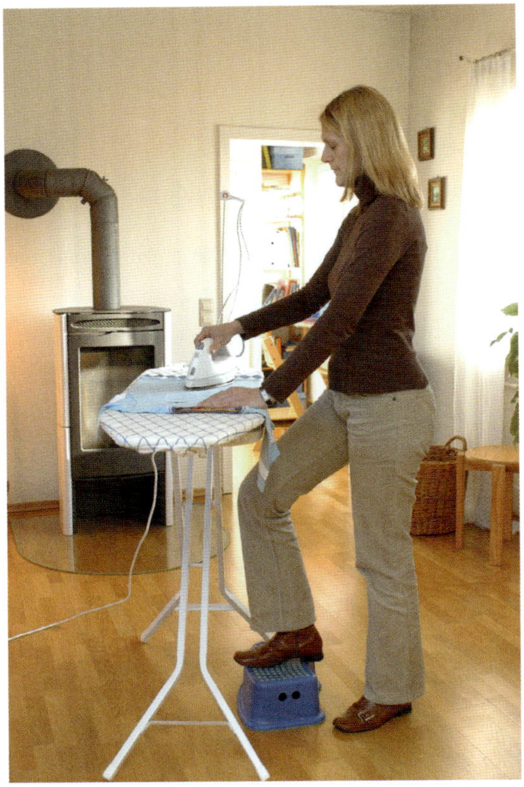

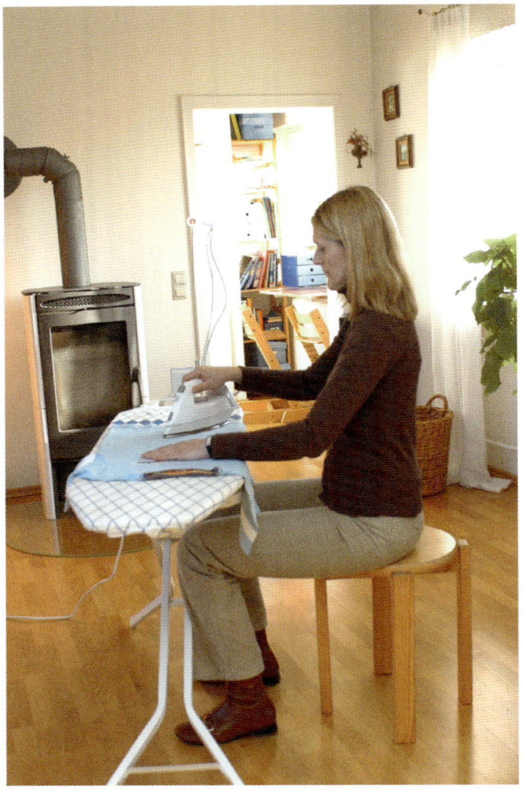

- Im Stehen immer im Wechsel einen Fuß auf eine Fußbank stellen, mit geradem Rücken aus der Hüfte etwas nach vorne neigen.
- Besser im Sitzen bügeln:
  - Auch hier auf die Haltung achten, das Bügelbrett nicht zu tief einstellen.
  - Vorne an der Stuhlkante sitzen, das Bügelbrett ungefähr in Bauchhöhe (Hüfthöhe) stellen.
- **Nicht** die Knie strecken und den Rücken zum Bügelbrett beugen.

Beim Holen von Gegenständen aus Schränken und Regalen, beim Fensterputzen

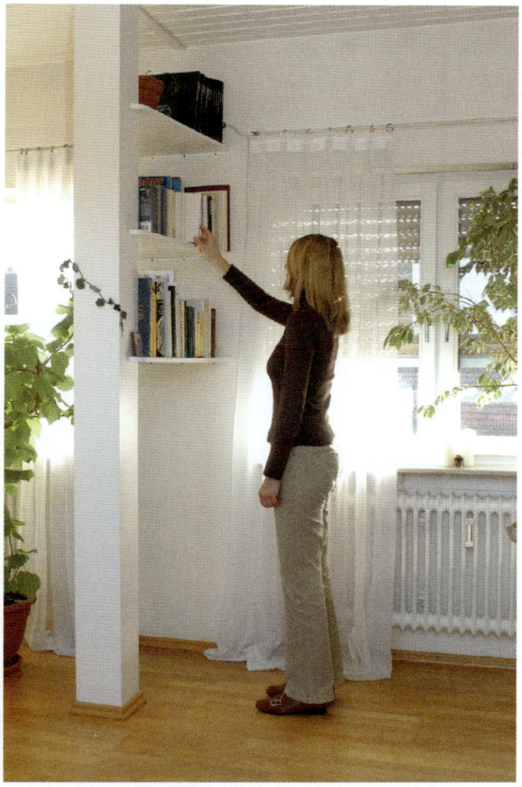

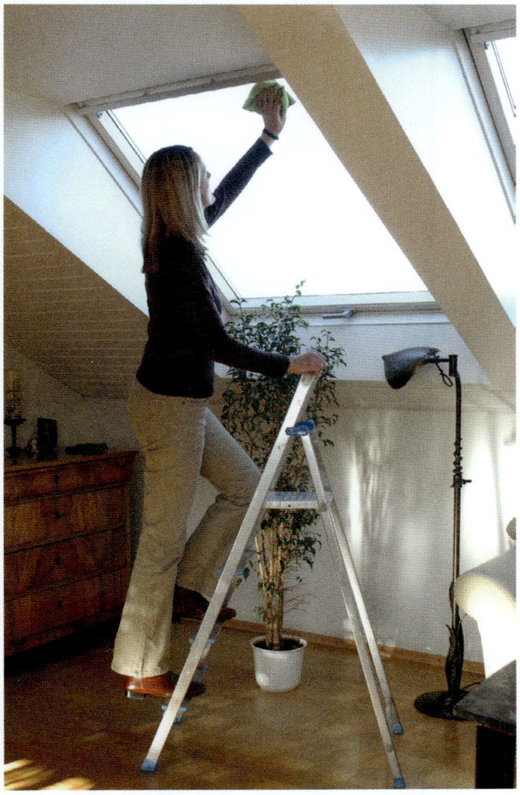

- Gebrauchsgegenstände in Kopfhöhe holen.
- Bei Arbeiten *über* Kopfhöhe Trittleiter benutzen.
- Rücken und Kopf bleiben gerade.

Beim Aufhängen von Gardinen

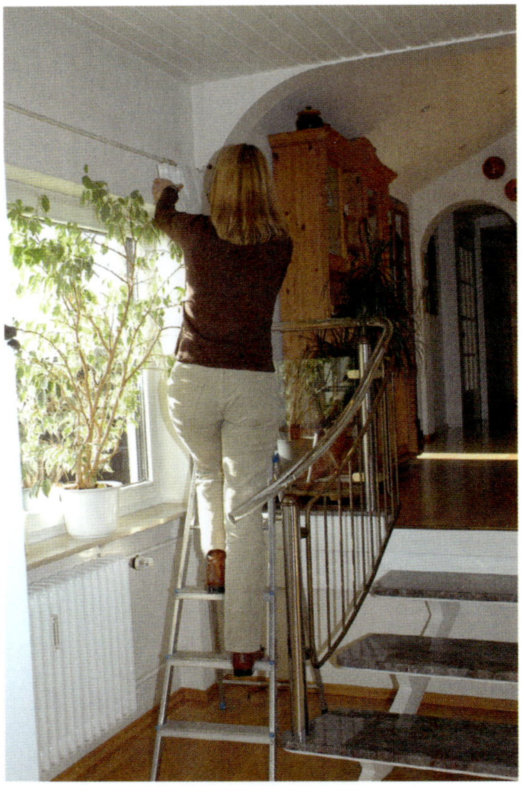

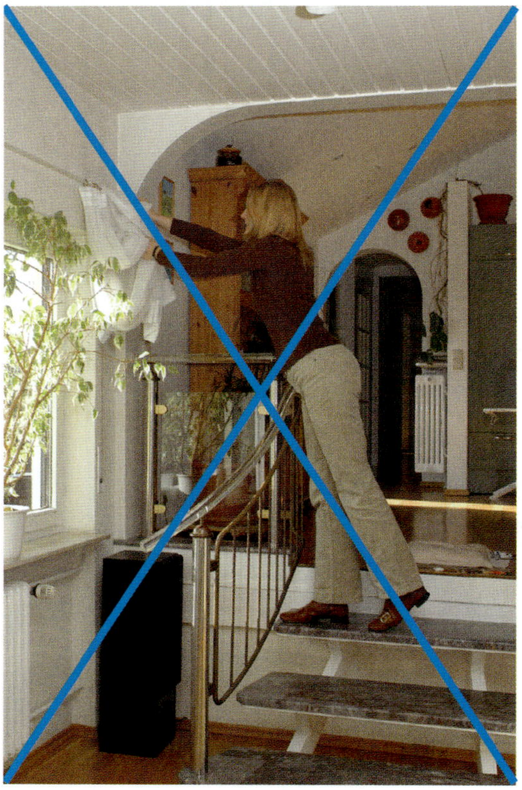

- Leiter benutzen.
- **Nicht** den Rücken überstrecken und den Kopf in den Nacken absinken lassen, sonst kann die *Arteria vertebralis,* die unseren Kopf mit sauerstoffreichem Blut versorgt und eng an den gelenkigen Verbindungen von Schädel und Halswirbelsäule verläuft, abgedrückt werden. Plötzlich auftretender Schwindel mit Sturz kann die Folge sein.
- **Nicht** ins Hohlkreuz sinken.

Beim Schuhe zubinden

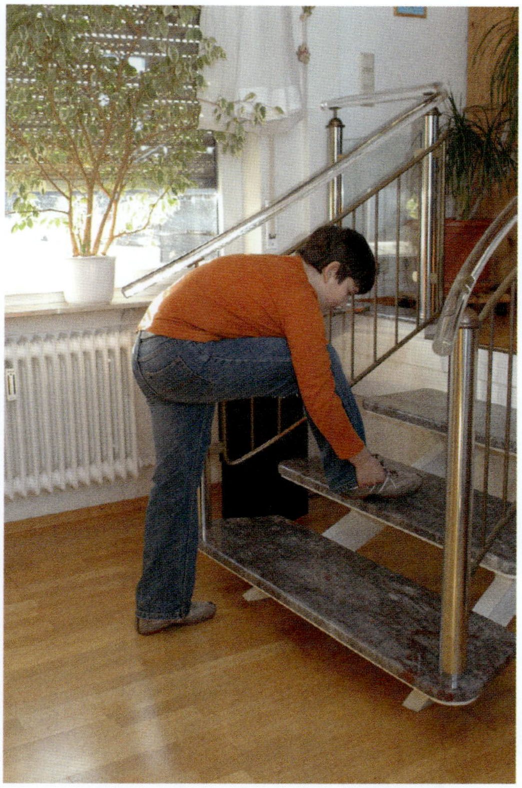

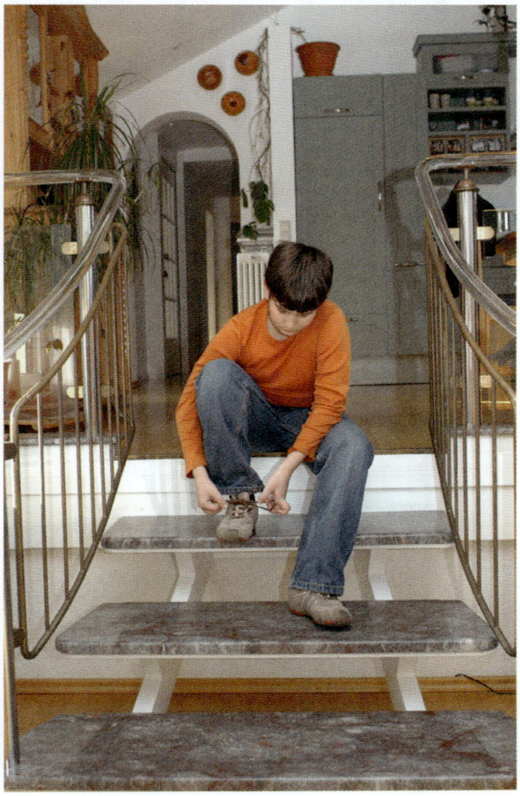

- Zum Schnüren einen Fuß auf einen Stuhl stellen –
- Oder im Sitzen zum Fuß hinunterbeugen.

Beim Staubsaugen

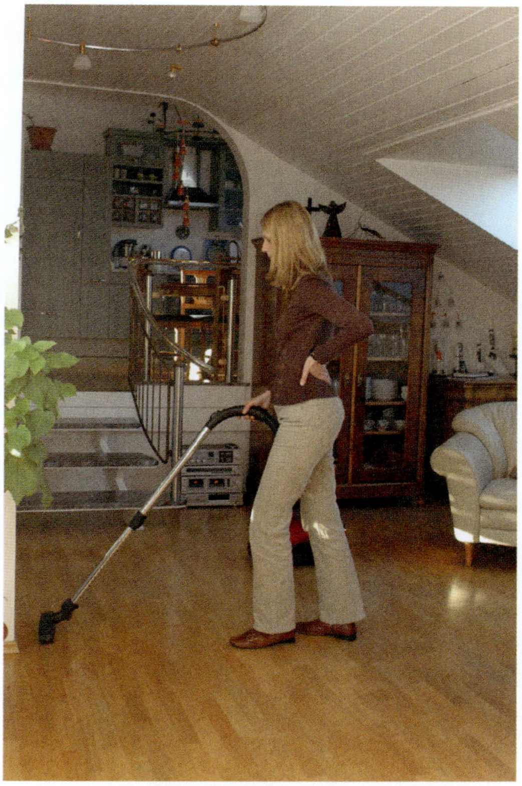

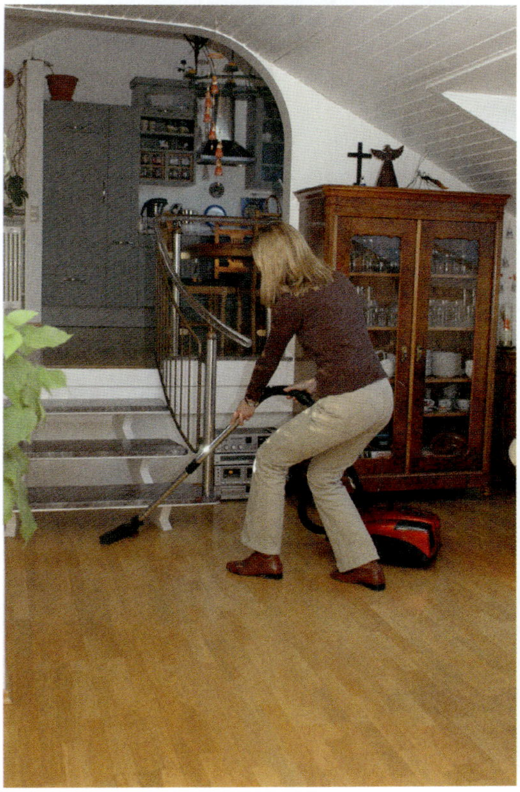

- In Schrittstellung gehen, beide Knie beugen, mit Gleichgewichtsverlagerung das lange Rohr vor- und zurückbewegen.
- **Nicht** die Knie strecken und den Rücken beugen.

Ein Schulkind beim Sitzen

Zum Lernen und Schreiben der Hausaufgaben oder am Computer

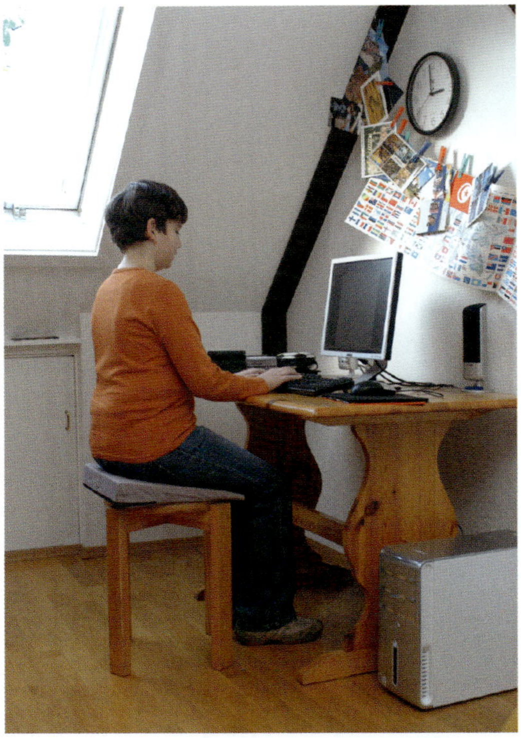

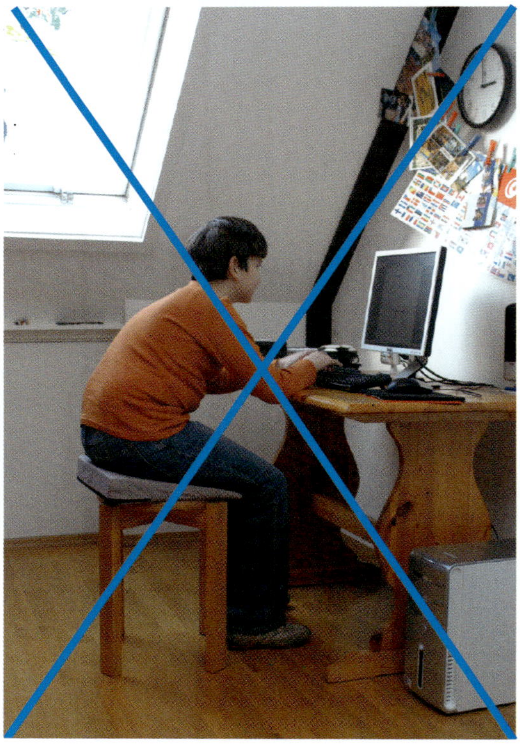

- Aufrecht und gerade auf einem Sitzkeil sitzen. Er erleichtert die Beckenkippung, die Wirbelsäule lässt sich besser strecken.
- **Nicht** krumm sitzen.

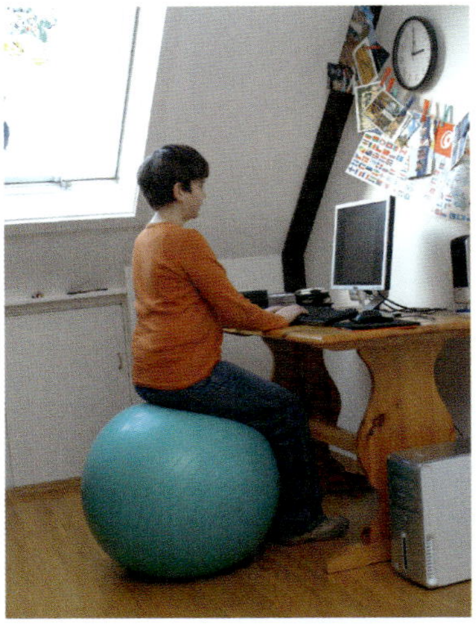

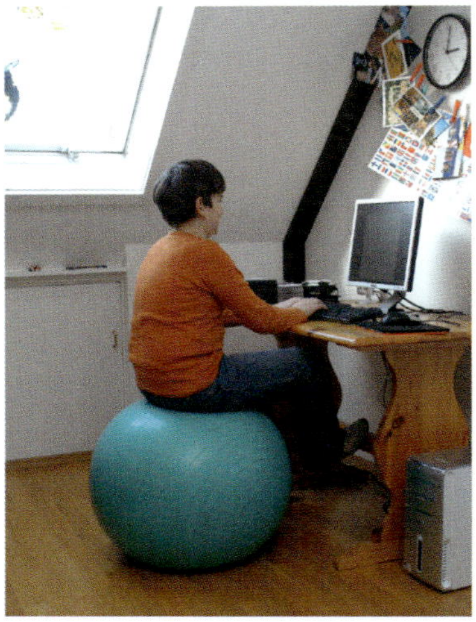

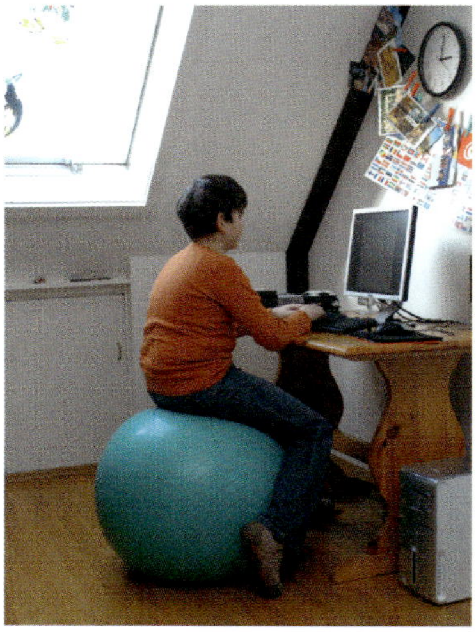

- Aufrecht und gerade, aber auch entspannt und beweglich auf einem Sitzball sitzen.

Beim Lesen

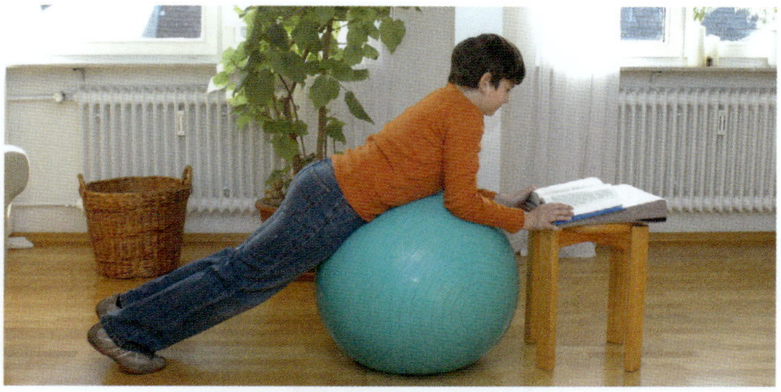

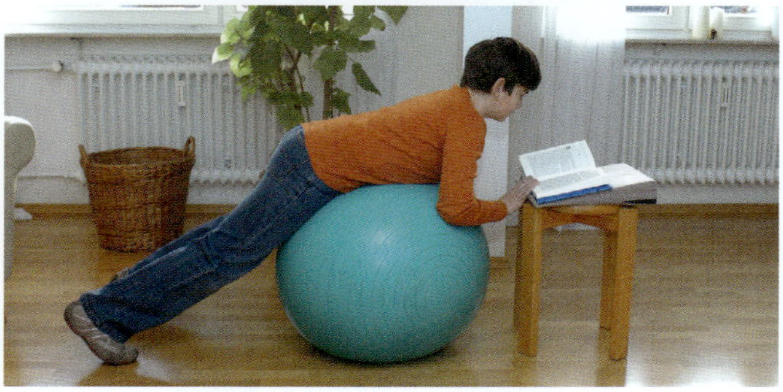

- Wenn Sie auf dem Bauch auf einem Sitzball liegen, entlastet das die Lendenwirbelsäule und lädt zu dynamischen Bewegungen ein.

Der Vorteil vom Sitzball

Richtiges Sitzen auf dem Sitzball verbessert die Haltung und trainiert die Haltemuskulatur. Es trainiert die Kraftausdauer der Muskeln und ermöglicht durch dynamisches Bewegen eine wechselseitige Be- und Entlastung der Bandscheiben.

Tipp

- Muskulär schwache Kinder ermüden sehr schnell auf den Bällen. Sie sollten erst nur kurze Zeit darauf sitzen.
- Das Sitzen auf dem Ball unterstützt die Konzentration der Schüler; sie werden ruhiger und aufmerksamer. Sogar das Schriftbild wird schöner, wie Untersuchungsprogramme an Schülern beweisen.

Beim Heben von Lasten

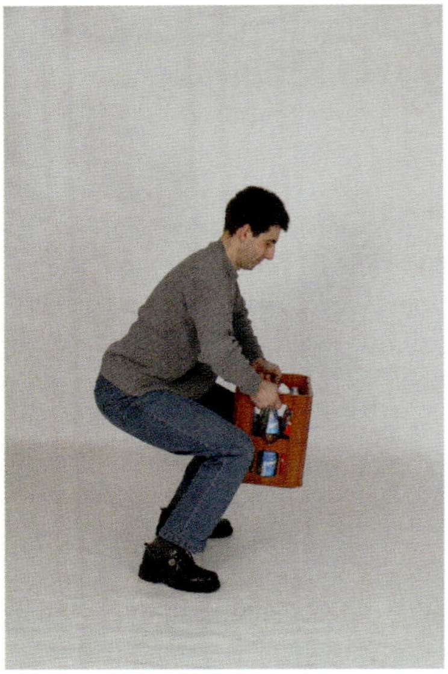

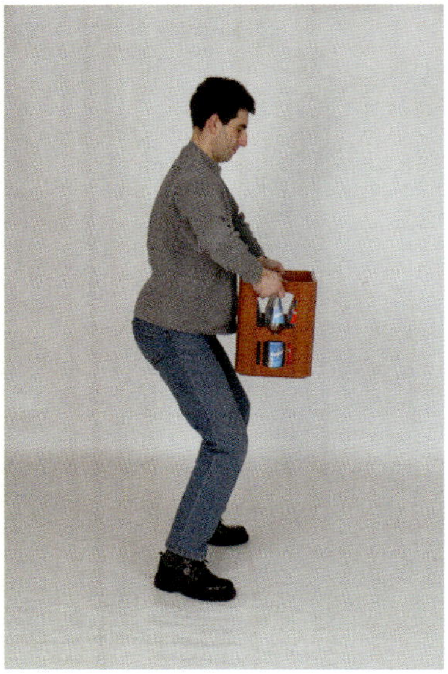

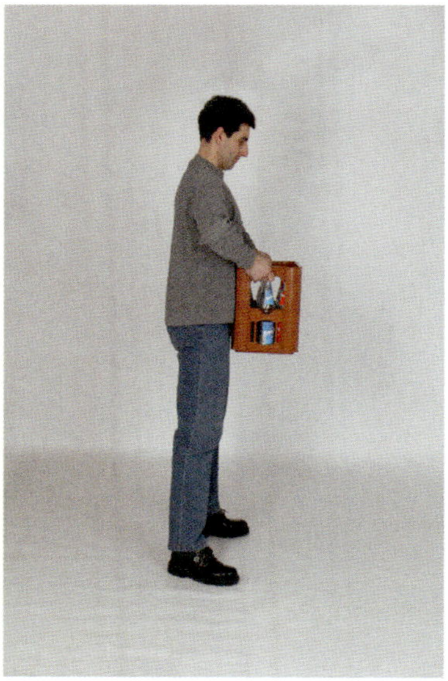

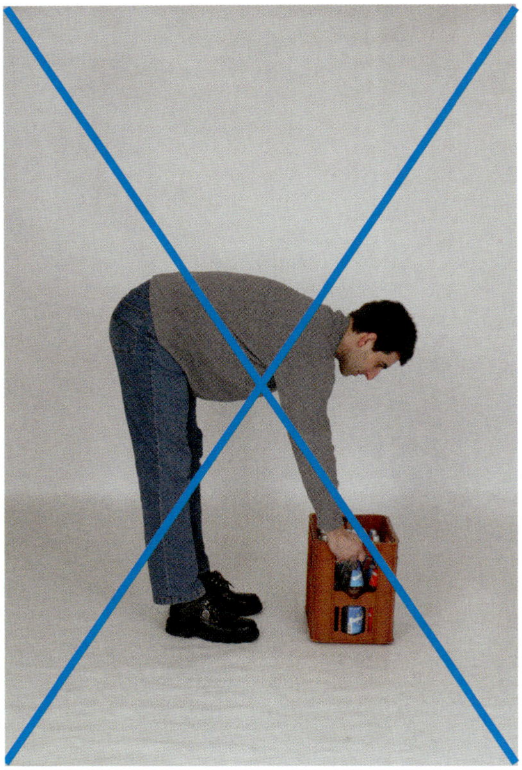

- Beine grätschen, Knie und Hüften beugen, Gegenstand körpernah anheben, Beine strecken, mit geradem Rücken wieder aufrichten.
- **Nicht** die Knie strecken und den Rücken beugen.

Tipp

- Dicht an den Gegenstand herangehen.

Beim falschen Heben von Lasten erhöht sich der Druck in den Bandscheiben um ein Vielfaches. Es entsteht ein Druck, der kaum vorstellbar ist.

Beim Tragen

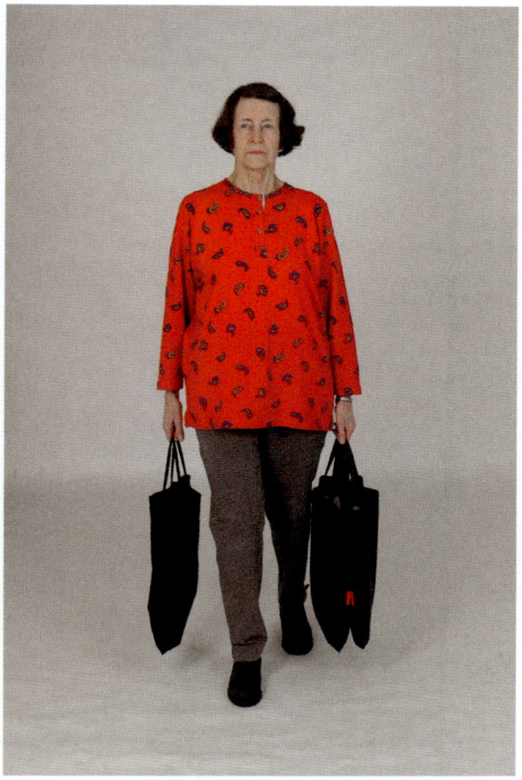

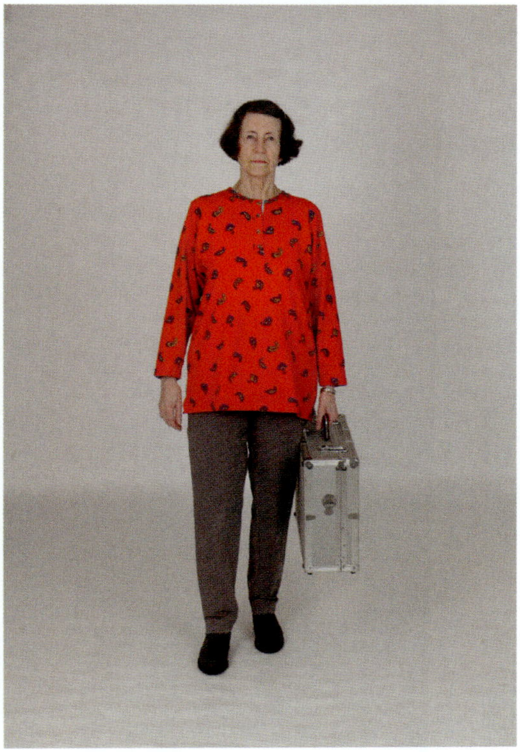

- Lasten auf beide Arme verteilen und möglichst nah am Körper tragen.

Tipp

- Beim Tragen eines großen Gepäckstückes beide Schultern gerade halten, beim Tragen oft die Seiten wechseln.
- Schultertaschen schräg über dem Körper tragen, eventuell mit einer Hand von unten abstützen.
- Einen Rucksack nehmen.

Beim Heben und Tragen eines Babys

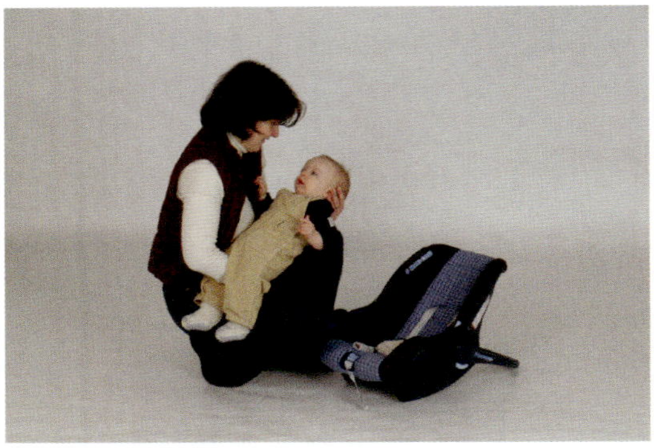

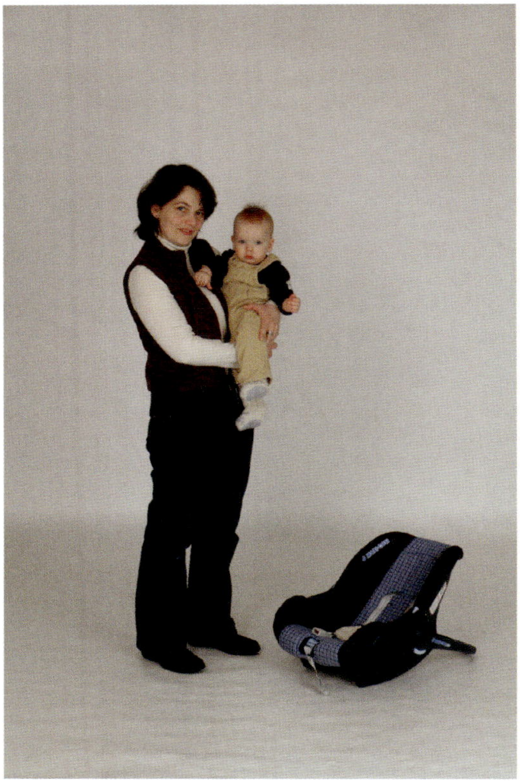

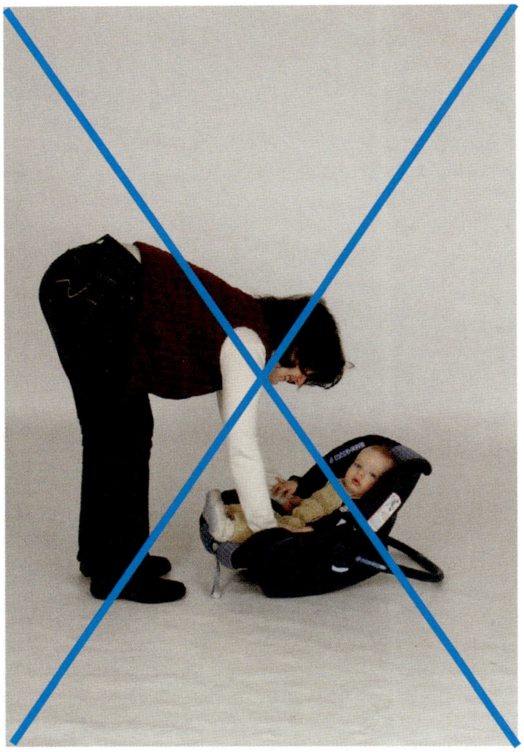

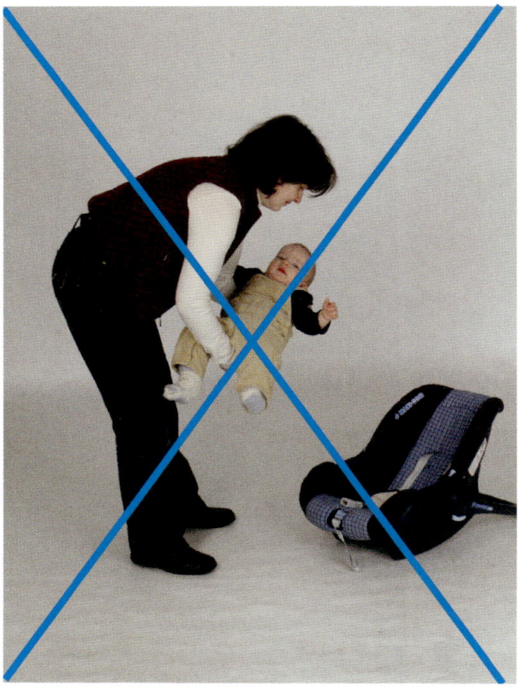

- Das Baby eng an den Körper nehmen. Beine strecken und mit geradem Rücken wieder aufrichten.
- **Nicht** die Knie strecken und den Rücken beugen.

- **Nicht** das Baby körperfern tragen oder halten. Durch die größere Hebelkraft verstärkt sich die Belastung auf den Schulter-Nacken-Rücken-Bereich.

Beim Schneeschippen, Fegen, Wischen oder Harken

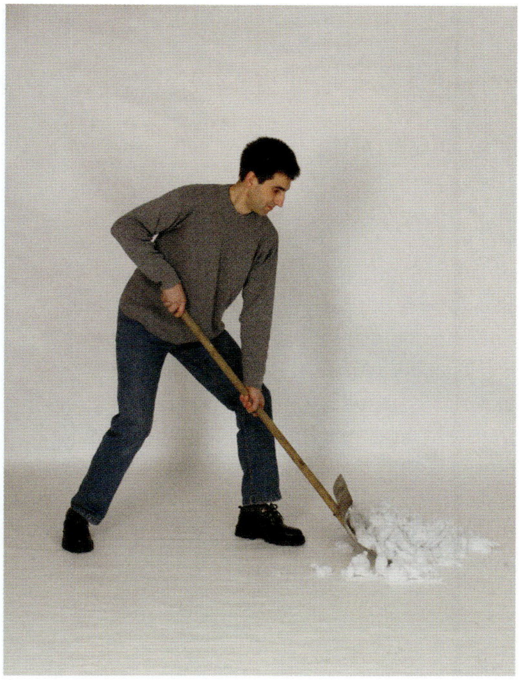

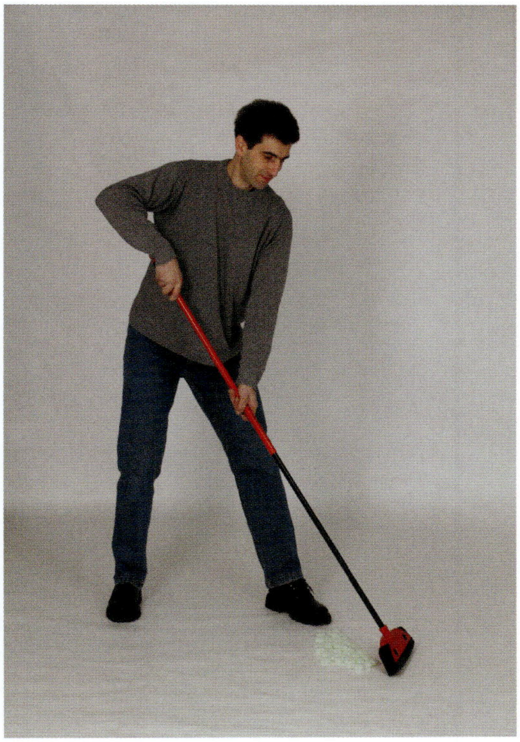

- Schneeschaufel breit fassen, um die Hebelkraft zu erhöhen. In Schrittstellung gehen, beide Knie beugen, mit geradem Rücken aus der Hüfte nach vorne neigen.
- Schnee aufnehmen, etwas aufrichten, mit den Füßen zur Seite drehen, Schnee abwerfen.
- **Niemals** mit feststehenden Füßen mit dem Körper eine Drehung machen. Es besteht die Gefahr eines Bandscheibenvorfalls.

Unsere Wirbelsäule ist für Dreh- und Beugebewegungen nicht geeignet. Sie hat seitlich keine Bänder, die eine eventuell gelockerte Bandscheibe zurückhalten könnten.

- Beim Wischen, Fegen oder Harken in Schrittstellung gehen, beide Knie leicht beugen, mit geradem Rücken aus der Hüfte etwas nach vorne neigen.
- **Nicht** die Knie strecken und den Rücken beugen.

Tipps

- Körpernah fegen (arbeiten).
- Hausgeräte mit langem Stiel benutzen.

Beim Sitzen im Auto

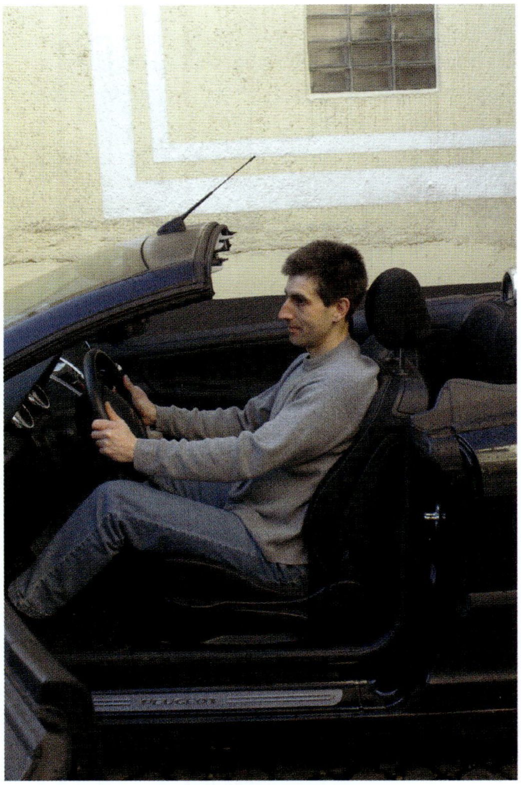

- Autositz so einstellen, dass beim Fahren die Ellbogen und Knie leicht gebeugt sind. Den unteren Rücken mit einem kleinen Kissen abstützen.
- Kopfstütze so einstellen, dass sie mit dem Kopf auf gleicher Höhe ist.
- Locker und entspannt sitzen.

Tipps

- Bei langen Autofahrten immer wieder Pausen machen:
  - im Stehen den Körper mit nach oben gestreckten Armen dehnen. Das Dehnen mit einer tiefen Atmung verbinden
  - die Arme kreisen, dabei vorwärts gehen
  - im Stehen auf die Zehenspitzen stellen und kräftig die Gesäß- und Bauchmuskeln anspannen
- Beim Halt vor roter Ampel die Hände vom Steuer hinter den Kopf nehmen, den Kopf in die Hände drücken, Ellbogen nach hinten dehnen, dabei tief einatmen.

Beim Liegen

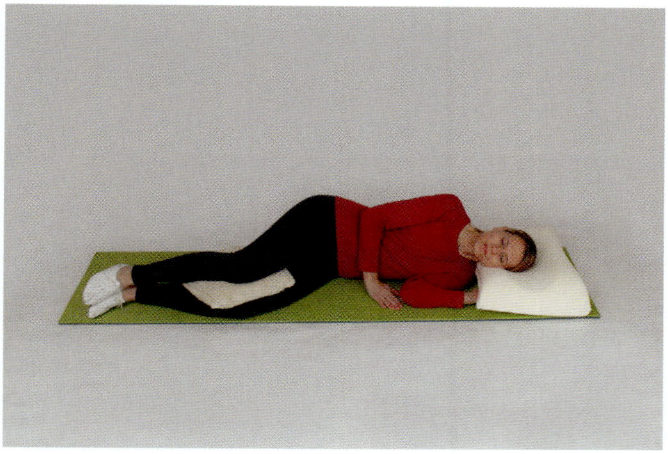

Auf der Seite

- Beide Knie leicht beugen und etwas zur Brust ziehen.
- Eventuell ein Kissen zwischen die Beine legen, um die Lendenwirbelsäule durch den Zug der Oberschenkel zu entlasten.
- Ein Kissen unter den Kopf legen.

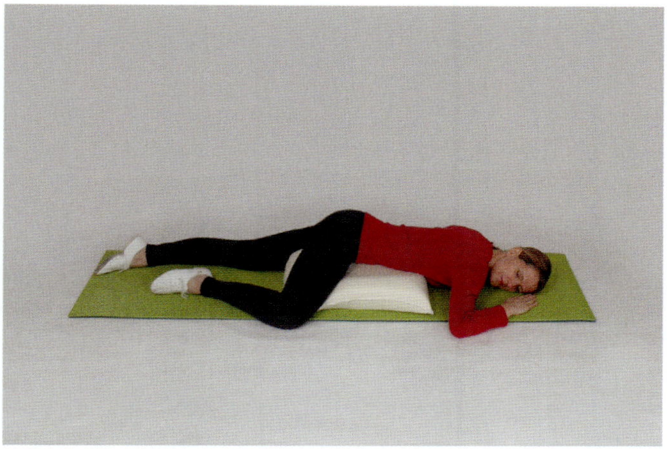

Auf dem Bauch

- Wenn Sie auf dem Bauch liegen, verstärkt sich das Hohlkreuz. Wer doch so schlafen will, legt ein großes Kissen unter den Bauch und zieht ein Bein an. Ein Kissen für den Kopf ist nicht nötig.

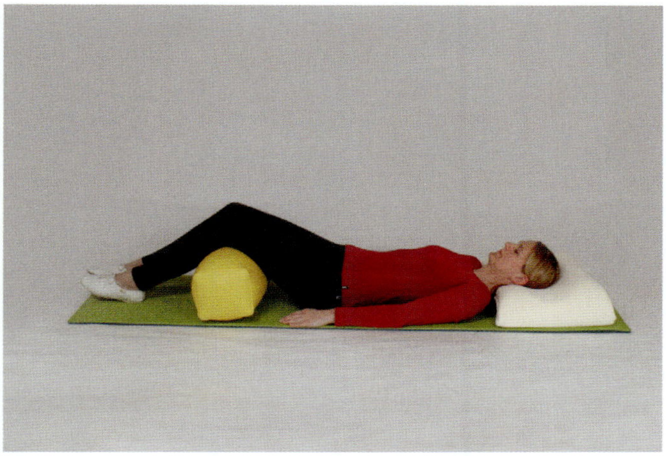

Auf dem Rücken

- Eventuell ein großes Kissen unter die Knie legen, um den Lendenbereich ein wenig auszugleichen.
- Ein weiteres Kissen unter den Kopf legen.

Tipp

- Der Kopf sollte in gerader Verlängerung der Wirbelsäule liegen.

KAPITEL

35 Ungünstige Übungen

Übungen, die die Wirbelsäule belasten und bei wiederholtem Üben der Wirbelsäule schaden können:

- Das Kopfkreisen belastet zu stark die Gelenke und die Bandscheiben der Halswirbelsäule.

Sie liegen auf dem Rücken

- Das Aufrichten mit gestreckten Beinen zum Sitz, wenn der Rücken nicht gut abgerollt werden kann.
- Das Aufrichten mit festgeklemmten Füßen beübt die Hüftbeugemuskulatur und weniger die Bauchmuskulatur.
- Beim sog. Klappmesser werden beide Beine, Arme und der Oberkörper gleichzeitig angehoben, die Füße und Hände berühren sich. Das Anheben beider Beine ist für den Lendenbereich schädlich, der untere Rücken kann nicht am Boden gehalten werden, das Becken kippt nach vorne und zieht den Rücken ins Hohlkreuz.

Sie liegen auf dem Bauch

- Bauchschaukel mit gestreckten Armen und Beinen.
- Bauchschaukel oder das sog. Nest, d. h., beide Knie werden gebeugt, die Hände fassen die Füße. Diese Übung verstärkt das Hohlkreuz und belastet ungünstig die Lendenwirbelsäule.
- Die sog. Kobra, d. h., beide Hände liegen unter den Schultergelenken am Boden, der Kopf wird in den Nacken gezogen, der Brustkorb wird aufgerichtet bis die Arme gestreckt sind. Diese Übung verstärkt das Hohlkreuz und belastet ungünstig die Lendenwirbelsäule.

Sie stehen

- Das Abbeugen des Körpers nach vorne mit durchgestreckten Knien, bis die Fingerspitzen den Boden berühren. Das Aufrichten zurück in den Stand mit durchgestreckten Knien. Diese Übung bringt eine starke Belastung für die Lendenwirbelsäule.
- Das Drehen mit feststehenden Füßen zur Seite, mit gleichzeitigem Beugen. Mein Rat: Zum Drehen die Füße immer mitnehmen, kleine Schritte machen.

KAPITEL

36 Achtsames Bewegen

Ziel: Sanftes Mobilisieren der Gelenke mit Dehnung der Strukturen wie Muskeln, Bänder und Faszien, Anregung des (Gelenk-)Stoffwechsels und zur Schmerzlinderung.

Bitte wählen Sie dieses Übungsprogramm, wenn Sie ungestört ein paar Minuten üben können. Wenn möglich, schließen Sie während der Übungswiederholung Ihre Augen, um der Bewegung intensiv nachzuspüren.

In diesem Kapitel möchte ich Ihnen zeigen, wie einfach es ist, die eigenen Gelenke in ihrer Bewegung zu erfühlen, d. h. ganz bei sich selbst zu sein und sich ein paar Minuten aus dem Alltag zurückzuziehen. Bevor Sie mit dem Üben beginnen, stellen Sie sich folgende Frage:

Lassen sich die Hüft- Knie- und Fußgelenke schmerzfrei bewegen? Beim Treppensteigen kann ein stechender Knieschmerz belasten. Beim Aufstehen vom Bett oder Stuhl können steife Hüftgelenke die Stimmung negativ beeinflussen.

Ausgangsstellung und Ausführung:

- Für alle nachfolgend beschriebenen Übungen nehmen Sie die bei den jeweiligen Bewegungen beschriebene Ausgangsstellung ein.
- Führen Sie die Bewegungen langsam, gleichmäßig und bewusst aus, mit **3–5 Wiederholungen**, am besten in Ihrem Atemrhythmus.
- Bei zwei gleichen Gelenken, wie z. B. dem Hüftgelenk, üben Sie erst mit einem, dann mit dem anderen Gelenk, und anschließend mit beiden Gelenken zusammen.
- Sie wählen aus der nebenstehenden Zeichnung ein Gelenk aus, das Sie bewegen möchten. Suchen Sie dann die Übungen für dieses Gelenk und führen Sie die Bewegungen erst mit geöffneten und dann mit geschlossenen Augen aus. Dabei die gewählte Bewegung bewusst erspüren, empfinden und wahrnehmen.
- Gönnen Sie sich Zeit, fühlen Sie mit geschlossenen Augen in Ihren Körper hinein und erspüren Sie die Bewegungen Ihrer Gelenke einzeln und zusammen, als würden Sie Ihre Gelenke sehen.

! Bitte beachten

- Die Bewegungen sollen nicht schmerzhaft bzw. unangenehm sein. Wenn dies der Fall ist, versuchen Sie, die Bewegung langsamer und/oder mit einem geringeren Bewegungsradius auszuführen.

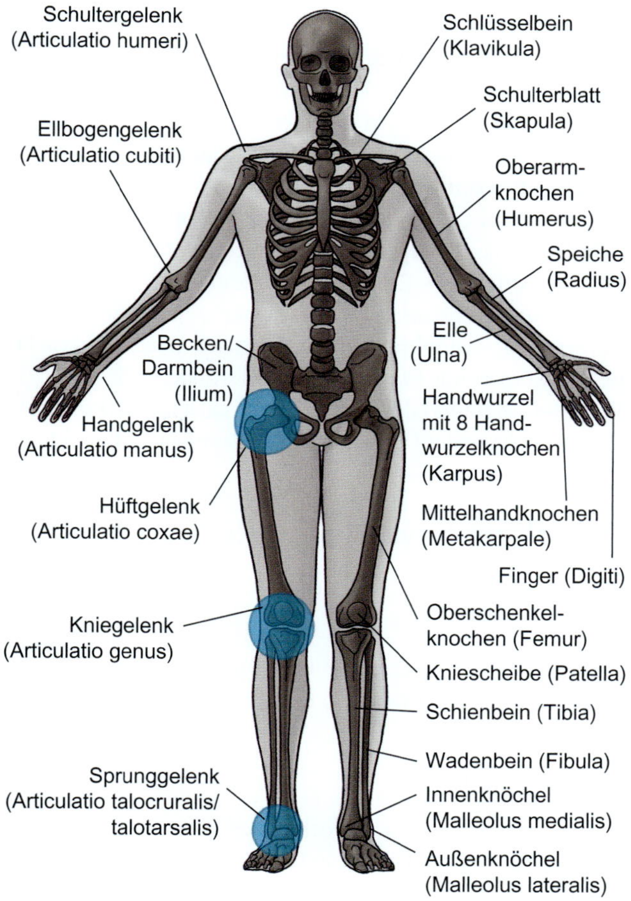

Skelett des menschlichen Körpers, in Klammern sind die lateinischen Begriffe genannt. Die farbigen Kreise kennzeichnen die Gelenke, für die Sie auf den folgenden Seiten Übungen finden.

Hüftgelenk (Articulatio coxae)

Das **Hüftgelenk** ist nach dem Knie das zweitgrößte Gelenk unseres Körpers. Es besteht aus dem **Kopf des Oberschenkelknochens** (Femur bzw. Caput femoris) und der **Hüftbeinpfanne** (Acetabulum).

Oberschenkelkopf und Hüftbeinpfanne sind von einer dicken Knorpelschicht überzogen, die eine weitgehend reibungsarme Bewegung möglich macht.

Die Hüftbeinpfanne wird von drei Anteilen des **Darmbeins** (Os ilium), **Sitzbeins** (Os ischii) und **Schambeins** (Os pubis) gebildet. Die Hüftbeinpfanne ist ein tief ausgebildetes Gelenk, das den Oberschenkelkopf sicher umschließt. Das **Hüftgelenk** (Articulatio coxae) ist eingebettet in eine schützende, kräftige **Gelenkkapsel**. Sie schließt das Gelenk dicht ab.

Die innere Schicht der Gelenkkapsel enthält Blutgefäße und Nerven sowie Zellen, die die Gelenkflüssigkeit herstellen. Die Gelenkflüssigkeit dient als eine Art Schmiermittel, das die Reibung der Gelenkflächen herabsetzt und diese somit schont.

Wichtige Bewegungen im Hüftgelenk:

Das Hüftgelenk ist ein dreiachsiges **Nussgelenk** (Sonderform des Kugelgelenks), das Bewegungen in alle Richtungen möglich macht:

- **Flexion** (Beugung) – **Extension** (Streckung)
- **Abduktion** (Abspreizen des Oberschenkels/Beines zur Seite vom Körper weg) – **Adduktion** (Heranführen des Oberschenkels/Beines zur Körpermitte bzw. in Richtung des anderen Beines)
- **Rotation** (Drehung) des Oberschenkels nach innen (Innenrotation) – Drehung des Oberschenkels nach außen (Außenrotation)

Hüftgelenk bewegen in Rückenlage

Ausgangsstellung

- Sie liegen auf dem Rücken, Beine sind gestreckt
- Arme liegen locker neben dem Körper

Ausführung 1

- Ein Bein angewinkelt zum Bauch ziehen
- Mit den Händen den Oberschenkel in der Kniekehle umfassen und versuchen, das Bein weiter Richtung Bauch/Oberkörper heranzuziehen
- Das ausgestreckte Bein soll den Kontakt zur Unterlage möglichst nicht verlieren
- Die Muskeldehnung ist deutlich an Hüfte und Bein zu spüren
- Auch das andere Bein entsprechend bewegen

Ausführung 2

- Rechten und linken Vorfuß hochziehen, beide Gesäßmuskeln fest anspannen und beide Kniekehlen in den Boden drücken
- Spannung einen Augenblick halten, dann lösen

! Bitte beachten

- Vor lauter Spannung das Atmen nicht vergessen!

Hüftgelenk bewegen in Rückenlage, mit aufgestellten Beinen

Ausgangsstellung

- Rückenlage
- Beine gebeugt
- Füße am Boden
- Arme liegen locker neben dem Körper

Ausführung 1

- Das Becken anheben
- Nun das Gewicht auf das rechte Bein verlagern
- Das linke Bein im Knie strecken, die Fußspitze anziehen – Sie stehen nur noch auf dem rechten Bein, beide Knie bleiben auf gleicher Höhe
- Einen Moment halten
- Den linken Fuß wieder absetzen, das Becken wieder senken
- Übung für das andere Bein wiederholen

Ausführung 2

- Fußspitzen etwas hochziehen, nur die Fersen stehen am Boden
- Gesäßmuskeln fest anspannen
- Spannung einen Moment halten
- Spannung lösen
- Fußspitzen zurück auf den Boden stellen, entspannen

- Wenn Sie sich sicher fühlen, versuchen Sie, die Übungen auf dieser Seite auch mit geschlossenen Augen durchzuführen.

Hüftgelenk bewegen im Sitz

Ausgangsstellung

- Sie sitzen locker und aufrecht auf einem stabilen Stuhl
- Arme hängen neben dem Körper
- Fersen befinden sich unter den Knien

Ausführung

- Beine spreizen, Füße stehen weit auseinander
- Hände außen an die Oberschenkel legen und beide Oberschenkel gegen die Hände drücken, die Hände geben Widerstand
- Oberkörper dabei gerade halten
- Spannung einen Moment halten – und dann wieder lösen

! Bitte beachten

- Das Atmen nicht vergessen!

Hüftgelenk bewegen im Sitz, dynamisch

Ausgangsstellung

- Sie sitzen aufrecht auf einem stabilen Stuhl
- Sie halten sich seitlich am Stuhl fest

Ausführung

- Einen Fuß etwas vom Boden abheben und das Bein nach vorne strecken, dabei die Fußspitze anziehen
- Heben Sie das Bein langsam bis auf Kniehöhe des anderen Beines an und zählen Sie, wie lange Sie Ihr Bein in dieser Position halten können
- Übung für das andere Bein wiederholen

! Bitte beachten

- Dies ist eine Übung zur Kräftigung des Oberschenkelmuskels (M. rectus femoris), der sehr schnell zu Krämpfen neigt.
- Zu Beginn vorsichtig üben und das Bein nicht zu lange halten; sobald der Muskel anfängt zu schmerzen, die Übung beenden.
- Krämpfe vermeiden: Das Bein mit beiden Händen am Oberschenkel halten und den Unterschenkel locker aus dem Kniegelenk heraus nach vorne und hinten pendeln.

Hüftgelenk bewegen im Knien

Ausgangsstellung

- Sie knien auf einem Kissen, auf einem mehrfach gefalteten dicken Handtuch oder Ähnlichem

Ausführung

- Ein Bein nach vorne stellen, sodass das Knie gebeugt ist, die Ferse befindet sich unter dem Knie, der Fuß zeigt nach vorne
- Das andere Bein ist nur im Kniegelenk gebeugt, die Hüfte ist gestreckt
- Nun das Becken nach vorn drücken und die Dehnung im hinteren, nicht aufgestellten Bein spüren
- Übung auch mit dem anderen Bein ausführen

Hüftgelenk bewegen im Vierfüßlerstand

Ausgangsstellung

- Sie stehen im Vierfüßlerstand, also auf Händen und Knien
- Die Hände stehen unter den Schultergelenken
- Die Knie stehen unter den Hüftgelenken
- Der Kopf ist in Verlängerung der Wirbelsäule
- Versuchen Sie, kein Hohlkreuz oder Buckel zu machen, sondern Ihre Wirbelsäule wie einen Tisch gerade zu halten

Ausführung

- Gewicht auf ein Bein bzw. Knie verlagern und das andere Bein nach hinten strecken
- Wenn Sie die Balance halten können, den gegenseitigen Arm nach vorne strecken (z. B. rechtes Bein und linken Arm)
- Arm und Bein nach vorne bzw. hinten langziehen und dehnen
- Übung auch mit der Gegenseite ausführen

! Bitte beachten

- Vorsicht mit der Balance – das ist keine leichte Übung!

- Nur wenn Sie sich sicher fühlen, versuchen Sie, die Übungen auf dieser Seite auch mit geschlossenen Augen durchzuführen.

Kniegelenk

Das **Kniegelenk** ist das größte und kräftigste Gelenk in unserem Körper. Es wird gebildet vom **Oberschenkelknochen** (Femur), vom **Schienbein** (Tibia) und von der **Kniescheibe** (Patella).

Zwei weitere Teilgelenke bilden das Knie: das **Tibiofemoralgelenk** zwischen Oberschenkel und Schienbein (das in der Regel als das klassische Kniegelenk bezeichnet wird), und das **Femurpatellargelenk** zwischen Kniescheibe und Oberschenkel.

Zwischen dem unteren **Oberschenkelknochen** (genannt Femurkondylen) und dem **Schienbeinkopf**, dem sogenannten Tibia-Plateau, besteht ein Gelenkspalt, in dem sich die zwei **Menisken** befinden: der **Innenmeniskus** (Meniscus medialis) und der **Außenmeniskus** (Meniscus lateralis). Es sind Knorpelscheiben, die einem Halbmond ähneln. Sie wirken als Stoßdämpfer und Gleitschutz.

Bei gesunden Menschen sind die Kontaktflächen der Gelenke von einer millimeterdicken, weißlichen Knorpelschicht überzogen, die ein schmerzfreies Bewegen ermöglicht. Mit zunehmendem Alter oder z. B. durch Bewegungsmangel kann der Knorpel jedoch austrocknen oder spröde werden.

Die **Kniescheibe** ist ein sogenanntes **Sesambein**; sie ist eingewachsen in die Sehnenstruktur des Oberschenkelstreckers (Musculus quadriceps femoris), der zum Schienbein zieht. Die Kniescheibe verhindert somit, dass die Sehnen beim Hin- und Herbewegen über die Gelenke durch Druckbelastung geschädigt werden.

Seitenbänder und **Kreuzbänder** sorgen für Halt im Kniegelenk. Das **vordere Kreuzband** (Ligamentum cruciatum anterius) und das **hintere Kreuzband** (Ligamentum cruciatum posterius) bilden mit den **Menisken** die wichtigsten Stabilisatoren im Kniegelenk. Es sind zwei starke Bänder, die sich überkreuzen und im Inneren des Kniegelenks liegen. Sie befinden sich zwischen den Gelenkflächen von Femur und Tibia. Ihren Ansatz haben sie außerhalb der Gelenkkapsel am Oberschenkelknochen und am Unterschenkelknochen. Ihre Aufgabe ist es, das Kniegelenk zu stabilisieren.

Wichtige Bewegungen im Kniegelenk:

- **Flexion** (Beugung) – **Extension** (Streckung): Das Kniegelenk bewegt den Unterschenkel gegen den Oberschenkel und umgekehrt. Man kann das Bein im Kniegelenk strecken und beugen.
- **Rotation** (Drehung): Bei gebeugtem Knie lässt sich der Unterschenkel nach innen und außen drehen. Je weiter man das Knie beugt, desto leichter kann man den Unterschenkel, und somit den Fuß, drehen.

Kniegelenk bewegen in Seitenlage

Ausgangsstellung

- Sie befinden sich in der Seitenlage
- Der untere Arm liegt unter dem Kopf, der obere Arm locker vor dem Körper
- Beine liegen gestreckt aufeinander

Ausführung

- Das obere Bein gestreckt anheben, Fußspitze anziehen, kurz halten und das Bein zurücklegen
- Die Beine liegen gebeugt aufeinander, das obere Knie öffnen/zur Decke anheben, die Füße bleiben dabei aufeinander liegen
- Kurz halten und wieder zurücklegen
- Die Bewegungen auch auf der anderen Seite liegend ausführen

Kniegelenksmuskulatur kräftigen und dehnen in Rückenlage

Ausgangsstellung

- Sie liegen auf dem Rücken
- Beine sind gestreckt
- Arme liegen locker neben dem Körper

Ausführung 1 (Kräftigung)

- Ein Bein beugen, den Fuß auf der Unterlage abstellen
- Das andere Bein getreckt etwas 20 cm anheben, die Fußspitze anziehen und die Spannung einen Augenblick halten
- Das Bein wieder senken
- Die Bewegung auch auf der anderen Seite ausführen

Ausführung 2 (Dehnung)

- Ein Bein gestreckt nach oben anheben
- Mit beiden Händen den Oberschenkel von unten umgreifen, das Bein noch etwas höher ziehen
- Kopf leicht anheben
- Die Bewegung auch auf der anderen Seite ausführen

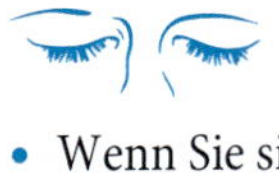

- Wenn Sie sich sicher fühlen, versuchen Sie, die Übungen auf dieser Seite auch mit geschlossenen Augen durchzuführen.

Kniegelenksmuskulatur dehnen im Langsitz

Ausgangsstellung

- Langsitz auf dem Boden, Beine lang nach vorne ausgestreckt

Ausführung

- Oberkörper nach vorne beugen und beide Arme lang nach vorne Richtung Füße ausstrecken
- Die Knie bleiben gestreckt – wie weit kommen Ihre Fingerspitzen in Richtung Füße?

Kniegelenk bewegen im Sitz auf dem Stuhl

Ausgangsstellung

- Sitz auf einem Stuhl

Ausführung

- Ein Bein in Stuhlhöhe nach vorn ausstrecken und die Fußspitze anziehen

! Bitte beachten

- Mit Gewichten an den Schuhen oder am Fußgelenk erhöht sich die Belastung und damit die Kräftigung für den Oberschenkelmuskel Musculus quadriceps.

Kniegelenk stabilisieren im Stand

Ausgangsstellung

- Sie stehen locker und leicht gebeugt in der Hüfte
- Hände hinter dem Kopf verschränken

Ausführung

- Sie stehen fest auf Ihrem Standbein
- Mit dem anderen Bein tippen Sie mit der Fußspitze zur Seite auf den Boden
- Versuchen Sie nun, mit Ihrer Fußspitze einen Viertelkreis um sich herum nach vorne auf dem Boden zu tippen
- Übung mit dem anderen Bein wiederholen

Kniegelenksmuskulatur kräftigen im Wandsitz

Ausgangsstellung

- Sie stehen hüftbreit mit dem Rücken an einer Wand (oder an einer geschlossenen Tür)

Ausführung

- Arme nach vorne strecken und langsam mit dem Rücken an der Wand/Tür etwas nach unten und nach oben rutschen

! Bitte beachten

- Die Knie werden bei dieser Übung stark belastet, rutschen Sie nicht zu tief.

Kniegelenk bewegen im Gehen

Ausgangsstellung

- Sie stehen aufrecht und kontrollieren dabei Ihre Haltung

Ausführung

- Langsam vorwärts gehen und dabei die Knie im Wechsel bis auf Bauchnabelhöhe anheben
- Wenn Sie mögen, können Sie in gleicher Weise rückwärtslaufen

! Bitte beachten

- Wäre dieses Gehen nicht auch eine nette Abwechslung beim Familienausflug oder Ausflug mit den Enkelkindern? Kinder stampfen dabei so richtig kraftvoll in den Boden, was zwar nicht ganz der Sinn der Übung ist, aber wenn es doch Spaß macht??!!

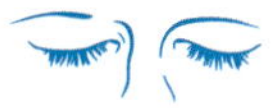

- Wenn Sie sich sicher fühlen, versuchen Sie, die Übungen auf dieser Seite auch mit geschlossenen Augen durchzuführen.

Sprunggelenk und Fuß

Der **Fuß** besteht aus sehr vielen **Gelenken**. Wie bei der Hand unterscheidet man drei Abschnitte: **Fußwurzel** (Tarsus, auch Rückfuß genannt), **Mittelfuß** (Metatarsus) und den **Vorfuß**, d.h. die Zehen (Digiti pedes).

Die Fußwurzel besteht aus dem **Sprungbein** (Talus), dem **Fersenbein** (Os calcaneus), dem **Kahnbein** (Os naviculare), dem **Würfelbein** (Os cuboideum) und den drei **Keilbeinen** (Ossa cuneiformia). Das Fersenbein ist der größte Fußwurzelknochen, hier hat die **Achillessehne** ihren Ansatz. Sie ist im menschlichen Körper die dickste und stärkste Sehne.

Der **Mittelfuß** wird gebildet aus den fünf **Mittelfußknochen** {Ossa metatarsalia).

Der **Vorfuß** besteht aus den fünf **Grundphalangen** (den Zehengliedern).

Wichtige Bewegungen des Fußes:

- **Flexion** (Beugung) – **Extension** (Streckung): **Innenknöchel** (Malleolus medialis) und **Außenknöchel** (Malleolus lateralis) bilden zusammen die sog. **Malleolengabel**, weil sie gabelförmig das **Sprungbein** (Talus) des Fußskelettes umfasst und mit ihm das **obere Sprunggelenk** bildet. Dieses ermöglicht das Auf- und Abbewegen des Fußes, was wichtig für das Gehen ist.
- **Supination** (Einwärtsdrehung) – **Pronation** (Auswärtsdrehung): Das **untere Sprunggelenk** befindet sich im Bereich der **Fußwurzel** zwischen dem **Sprungbein**, dem **Fersenbein** und dem **Kahnbein**. In diesem Gelenk sind Pro- und Supination möglich: Die Fußinnenkante einwärts und nach oben zu ziehen entspricht der Supination, die Fußaußenkante auswärts und nach oben zu ziehen der Pronation.

! Bitte beachten

- Das Längsgewölbe entlang des Fußinnenrandes stützt den Fuß und stabilisiert den Körper beim Gehen und Stehen.
- Bei Kindern von 9 bis 12 Jahren ist das Längsgewölbe meist noch nicht voll ausgebildet. Ein Plattfuß ist noch normal, Einlagen für Schuhe sind meist nicht nötig.
- Spaß macht folgende Übung zum Training des Längsgewölbes – nicht nur für Kinder: barfuß laufen und dabei die Zehen einkrallen.

Sprunggelenke bewegen im Sitzen

Ausgangsstellung

- Sie sitzen aufrecht auf einem Hocker oder Stuhl
- Füße so auf den Boden stellen, dass sich die Fersen/Sprunggelenke direkt unter den Knien befinden

Ausführung

- Mit beiden Füßen gleichzeitig auf die Zehen und die Fersen wippen
- Nun entgegengesetzt wippen: einen Fuß auf die Zehen, den anderen Fuß auf die Ferse stellen. Diese Bewegungen üben die Koordination.
- Einen Fuß anheben und kreisen, die Bewegung auch mit dem anderen Fuß ausführen, dann beide Füße zusammen kreisen

! Bitte beachten

- Wären das nicht auch ein paar nette Übungen beim Fernsehen oder am Schreibtisch?

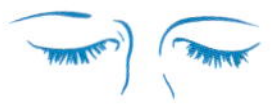

- Wenn Sie sich sicher fühlen, versuchen Sie, diese Übung auch mit geschlossenen Augen durchzuführen.

Füße kreisen im Liegen

Ausgangsstellung

- Sie liegen auf dem Rücken

Ausführung

- Einen Fuß kreisen, dann den anderen Fuß kreisen
- Beide Füße zusammen kreisen
- Dieselben kreisenden Bewegungen auch in der anderen Richtung ausführen
- Versuchen Sie auch entgegengesetzt zu kreisen: den einen Fuß nach rechts, den anderen Fuß nach links; dann wechseln

Sprunggelenk bewegen im Stand

Ausgangsstellung

- Sie stehen aufrecht
- Füße sind hüftbreit auseinander
- Zehen zeigen nach vorne

Ausführung 1

- Drücken Sie sich hoch in den Zehenstand
- Senken Sie Ihre Fersen langsam wieder ab
- Einige Male langsam und bewusst wiederholen

Ausführung 2

- Sie heben ein Knie auf Hüfthöhe
- Knie des Standbeins leicht beugen und wieder strecken
- Übung mit dem anderen Bein wiederholen

! Bitte beachten

- Wenn Sie unsicher sind und nur schwer die Balance halten, können Sie sich z. B. auch an einer Wand abstützen oder an einem Tisch festhalten.

Übung für das Gleichgewicht

Ausgangsstellung

- Sie stehen aufrecht
- Arme hängen locker neben dem Körper

Ausführung

- Ein Bein leicht zur Seite anheben. Stellen Sie sich vor, Sie drücken Ihren Fuß gegen eine Wand. Sie bauen dabei eine isometrische Spannung auf.
- Wechseln Sie die Seite
- Nun die Arme anspannen und, wenn möglich, diese Position einen Augenblick halten
- Spannung lösen und der Entspannung nachfühlen

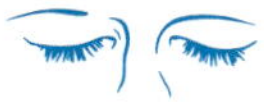

- Nur wenn Sie sich sicher fühlen, versuchen Sie, die Übungen auf dieser Seite auch mit geschlossenen Augen durchzuführen.

Das könnte Sie auch interessieren

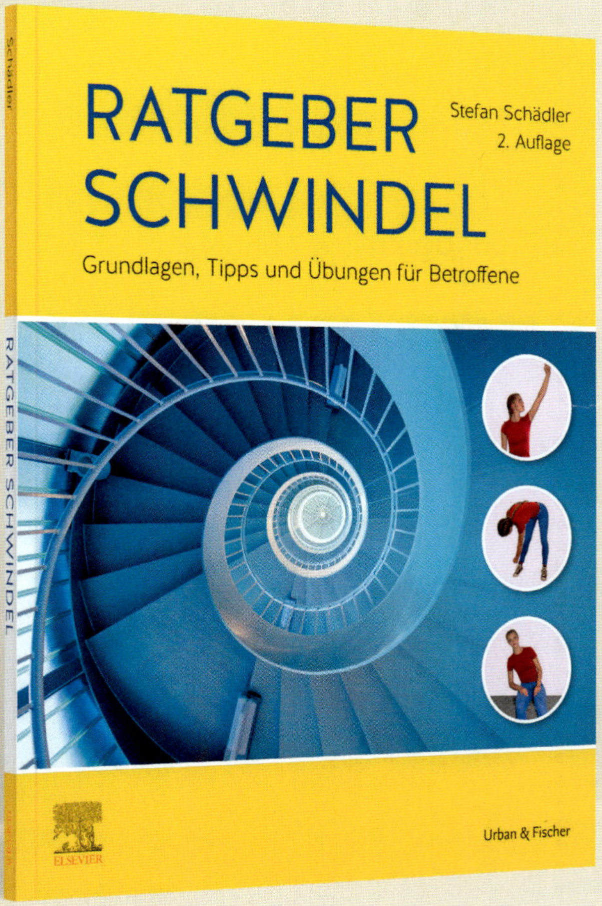

ELSEVIER

Diesen und viele weitere Titel sowie die aktuellen Preise finden Sie in Ihrer Buchhandlung vor Ort und unter **shop.elsevier.de**